正念
治疗法

（澳）派德玛西里·德·席尔瓦 著
Padmasiri de Silva

顾歌 译

漓江出版社
桂林

First published in English by Palgrave Macmillan, a division of Macmillan Publishers Limited under the title *An Introduction to Buddhist Psychology and Counselling*, 5th edition by Padmasiri De Silva. This edition has been translated and published under licence from Palgrave Macmillan. The author has asserted his right to be identified as the author of this Work.

著作权合同登记号桂图登字：20-2014-263

图书在版编目(CIP)数据

正念治疗法／（澳）派德玛西里·德·席尔瓦 著；顾歌 译.—桂林：漓江出版社，2016.3

书名原文：An Introduction to Buddhist Psychology and Counselling Pathways of Mindfulness-Based Therapies

ISBN 978-7-5407-7730-2

Ⅰ.①正… Ⅱ.①席… ②顾… Ⅲ.①精神疗法 Ⅳ.①R749.055

中国版本图书馆 CIP 数据核字（2015）第 316619 号

出版统筹：吴晓妮
责任编辑：叶　子
装帧设计：李诗彤
特约审校：心　潮

出版人：刘迪才
漓江出版社有限公司出版发行
广西桂林市南环路 22 号　邮政编码：541002
网址：http://www.lijiangbook.com
全国新华书店经销
销售热线：021-55087201-833

山东德州新华印务有限责任公司印刷
（山东省德州市经济开发区晶华大道 2306 号　邮政编码：253000）
开本：880mm×1230mm　1/32
印张：10　字数：190 千字
2016 年 3 月第 1 版　2016 年 3 月第 1 次印刷
定价：35.00 元

如发现印装质量问题，影响阅读，请与承印单位联系调换。
（电话：0534-2671218）

译者序

在十六岁时,我跟着一位武术大师练习少林童子功。夜深人静时,我会先想象一会儿白天读到的金庸或梁羽生武侠小说中世外高人的离奇事迹,然后按照师傅所传授的,一个人端坐在床沿,轻合双眼,后背挺拔,盘腿而坐,调息定心,气沉丹田,以意带气,大小周天循环渐入空灵之境。在这段像是停止了的时间里,我宛如一位旁观者从外向内观察自己的意念。从一开始专注在呼吸上,到之后专注在内气的引导上,当意念散乱时,我再次重新专注于呼吸。这样反复演练,在日常已可以随时随处清除杂念,自如地获得平静和安宁。

那时除了想把自己变成一个武术高手外,我并不清楚自己正在做的是一项关于"正念"的自我治疗术。正如我所练的少林童子功,其中的正念法门都是由僧侣日常修行演绎出的身心双修的方法。

那么什么是正念呢?正念其实就是一种洞察当下的身心体验,无分别念、专注当下的一种状态。正念是一种被追求的结果,而通常用来达到正念状态的方式就是冥想。我认为,中国传统的气功,其实也是一种冥想。这么看来,我在十多岁时已经开始用气功冥想的方式追求正念法门了。

正念之说起源于佛教《四念住经》,它在 2600 年前被佛陀第一次提出,是原始佛教中最核心的禅法。根据《阿含经》所载,正念修行是佛教的核心，因为仅凭正念就可以觉悟。如果觉悟了，那么人不就超然于诸烦恼之外而获得解脱了吗？

可能是带着这个疑问，也是怀着对佛教大义的敬仰和向往，我正式皈依了佛门，成了在家修行的居士。而我的修行之道就是通过心理咨询和治疗工作去助人。一眨眼，这项有意义的工作已经伴我度过十余年，平时诵经文读心理，也尝试着把佛教的一些修行之法与心理治疗结合起来，为来访者带来益处。直到漓江出版社把这本英文著作的翻译工作交给我，我才开始打破在佛教心理学方面的困惑。西方学者在东方佛教与西方现代心理科学结合的路上已走在了前沿。与许多源自于神秘东方的朴素哲学体系一样，当用现代科学的方法来诠释佛教时，西方学者的声音好像更有力量，姿态也更为自信。

纵观西方诸多研究，在佛教引入西方文化的过程中，诸多学者对佛教作了各种个性化的诠释，从天马行空的曲解到越来越精妙的翻译。而最早从心理学视角诠释佛教并获得巨大成就的译者就是卡尔·荣格。他以弗洛伊德经典精神动力心理学为理论研究基础，整合佛教禅宗和密宗的浩繁经文，以其独到的见地和思想为佛教和心理学的联姻提供了重要注解，并以此为基础形成自己独立的学派——新精神分析心理学派（分析心理学派）。这种深度心理学活跃在日益为心理学界所关注的西方文化与佛教文化的对话领域。而由于其理论较为艰深，难以广泛传播。

于是，一些心理疗法的研究者和实践者开始尝试另一种角度，就是从佛教中汲取更有益于心理治疗的活动来帮助大众认识到佛教的魅力。于是佛教中冥想的方法很快成为心理治疗者们的新宠，而这种方法旨在培养正念。正念冥想的系统训练能帮助治疗各种心理和生理疾病，比如一些躯体性疼痛、恐惧、失眠、焦虑，在临床上对抑郁症治疗及防止旧病复发也有良好的效果。虽然一些心理治疗学者在正念的应用上还存有疑虑和争议,事实上也不可能有一种治疗方式可以包治百病。但佛教正念治疗法确实已经是心理治疗领域中不可忽视的一支新生技术力量。

这本书的作者派德玛西里·德·席尔瓦拥有东西方比较文化哲学和心理学博士学位,目前是澳大利亚莫纳什大学研究员,美国匹兹堡大学、新西兰怀卡托大学和新加坡国立大学的客座教授。他已出版的著作有《佛教和弗洛伊德的心理学》《佛教伦理与社会》等。他的这本《正念治疗法》在西方多次再版,其备受欢迎的原因不仅在于研究视角之独到,更在于他用简单易懂的笔触解读了佛教心理学中的正念哲学,并且把深奥的理论还原成了平实而大众化的行文,为有效传播正念思想打开了方便法门。

我接受这样的翻译任务,并用长达一年的时间来研究和翻译,也是基于我所在的上海心潮心理咨询中心、上海外服心理援助中心及苏州心灵花园心理咨询有限公司于2013年在上海联合设立了一个叫"禅修和内观心理研习会"的临时组织,每年不定期开展关于佛教内观禅的研讨和训练课程。我们已经累积了一些与佛教正念心理学相关的临床实践经验,所以,这样的经历对我们翻译这本书也提供了一些帮助。目前这个研习会的学员已经有近三十人。我希望在这本书出版后,这个临时组织能固定下来并定期举办活动,传递正念治疗的精神,惠及更多的求助者。

事实上,正念过程中"专注当下体验并持放松、宽容、悦纳和开放姿态"的精神在我及我所在机构的临床咨询和治疗中,对疏解挫折和痛苦情绪、调整失调性思维及帮助恢复良性行为有着良好的治疗效果。即使仅通过每周一次的循环训练课程和一些临时工作坊,都能对一些心理困惑者起到良好的作用。

我有大量的临床案例可以证明,来自正念冥想及内观等佛教修行的训练方法,可以明显改善焦虑和抑郁症状,并且这种改善是具有持续性。根据日常训练的频率来看,坚持训练的来访者治疗效果是持久的。即使不能坚持进行正念训练的来访者,治疗效果也可以维持长达三个月到半年。针对许多治疗方法存在心理困惑的复发等问题,正念治疗法给出的答案就是要坚持训练,这种训练包括在咨询师引导下的个体和集体训练。这部作品非常系统地把正念治疗法呈现出来,为来访者的日常自助式学习和训练提供了可贵的学习资料。同时这本书还可以作为心理咨询与治疗、精神科医师及心理学研究者的参考资料。当然,我觉得我们在这个喧嚣的世界里,如果没有一些预防心理问题的利器,一生中难免会受心理问题的干扰,所以这本书又可以作为人们摆脱日常生活困惑和压力、提升心理健康水平的案头常备资料。

除此之外,我特别希望佛教信徒及对宗教感兴趣的修行者,可以从本书中获得一份感悟,把心理学与修行相结合,让修行更加完善,德行更加圆满。

这本书的翻译过程是艰辛的,是团队合作的结晶,非一人之功。非常感谢我所在的上海心潮心理咨询中心、上海外服心理援助中心及苏州心灵花园心理咨询有限公司三家机构的全体成员给予的多方面支持。其中我的同事陈天智先生、崔璨女士、于潇女士及李杰先生参与了全程的翻译或校对工作。他们的敬业和专业的职业素养一直令我感动和欣慰。

这本书翻译过程中还得到了许多朋友的祝福和支持,上海佛教协会会长慧明法师为本书专程拨冗指导;上海佛教协会咨议委员会副主席谈贤居士以九十三岁高龄不辞辛苦地热忱关心我们的翻译工作,为我们答疑解惑;我还要感恩我的师父——高旻寺德林法师给我的感召和开示。师父今年圆寂了,我在悲思之余也以此书感恩师父对我的引领。没有这些高僧大德的帮助,我和我的同事们是不会有勇气承接和完成这项艰巨任务的。

同时，我还需要感谢在翻译本书过程中给予了热心帮助的同仁，他们有些是"禅修和内观心理研习会"的成员，有些是给予我和我们的机构充分信赖的爱心咨客，有些是社会各方面的贤达。他们是杨小朝、陈菊华、高京博、陶川萍、叶盛岚、邹巴拉、袁嘉欣、韩澍、须爱芳、顾晓梅、金雅雯、金雅萍、黎佳、张悦、黄芸芸、陆萍、刘俊等爱心人士及我的助理马芸。

感谢我的父亲给予我力量和为人的德范，今年是他仙逝十周年，我也以此译作敬献给他。我冥冥之中总能感觉到父亲为我感到欣慰，这是促进我前行的最大的力量。

我还要感恩所有的心理求助者，你们的健康是我和同事们最衷心和诚挚的期望；没有你们的信任和激励，没有你们提供的真切个案，我们是没有经验和勇气来完成此书的翻译的。我希望这本书能成为所有咨客保护身心健康，并由此打开人生幸福之门的钥匙。

慧音居士　顾歌
于上海心潮心理咨询中心
2016 年 1 月

致我们尊敬的冥想领袖
迪哈马基雅尊者

致我的家人
纪念我深爱的父母和妻子卡亚妮
我们的儿子曼尼什、阿迪斯和钱迪什
以及他们的妻子哈里尼、阿纳加和莎朗
我们的孙辈,伊萨卡·尤加尼、阿莎、凯莎和杰德

致　谢

首先我想对我们的出版商麦克米伦·帕尔格雷夫(Palgrave Macmillan)致以深深的感谢,感谢他对我持续二十年的有关佛教心理学工作的关注与兴趣,并在这兴趣驱使下,使本书又有了九个新的章节,还将本书其他部分修改完善了。我还想感谢那些为这部新书重审项目建议书的编辑人员,他们为提升书的品质提出了一些创意。我要感谢麦克米伦·帕尔格雷夫的编辑人员尼古拉·琼斯(Nicola Jones),他协调了不同阶段的工作进程。

这些年来,因为很多书籍,我曾经与大量出版社的编辑合作过,但不得不说亚历克·麦考利(Alec McAulay)是一位出类拔萃的编辑。在文本与考证进展中的困难时刻,他使我内心恢复了满满自信,我们因此有了顺利的进展,并保持这种势头直到书预备付梓,我想对亚历克·麦考利致以我最真挚的感谢。

我非常感谢索玛拉特纳教授(Professor G. Somaratne)给予的援助,他是从事巴利语研究的著名学者,在处理巴利语变音符号问题上给予我不少帮助。

目　录

1　　　引言　我们生活的情绪节奏

卷一　佛教心理学导论

9　　　第一章　佛教心理学和认知科学革命

15　　第二章　佛教心理学的基本特点:一份概况

30　　第三章　知觉和认知的心理学

39　　第四章　动机心理学

56　　第五章　情绪:西方理论导向与佛教

81　　第六章　人格:哲学和心理学问题

92　　第七章　心理健康和疾病

97　　第八章　心灵的幸福感

109　　第九章　心—身关系以及佛教文脉主义

113　　第十章　走向整体心理学:融合思维和情绪

126　　第十一章　佛教是默观的哲学、心理学和伦理学

卷二　正念心理治疗的途径

- 137　第十二章　心理咨询的本质和心理学的理论取向
- 144　第十三章　正念心理治疗的取向
- 161　第十四章　探索佛教冥想的内容和方法
- 168　第十五章　压力管理与我们生活的节奏
- 176　第十六章　忧愁的逻辑及其盟友：抑郁、沮丧和厌烦
- 194　第十七章　理解悲伤与悲伤管理：当沙漠之花盛开
- 202　第十八章　愤怒：心理动力学及其管理
- 213　第十九章　瘾症、自控及自我毁灭的谜题
- 230　第二十章　骄傲与自负：有关自我评估的情绪
- 246　第二十一章　慷慨的文化与利他的伦理

- 259　阅读指引
- 267　注释
- 290　延伸阅读
- 293　参考文献

引言

我们生活的情绪节奏

本书的初衷是介绍佛教心理学和心理咨询,尤其是正念(mindfulness)治疗法。1976年本书第一次出版时,综合了里斯·戴维兹(Rhys Davids)早期的研究和卢恩·约翰逊(Rune Johanson)的著作,这些都是关于涅槃的心理学。那时,我万万没想到本书到2005年时会再版三次并增加了更多的章节。我非常感激麦克米伦·帕尔格雷夫对本书的持续关注,以及"哲学和宗教图书馆"丛书的编辑约翰·希科教授。当我在佩勒代尼耶大学的哲学系做访问学者时,约翰邀请我写了这本书。实际上,最近他写信告诉我,这本书是这一系列书籍中最成功的一本。我相信,当他看到这本书在佛教心理学和心理咨询领域获得了新的生命,也会感到欣慰。我非常感谢这所大学的老师和学生使用这本书,也非常感谢诸多佛教学者,以及所有"普通读者"对本书的持续关注。

这本书,尤其是其心理咨询部分,得益于我早期的痛苦经验,这些经验后来转变为喜悦、满足,以及从人生和工作中获得的成就感。因此,我非常高兴这本书能被学术界所接受。这本书中有一股暗流,我称之为"我们生活的情绪节奏"。它能代表我生命中的一条切实的、存在的和经验的绳索,而这绳索带领我走过了最困难的1994年(参阅第16章和17章,"哀伤"和"悲痛")。这些经验又培育了我对自己最深层次的觉悟,包括愤怒、害怕、焦虑、孤独,以及轻度的抑郁;并且,在平静、平和、同理心、慈悲和觉悟中,我了解了自己,同时也使我能在心理咨询的过程中,理解来访者的内心冲突和挣扎。正如佛陀曾建议自己的儿子罗睺罗(Rāhula)用照镜子的心态来观察自己的心灵,如此才能真正了解自己。在心理咨询的过程中,来访者的心灵和肢体是我的镜子,通过他们,我能看到我自己的"情绪节奏"。就如欧文·亚隆(Ervin Yalom)所说,对于来访者,咨询师其实是旅伴——陪伴他们面对生命中的困难:穿越内心的痛苦挣扎,愤怒和焦虑,逐渐体验平静和满足,领悟生命的本质。在第11章里,我将聚焦于心理治疗过程中的冥想方法,它会帮助来访者和咨询师开启一个新的生命视野。学术研究和出版给了我一个能接触大量读者的平台,在本书第二部分,我将阐述我情绪生活的真实节奏。T.S.艾略特将繁杂经验转化为美妙形式,将个人事务转化为宇宙信息的方法,为我们提供了一种很好的洞察。

《正念治疗法》在过去的三十年里非常畅销。过去的二十多年里,在西方的几个大学的宗教和哲学系里,也开设了有关佛教心理学的课程;后来,在心理学系、心理咨询和心理治疗系里,也开设了有关佛教的课程。在其他一些国家,如泰国和斯里兰卡,有关佛教的研究占了很重要的位置。随着正念心理治疗的兴起,越来越多的读者开始关注佛教心理学的书籍。本书当然也是其中之一——每一次再版,都会加入新的章节。本书的主要内容总结为以下几点。

首先,这本书整合了正念心理咨询的重要元素,所以本书涉及佛教心理学和心理咨询两个领域。这一全新的视角强调了佛教心理学的实用价值。其次,在过去的二十几年里,在西方已经形成了几个正念心理治疗的模式。在本书的第二部分,会有几章介绍心理咨询的本质以及正念心理治疗模式,包括我发展的一些心理治疗的方法,如正念疗法、情绪聚焦疗法(Emotion-Focused Therapy)。第三,很多年来,我一直沉浸在"情绪研究"中:本书第一部分的第5章我们将详细研究情绪。在本书第二部分,在研究心理治疗和心理咨询时,我会着重研究哀伤、悲痛/抑郁、愤怒、自负/骄傲、贪婪/瘾症,以及一些积极情绪的展示,如慷慨、慈悲、平和及泰然。"思考和感受"那一章将介绍佛教的观点,希望以此来解决西方对于情绪性质的争论:哲学和认知心理学有关情绪本质的争论。其实,这本书还反映了一个小的主题,可以被称为"我们生活的情绪节奏"。第四,这本书提取了佛教原始讲道中的精华,以心理学的模式进行编排,如认知、动机、情绪、人格、健康和安宁。我在夏威夷大学以及匹兹堡大学做访问学者时所接受的训练,促使我发展出一套独特的方法来处理一些概念——如动机、阈下的行为、情绪、意愿、意志、认知、情感、意志/欲望以及关注心灵的层面——能把各种情绪,如哀伤、悲痛、抑郁、愤怒、上瘾以及慷慨等从不同的侧面勾画出来,这归功于在大学里接受的哲学教育。第五,多年的研究、训练以及实践使我成为了一名职业心理咨询师,而"佛教心理治疗"是这本书的基础。第六,第1章关于佛教和认知科学的叙述表明这两者的结合已经引起了许多人的兴趣。第七,佛教曾被称为"冥想的科学"。第11章专门分析佛教,认为它其实是冥想的哲学、冥想心理学、冥想伦理以及冥想的教育。在其他几个章节里,我们还会在"道德心理学"的框架内讨论佛教心理学。第八,本书的最新版本有了新的面貌。这么多年的研究和教学使我发现,一个贯穿各个不同学科的光谱将哲学(尤其是关于心灵的哲学)、佛教研究、心理咨询、心理学,以及有关情绪的专业训练等连在了一起。这使本书在向现代人介绍佛教时更有韵味,就如劳伯·萧勒士(Robert H. Thouless)说的,这个奇妙的启示已经传递了两千六百多年。

一般来说，无论是大学的心理学课程，以及那些尝试使用正念疗法帮助来访者的心理咨询师，以及那些对这些新发展感兴趣的读者，都渴望一些能够整合佛教和现代心理学发展的作品。在本书第 1 章，佛教心理学超出了它最初的哲学范畴，而在全新的认知科学领域内探索认知、动机和情绪新的交汇点。

这个项目遇到的一个困难，就是如何平衡通俗的大众读物和严谨的学术探讨。许多大众或心理咨询师希望能将佛教心理学运用在实际生活或心理咨询中，所以便需要通俗易懂的读物；而学术研究则追求严谨的学术探讨，他们很重视当初佛陀的真实思想，以及探求佛陀修行的真实的、细节的和关键的引导。对于这一类写作，满足学术探讨的需求是必要的，而在本书的所有版本中，我尽量确保本书的学术价值。同时，我也采纳了许多读者的意见，在本书中我加上了巴利语词汇表，在正文中我也尽量使用巴利语词汇。当我引用经典语句时，尽量使它们与现实生活挂钩，以使佛陀的讲道能再创新的精神。使用这些词汇的主旨是帮助读者意识到，懂一些巴利语是有帮助的。比如说，"苦"（*dukkha*，痛苦，这个词汇还有悲痛、哀悼、悲伤等意思），它的意思更接近现代的"压力"；又如，在佛教里谈"好和坏"的意义与现在西方语言中"好和坏"的意义不同；再如，"业"（*kamma*），它至少有两层含义：有重生的意思，也有活在当下的含义。这些概念对读者理解佛教道德心理学非常重要，与现代生活越来越相关。还有，第二部分谈佛教心理咨询，这部分对那些想在实际生活中有所运用的一般读者会更有帮助。

多年来，我在导师乌达尊者（Uda Eriyagama Dhammajiva）的引导下练习冥想。导师在锡兰森林里隐修多年。他使我更深入理解佛经著作中的含义。这些经验和引导使得本书的框架更加丰满，如第 8 章中谈到的心灵安宁。

过去几十年对心灵哲学的相关研究使我对概念的理解更加准确,这也得益于我在夏威夷大学读博士后时所参加的那些有关心灵哲学的研讨会,这对我的写作有很大帮助。之前有许多读者反映《正念治疗法》一书概念清晰且紧扣主题。本书第一部分谈理论,第二部分谈这些理论的实践,我大部分的来访者都能通过这些理论和实践克服如瘾症、压力管理以及伤悲等问题。

卷一
佛教心理学导论

第一章
佛教心理学和认知科学革命

认知科学是20世纪50年代的产物。那时,心理学、人类学、语言学都在重新给自己下定义;同时,计算机科学和神经科学也开始发展。心理学在摆脱了行为主义的束缚后,也参与了认知科学革命,开始从科学的角度研究认知。自此,心理学也能解决一些传统上其他学科才能解决的问题。[1]

威廉·詹姆斯(William James)进一步认为:意识流或许是一种和大脑活动不同的现象。它虽然与大脑密切相关,但却是独立的,包含并保持着一个人的身份、人格和记忆,并且能在脱离大脑后继续存在。虽然詹姆斯被现代认知科学家所尊重,但他有关人类意识本质的见解却受到了忽略甚至排斥。[2]

今天,詹姆斯梦想的初步阶段得以实现。著名的佛教学者们连同心理学家、认知科学家以及神经学家一起,用佛教的方法创立了一个特别的学科,用阿兰·华莱士(Alan Wallace)的话来说就是"冥想的科学"。现代新兴的一种思潮就是将冥想训练和认知科学融合并组成一个学术框架,并在这个框架内研究佛教心理学和心理咨询。稍后我将详细探讨佛教和认知科学的交叉。华

莱士认为,认知科学需要继续革命来推翻物理科学的统治地位,并发展出精确的、准确的方法来观察心理现象。³

所谓的认知科学革命已经进行了几个阶段。第一个阶段开始于巴甫洛夫和华生(J. B. Watson),他们认为心理学其实就是有关行为的科学,聚焦在"可见的""可听的"阶段以及"可触摸的"事物上。后来,斯金纳(B. F. Skinner)很肯定地说,精神并不存在,心理学仅仅是研究人的行为倾向;精神活动是不可观察的,人所能观察到的只是其表现出来的可观察行为。虽然这位著名心理学家詹姆斯非常专注于研究人的意识,但行为主义心理学却相信:有关人的意识的研究缺乏科学依据。

60年代开始发展的认知心理学最早用科学方法研究人的意识。认知科学革命的第二个阶段始于认知心理学、神经科学、语言学、遗传学以及对智商的研究。哈佛大学开设了认知学科,卡内基-梅隆大学开创了信息加工心理学。随着认知科学研究的发展,这些项目在1976年取得了斯隆(Sloan)基金会的资助。科学家弗朗西斯科·瓦瑞拉(Francisco Varella)进一步阐释了佛教与认知科学之间的关系和互动,其思路其实就是威廉·詹姆斯思想的延伸。虽然有关意识的科学研究赢得了公众的认可,但若要让佛教心理学进一步发展,尚需要克服一些障碍。佛教学者摆脱传统学术的束缚还需时日。在斯隆基金会的支持下,弗朗西斯科·瓦瑞拉作为佛教心理学的先锋,召集了一个有关"佛教和认知科学"的研讨会。这个研讨会在科罗拉多州纳罗帕学院(Naropa Institute)举行。当时我正在讲授一门暑期课程"佛教与认知心理学",所以也有幸参加了这个研讨会。纳罗帕大学现在有一个综合的佛教心理学学位和博士后研究学位。瓦瑞拉相信,佛教不但能够影响现代关于精神研究的科学,甚至能够影响其他科学,包括物理学。自从纳罗帕研讨会以后,有关佛教和认知科学的研究一直聚焦在精神、认知、情绪或情感,尤其是有关情绪的神经科学上。佛教与认知科学的结合激起了人们对佛教心理学的兴趣。成熟的冥想技术使人们将正念视为一种治疗技术,该技术对人身心健康的影响引起了人们的兴趣和进一步研究。为此,在佛教冥想传统里探索意识非常有意义。这些年来,随着一些神经学家的参与,佛教心理学的研究开创了一个新的概念,这便是理查德·戴维森(Richard Davidson)命名的"神经可塑性"(neuroplasticity),许多精神和生命学院也致力于研究佛教心理学。

戴维森认为,"神经可塑性"就是大脑的能力,是人需要终其一生发展的一种能力,他同时还提供了一组数据,显示冥想训练能在大脑的情绪区产生有益的联结,它能抑制脑中那些破坏性的情绪,并能培养积极的情绪。[4]

更近的研究,比如丹尼尔·席格(Daniel J. Siegel)的著作《正念大脑》显示,正念已经经过科学证实,对我们的心理、生理和人际关系等都很有益处。[5]科学和正念练习相结合的要点就是,对生活经验的自省能使我们和别人形成一种协调,从而能够自如地运用我们大脑的社会和情绪回路。这些冥想的神经科学不仅能升华我们的生活,加深我们与自己及他人的联系,还能增加人们拓展正念技术的信心,并使它们能运用在各类西方的心理治疗之中,包括认知行为疗法、心理动力疗法、人本疗法以及整合疗法等。本书的第13章会着重描绘和分析几种以正念为基础的心理治疗,同时也鸟瞰一些近来主要的心理治疗传统。本书第一部分所有的章节都是在阐述佛教心理学,既介绍这些心理治疗的背景,同时还会介绍如何运用正念练习和佛教洞察来解决一些具体的心理问题,例如压力管理、愤怒管理、悲伤咨询、抑郁和瘾症等。

1987年起,一些专门研究心灵和生命的机构陆续成立,召开了一系列的研讨会并发表了一系列著作。在佛教心理学领域,我发现他们的贡献对情绪研究及相关的问题——如情绪和健康、破坏性情绪、正念和慈悲、抑郁的治疗、利他、道德和慈悲、注意力、记忆力和心灵、身心的结合、神经可塑性以及冥想科学等都是非常有价值的。除了对心灵的研究,佛教心理学还对量子物理学及东方的冥想科学探索作出了突出的贡献。从1987年起,在这些心灵和生命机构的主持下,佛教和认知科学进行了一系列的对话,探索了许多领域,并最终促使佛教心理学以一个新的面貌出现。它也使我们重新理解大脑对身体的影响——包括对我们免疫系统、自主神经以及内分泌的影响。康达斯·波特(Candace Pert)认为我们的身体是第二大脑,这个理论使我们对理解身体、大脑和心灵的连接有了新的灵感。[6]从心理咨询和心理治疗实践的角度而言,正念疗法已经被广泛运用于减压疗法、认知行为疗法、心理动力疗法、人本疗法、整合疗法以及我自己所创立的正念情绪聚焦疗法。纳罗帕大学脱颖而出,发展了完整的佛教心理学的学位课程。

我们必须强调,作为助人解脱的信仰,佛教与科学研究是相辅相成的,这也增加了佛教心理学应用于现代心理治疗的恰当性和可信度。不过,我们也需要让那些只是对佛教信仰感兴趣及专心修行的人知道,佛教的许多大师,虽然从未接触过现代科学,但仍能修行至很高的境界。而现在,对于那些无论是出家的或是在家修行的人,与心理学、神经治疗学的结合,将对他们的修行和冥想更有助益。总之,我个人作为佛教徒和心理治疗师,发现这两者是互有助益的。毋庸赘言,修行能够让我们更深入地理解佛教心理学,并使之超出学术的范畴。

埃文·汤普逊(Evan Thompson)观察到,冥想训练以及对心灵的现象学与哲学分析组成了佛教心理学的基石,它更该被视为冥想和现象学专家的宝库,而不只是科学研究的课题。[7]我希望研究佛教大师们的传记能帮助我们复兴詹姆斯的遗产并开始一个新的篇章。

在第2章,我们还将探讨佛教的"道德心理学"。在此,只是简单介绍心理学和道德的连接如何激励着学者深入思考。例如,在劳伦斯·柯尔伯格(Lawrence Kohlberg)有关道德发展的研究中,他设计了一个著名的道德两难问题——海因茨是否该偷药来拯救他的妻子,并以此对孩子进行采访。安东尼奥·达马西奥(Antonio Damasio)在其著作《笛卡尔的错误》[8]中讲道:人对伦理和理智的判断是基于人前脑情绪回路的正常功能。丹尼尔·席格在其著作《正念大脑》中如此写道:

> 神经解剖学的一个发现是,人前脑的中间地带主管人的道德判断。当我们在思考一个道德上的两难问题,或是开始一个道德行动时,这部分大脑特别活跃。通过我们的神经核心的整合回路,我们意识到了自身和别人,了解了正确的行为和道德判断。[9]

席格提出了四个心理因素:好奇、开放、接纳、爱——得道(COAL)。

> 就如同体验到像"得道"这样的自我意识的自然流动那样,我们也可以协调世界上其他的生灵去体验那深植我们内心深处的爱。这是我们可以努力解决分裂带来的妄想的一种方法。

他说,因为在我们看来,"一个正确的行动"不只是一个正确的判断,还是一个"道德的方向,它有着深厚的普通结构"。

因此,佛教伦理和道德心理学是佛教和认知科学相连的重要交叉点。第5章我们会谈到情绪,将详细探索认知科学对情绪研究的影响,而了解情绪能帮助我们了解"智力系统"。

约翰·多瑞斯(John M. Doris)阐述了道德心理学的研究进展:

> 哲学的自然主义和认知科学,尤其是认识论和心灵哲学,自20世纪60年代后影响力越来越大,这为其在哲学范畴内对道德的跨学科研究提供了舞台。与此同时,在心理学领域,行为主义的让位使得实证研究兴起,由此发展了多个不同的课题,也包括我们之前所提到的道德哲学研究。自90年代早期,这些研究范围就开始进一步扩大。至今,不仅哲学家和心理学家用样本来做实证研究,他们的理论也被其他学科所借鉴,且各领域彼此开始合作,对许多以前只属于个人领域的问题也进行了剖析。[10]

他认为,这其实不是新的领域,如同道德心理学早已在其他几个领域里存在一样,它只是在几个不同的学科里重新获得了地位而已。

第二章
佛教心理学的基本特点:一份概况

尽管佛教和认知科学之间的交流是在20世纪的最后三十年里才出现,然而早在40年代,剑桥心理学家劳伯·萧勒士就已如此评价佛教心理学的恰当性和重要性:"我们似乎听到佛陀穿越2500年的鸿沟对我们现代人的心灵讲经布道的声音。"[1] 从心理概念和心理分析这个角度看,佛陀的教导是相当丰富的,但这一点却一直被忽略了,直到里斯·戴维兹[2]的先驱性工作为止。卢恩·约翰逊撰写的《涅槃心理学》[3],也为佛教心理学做出了重要贡献。《正念治疗法》(德·席尔瓦,1979年首次出版,2005年第四版)向那些准备教授佛教心理学的老师们以及大众读者介绍了佛教心理学。[4] 随着传统佛教哲学教学的展开,人们对佛教伦理和佛教心理学的浓厚兴趣催生出了一些新的课程。在此基础上,本书又增加了一些新的元素,这是我从自己的实际工作经验和研究中总结出来的。本书要着重指出的是佛教对心理咨询的重要贡献。另外,本书还有一个特殊使命,就是将佛教心理学的议题和概念解释明白,同时也阐明佛教心理学和心理咨询之间的相互影响。

为了更好地理解佛教心理学,我们需要对佛陀的一些基本教义、伦理教导、知识理论及其对现实的理解和对心灵的解读作一定的了解。本章会对这些概念进行简单的介绍。另外,理解佛教心理学也能促进我们对佛教的理解。佛陀对心理学的深刻理解是他永恒的贡献。在佛陀的讲经布道中，心理学和伦理教导有着密切的联系，其中隐含了道德心理学。在对道德心理学的研究中结合佛教的伦理教导是很重要的。在本章，我将阐述何为"伦理唯实论"(ethical realism)。在通往解脱的路上，我们需要同时培养善念并达到清心寡欲。另外，佛教的一些心理学词汇还有着伦理的含义。本书对心理治疗和心理咨询的见解是基于佛教的心理学，因此，我们将从佛教的角度整合心理学和心理咨询。佛陀也发展了佛教社会伦理，强调家庭和社会的和谐。佛陀还建议，要发展那些社会价值很高的特质，如自控(dama)、镇定(sama)以及持戒(niyama)。在佛陀的布道中，他详细解释了家庭成员、发展工作伦理以及家庭经济的相互关系。在这一章，我们也会简单探讨佛教中有关知识和现实的理论，另外还会简单回顾佛陀对那个时代的一些哲学思想的评论，如相对主义、怀疑主义、唯物主义、享乐主义、有神论、各种决定论和非决定论。在《梵纲经》(Brahma-jāla Sutta)中，他提到了62种理论，因为那是一个包含了众多理论的哲学氛围非常浓厚的时代。

　　这一章只是简单涉及关于佛教对心理治疗和心理咨询的见解，在本书第二部分，我们会详细探讨。第一部分的重点是认知、动机、情绪、人格，心灵和身体的关系，思考和感受，以及身心健康的概念。第二部分将介绍心理咨询的性质，正念治疗在西方的发展，以及一些特定的心理问题，如悲伤安抚心理咨询、压力管理、愤怒管理、抑郁、瘾症、自我评估、自我认同以及慈悲和慷慨等积极情绪。在我自己发展的正念情绪聚焦疗法中，核心内容就是降低负面情绪，如抑郁、愤怒、恐惧、空虚和狂妄等。

　　我们也会简要介绍学习佛教心理学所需的重要资料。最后将讨论佛教的心灵结构，为认知、动机和情绪的章节提供背景资料。

伦理和心理学

佛陀的信念与伦理和心理行为显然是相吻合的,尤其是和西方亚里士多德的《尼各马可伦理学》很接近。所谓价值观,不是盲目地服从规则,而是发展一种特别的从善能力(kusala,善业)。价值的发展必须依赖好习惯的培养和持续的自我省察。

佛教伦理不仅有伦理概念和理论分析,更提供了一种生活的方式和行为模式。佛教伦理是很实际的,它是基于对一些既能阻碍也能促使人生命发展的心理因素的准确理解。培养我们的道德素养时,四种努力是重要的:培养那些还没有发展起来的技能,放弃那些已经培养起来的技能,努力培养那些正在发展的技能,以及进一步培养那些已经发展起来的技能。培养善念和清心寡欲是不可分割的。在佛教心理学动机根源的运用中,有一些很明显的伦理关联,如贪婪、仇恨以及妄想等,根源于恶业(akusala roots),而慷慨、爱和智慧等,则根源于善业(kusala roots)。佛教伦理学基于其对人性的理解,而伦理行动则基于动机和情绪的心理学。现代哲学家称这个特质为"伦理现实主义"。

佛教的社会伦理

自从马克斯·韦伯宣称佛教思想中没有社会伦理,学术界对佛教就产生了误解,认为佛教里没有富于生气的社会层面:

> 救赎是自立个体的绝对个人的一种表现。没有人,特别是没有社会团体能帮助他。真正神秘主义的特殊的非社交属性在此发挥到了极致。[5]

其实，佛陀的讲经布道涉及很广泛的社会问题，从有名的家庭伦理类型的宪章《善生经》(Sigālovāda Sutta)，到对种姓制度的评判，以及为居士提供的关于经济活动的详细建议。其实，佛教对经济的见解启发了舒马赫（E. F. Schumacher）写出他鼓舞人心的针对经济学的论文《小的是美好的》[6]。佛陀也有一些言论是针对国王的，教导国王如何按照伦理道德管理国家。在灵修上，佛陀也说："保护自己，就是保护别人；保护别人，也是保护自己。"僧侣团体也是一个有条理的社会组织，像家庭成员一样在灵性上彼此鼓励。阿育王是实践佛陀治国方略的典型，他成功治理了一个多宗教的国家。佛陀还说，在所有的社会冲突中，人能从自己内心深处找到冲突的根源。佛教心理学也能帮助我们理解社会变革中好的和坏的根源。佛陀建议人培养极具社会价值的素质，如自控，镇定和持戒。[7] 佛陀描述了人的真实面貌：他们能从善或从恶，一个符合伦理的家庭氛围和社会环境能够很好地影响其世俗、道德和灵性的素养。

知识理论

公元前6世纪，悉达多王子被当时众多不同的哲学思潮——包括唯物主义、享乐主义、有神论、虚无主义以及决定论——激发的火花所困惑。他仔细分析了这些哲学思想，它们的优势和劣势。《理论脉络》(Brahma-jāla Sutta)[8] 很好地记录了这些分析。贾亚蒂拉克（K. N. Jayatilleke）(1963)认为，关于知识的本质，有三种不同的观点：士林学派，其理论主要基于经典，如《吠陀经》(Vedas)；理性主义，他们的理论主要是依据理性推理和探究；默观的哲学家，他们主要是靠直观来寻求知识。佛陀认为自己属于第三类学者,但是他不排斥引经据典和理性推理。但是,对于直观学派,佛陀还是有所保留的,因为有一些学者基于自己冥想的经验而产生了一些错误的信念。[9] 就如阿那拉要尊者(Bhikkhu Analayo)所解释的,瞎子摸象的寓言所描绘的是,每人都摸到了现实的一部分,但不是全部。[10] 其实,在《辩论集》(*Kalaha-vivāda Sutta*)所记载的浩瀚哲学辩论中,《修多罗集编》(*Sutta-nipāta*)提出了一种很成熟的洞察。

关于实在(reality)的理论

佛教认为,宇宙是有规律的,而这规律有几个维度:物理律(*utu-niyāma*),生物律(*bīja-niyāma*),心理律(*citta-niyāma*),以及灵性律(*dhamma-niyāma*)。这些定律,既不是命定的,也不是非命定的,是一种可能的内在倾向,不是必然的结果。虽然这些定律会影响和限制一个人的行动,但不会决定人的行动。总之,佛陀反对任何形式的决定论,不管是自然决定论(*svabhāva-vāda*),上天决定论(*issara-nimmāṇa-vāda*),命运决定论(*pubbe-kata-hetu-vāda*),或是任何其他形式的决定论。

一般来说,佛教的因果论为决定论和非决定论的两个极端论调之间提供了通道。按照严格的决定论,现在和过去发生的一切都是必然的、不可替代的,但佛陀却很看重人的自由意志。凭着自由意志,人能够在一定程度上控制他在过去、现在和将来要发生的事件。通过自由意志(*atta-kāra*)和个人的努力(*purisa-kāra*),人能够改变自己和他周围的世界。这种理解很强调人的潜能和适应力,为心理学、心理治疗、伦理学以及灵修等学科在探索人的行动和努力时提供了基础。佛陀同样分析并整理了盛行于《理论脉络》中的主要形而上学思想。佛陀曾经和当时六位著名的思想家辩论和讨论过，他们是：末伽梨拘舍梨（Makkhali Gosāla），他是一位有神论者，认为这个世界被上帝所创造，也被上帝所引导；阿夷多翅舍钦婆罗（Ajita Kesakambali），他是一位唯物主义者，认为人死如灯灭，根本就没有所谓的死后生命；散阇耶毗罗胝子（Sañjaya Belaṭṭhaputta）是一个怀疑论者，认为我们人类的一些信念，如死后的生命以及伦理的道义或许本来就没有理性基础；富兰那迦叶（Pūraṇa Kassapa），他是一个自然决定论者，认为我们所谓好坏之间的区别其实是没有意义的；婆浮陀伽旃延（Pakudha Kaccayana），因为他试图用不同的类型来描绘实在，所以被称为类型论者；还有尼乾陀若提子（Nigaṇtha Nātaputta），一个相对论者，他觉得每一种理论都有其真实的一面。

哲学的两个分支，认识论和形而上学（或称为关于实在的理论）对以上这些力量作了鉴别和评估。这些分析很恰当地把人的行为定位为道德、心理和治疗。佛教对基本的实在概念的另一个重要分析是，宇宙由几个不同的规律所组成：物理律，生物律，心理律，伦理律以及灵性律。这些分析没有出现在佛经中，却出现在其当场布道中。显然，这些解释与佛教的宇宙因果律是相符合的。

在佛教对实在的分析中，最根本的实在就是无常（*anicca*）、苦以及无我（*anatta*）。关于哲学中的"我"的观点，我们在人格一章里将详细探讨。佛教的观点介于永恒论和唯物主义之间。永恒论认为有一个永恒的自我，而唯物主义则认为，人只不过是一堆物质组织起来的整体而已。通过强调命运的因果报应，以及人的责任、义务以及自由意志，佛陀超越了唯物主义；对无常的强调又使人否定灵魂不变的信条。佛陀使用五蕴（five aggregates）所作的心理解释显示了佛陀对"自我"本质的理解。就如马克·爱泼斯坦（Mark Epsein）在其著作《没有自我的心理治疗》中说的：

"佛陀并没有驳斥传统呈现的自我的相对性的实在。但他没有坚持认为我们给了相对自我一个本来并不绝对的状态。"[11] 虽然佛陀提供的一些论辩对现在的思想家仍然有用,但要深入洞察"自我"的存在,还需要通过默观冥想。爱波斯坦在其书中已经探讨了心理的和心理治疗的层面。

学习佛教心理学的资源

本书的第一部分主要是探讨佛教早期的心理学探究的系统化及演绎,因此首要的资源是佛陀对他最接近的弟子们——如舍利弗(Sāriputta)和目犍连(Moggallāna)的讲经说法。还有一些其他的参考资料也很合适。佛陀的讲经说法,原文是巴利文,但已经翻译成英语,可分为两个主要流派,经藏(Sutta Piṭaka),和针对出家人的戒律,称之为律藏(Vinaya Piṭaka)。还有第三个主要资源,即经过系统发展、分析和分类的阿毗达摩藏(Abhidhamma)。这些资源对心理分析非常有价值,在之后的系统化探讨时我们再深入。我的一个主要兴趣点,是基于经藏来发展佛教心理学。律藏虽然主要是记述和尚应持的戒律,但对佛教心理学和伦理学也很有价值,所以我也会讨论。

经藏主要分为这五部分:

1. 与佛陀的对话(*Dīgha Nikāya*)
2. 中部经(*Majjhima Nikāya*)
3. 宗族的讲经(*Saṃyutta Nikāya*)
4. 渐进的讲经(*Aṅguttara Nikāya*)
5. 小事的区分(*Khuddaka Nikāya*)

这些材料简单明了，为那些想深入探讨任何细节问题的学生做了特别设计：在传记中引用了一些译文。这个版本中，也加入了一个巴利语的词汇表，我也使用一些巴利语术语，好令读者能够熟悉它们。也有一些术语，如 dukkha，它的意义很复杂，很难用一个词把它的意义表达出来。虽然对佛教的教义有深入的了解是很有帮助的，但即使对佛教只了解一些皮毛，也能够领会这几章所表达的内容。若想了解佛教教义的背景以便更好地理解佛教心理学，读者可参阅尊敬的化普乐·罗睺罗（Walpola Rahula）的著作《佛陀的启示》[12]。通过阅读这本书，读者会对以正念为基础的治疗感兴趣。

在获得索菲亚学院（Sophia College）心理咨询高级学历并经过六年的专业实践之后，我在斯普林韦尔社区中心（Springvale Community Center）发展了一套正念情绪聚焦疗法。另外，我的博士论文研究的是哲学和东西方哲学比较（夏威夷大学），这使我积累了一定的知识和经验，这些对本书都非常有益。当我坐在位于莱克星顿花园静修村的家里写这本书时，有一种完成使命的感觉。我还受到莫纳什大学（Monash University）学术氛围的熏陶。多年的求知和实践，以及在斯里兰卡的尊者迪哈马基雅（Dhammajiva）的指导下所做的长时间冥想，不仅激励了我的写作，也使我对平安和解脱有了新的领悟，这些都是佛陀所倡导的途径和步骤。我确信，通过有结构的冥想练习，我们能够理解和践行佛陀关于如何获得内在平安的教导；通过对心理治疗的深入探究，我们也能够更好地丰富自己，这是本书所提出的一个成长旅程。为此，虽然本书能够满足读者对学术的渴求，但它更基本地是为了引导读者，使自己和他人的生命能更丰富。在此所呈现的有关概念和思想的系列研究增加了这些探讨和辩论的可理解性、可靠性、相关性以及生动性。为此，本书为理解并实践"正念和慈悲",展现了佛陀那激励人心的道路,以及一个不同于其他任何哲学和宗教的智慧。我希望,这本身能够促成不同团体之间的对话。

本书所涉及问题区域的引导

关于佛教心理学以及冥想练习的内容,本书第二部分的第 12 章会重点探讨。阅读第 1 章和第 2 章后,可以阅读第 12 章。对那些刚开始做冥想练习的人来说,开始练习冥想并在日常生活中实践是很有意义的。这种练习是为所有人设定的,不仅是为佛教徒,但最好能在有经验的老师的指导下练习。我建议读者"成为你自己的治疗师"[13]。为了达到这个目标,你必须要理解你自己的心灵,就如同佛陀建议他的儿子罗睺罗:观察自己的心灵,就如同照镜子。"罗睺罗,你以为如何,镜子的目的是什么?""为了能自我反省,尊敬的佛陀。""因此,罗睺罗,要三思而后行;三思而后言语;三思而后心动。"作为专业心理咨询师,在开始心理咨询之前,我需要让自己了解自己的心灵,"如同照镜子一样"。这也能帮助来访者了解他们自己的心灵。

欧文·亚隆,在其具有启发性的著作《心理治疗的礼物》[14]一书中说道:"治疗师和来访者实际上是同行者。没有任何治疗师,没有任何人,能够避免生命的灾难。"作为来访者,他需要掌握"深度聆听",放慢速度、放松、聆听,尊重生命的节奏,从繁忙的、充满压力的、纠结的甚至有时是混乱的生活中看到自己。我们需要从"匆忙症候群"的掌控中走出来。

我建议读者们,尤其是学生们,不要把本书仅仅当成是一本教材。它还能够帮助你开放心灵,在每日飞逝的时光里,持续观察你自己。如此,你几乎能准确预测你的愤怒何时会占据你的头脑,恐惧如何使你感到窒息以及嫉妒如何偷偷地进入你的心灵。届时,你能够做到"退一步",冷静下来作出你的选择和回应,而不是盲目地去反应。随着你的成熟,你会为了你的愤怒而自嘲,也会发展出幽默感,就如同我的来访者经过几次的咨询后能够做到的那样。

本书的第3章到第6章,从佛教心理学的角度讨论认知、动机、情绪以及人格。第7章探讨健康和福祉问题,同时也为本书的第二部分提供了一个有用的背景资料。第8章探讨身体和心灵问题,将前几章所探讨的有关佛教心理学的几个不同侧面联系起来。第9章,探讨默观的哲学、心理学和伦理学,为本书第二部分所探讨的冥想和正念心理治疗提供了理论基础。本书第二部分将理论、心理咨询实践以及正念的基本技术运用在一些具体的心理咨询问题上,如压力、悲伤和愤怒的纾解,抑郁,瘾症,以及自大和自我欺骗等问题。关于佛教中有关慷慨的章节展现了何为"积极情绪",这一章是受积极心理学家马丁·塞利格曼(Martin Seligman)的启发所写。

佛教的心灵和阈下意识的模式

佛教有关心灵的理解是佛教心理学的基础,在此做一个简单概括是很有价值的。佛陀否认任何永恒实体的存在,无论它被描绘为心灵还是意识。当我们使用"心灵"这个词汇时,我们指的是一个心理和物理的情结(*nāma-rūpa*,名色)。"名"(*ñama*)是指四种非物质的汇集(*khanda*):包括"受"(*vedanā*,感受),"想"(*saññā*,知觉),"行"(*saṅkhāra*,行动)以及"识"(*viññāna*,意识)。这个"色"(*rūpa*,物质),是指组成物质的四大元素:延长、内聚、高升以及由这些元素提炼出来的元素。心理和物理的因素组成

第二章

了一个整合体，心灵和身体彼此依赖；身体依赖心理，心理更依赖身体。这种根本性的彼此依赖（paṭicca-samuppāda，缘起缘落）描绘了身体和心理的基本架构。

心理现象的本质是动力的互为条件，如印象是接触的条件，接触又是感受的条件，感受是渴望的条件，而渴望又是抓握的条件，如此类推。按照无我（non-self）的信条，本来就没有不变的物质，无论是在我们身内或是身外。作为一种持续性的动力，心灵的本质被描绘为意识流（viññāṇa-sota）。在意识阈限之下，有深层次的意识在影响着我们。主要有三个层次的意识：冲动意识（vītikkama-bhūmi），思维过程意识（pariyuṭṭhana-bhūmi）以及静止的激情（anusaya-bhūmi）。第 4 章将详细探讨意识阈限之下的潜意识活动。

值得注意的是，"想"和"识"代表了认知活动，"受"代表了情感/情绪层面的基础，而"行"代表意志/欲望层面。这三个层面或三个部分在亚里士多德的著作中也可以找到，但在更深层的意义上，我们能在我们的所有意识和经验形态中，找到这些被压缩了的层面。

那四种非物质的集合（"名"）需要一些详细的描绘。"受"有三种类型：欢乐的、痛苦的和中庸的。感受也可分为身体的感受和心理的感受。快乐的感受能刺激人去依恋感官物体/肉体，并会激发人贪图感官刺激（rāgānusaya）的潜在倾向；痛苦的感受能刺激人潜在的愤怒和仇恨（paṭighānusaya）。修行路上的圣人必须克服这样一些倾向，即依恋快乐的感觉，避免痛苦的感觉，以及忽略那些中庸的感觉。"想"有时被认为是观察，其他时候被认为是概念行动，但在观察行动中，这两个因素都包含在内了。心理学家发现有六种观察行动：通过眼睛和物质形状产生的视觉意识，通过耳朵及声音产生的听觉意识，通过鼻孔和气味产生的嗅觉意识,通过舌头和味道而产生的味觉意识,通过身体和触碰产生的感觉意识,以及心理意识,通过心灵和心理状态而产生。"识"有多个不同的意思,在此,它指认知的意识。

就如同因缘的轮子一样,"识"可被视为川流不息的河流,不断地重复产生"业"(*kamma*)。在此,"识"是整体的意识,包括人所有意识到的以及没有意识到的心理事件。"行"也有双重含义。作为四种心理集合因素之一,"行"可以被用来描绘意愿/意志,也作为因缘的连接,形成了因果报应的架构。作为意志的行动,"行"和"识"可以是有意识的也可以是无意识的,它们包括所有的反应和倾向。有三种反应和倾向:kāya(身体),身体的反应和倾向,如走路和呼吸;vacī(讲话),语言的反应和倾向;还有mano(意),意念的反应和倾向。另外,"行"还被用来传递一个思想,即事情都是有条件的,比如所有存在着的现象:所有的形式都是无常的(*sabbe saṅkhārā aniccā*)。为此,我们有必要强调,"识"和"行"等,在不同的场合有不同的含义。在此,我们只是探讨这些词汇在佛教心理学里的含义。

道德心理学和佛教伦理

20世纪90年代,西方有一群哲学家,如阿梅利·罗蒂(Ameli Rorty),欧文·弗拉纳根(Owen Flanagan),大卫·汪(David Wong)等,引入了"伦理现实主义"的思想。他们回顾了有史以来的伦理思想,从亚里士多德、康德到功利主义传统,还证明了经验心理学与规范伦理学之重要关联。传统伦理及其在近代的发展不能与心理学相融合[15]:"道德心理学跨越了两个领域。一方面,存在一种规范伦理;另一方面,存在经验心理学。"心理学,作为一门科学,它的本质是分析这些课题,如认知和推理的本质、功能,情绪、性情、概念以及人格发展,还有社会所给予的种种特质。[16]这些哲学家认为,规范伦理学被心理学所压制了。他们辩护道,所有的伦理传统都要以人的品格和行动为前提。为支持他们的理论,他们认为这些理论蕴含着道德,能够激励人行动,并指导人去实践,而传统的伦理理论曾被批评为理想的乌托邦主义。他们也曾发表一些论文,宣传心理学的知识限制了标准的伦理反思。

一部新近的著作《伦理实验》[17]显示了科学的最新发展——包括经验心理学和认知心理学,神经学、进化论和行为研究——能很有效地探索人性以及人如何作出伦理判断。阿皮亚(Appiah)将那些没有接受这些学科滋养的伦理学比喻为"没有水的护城河",这也是其导言的标题。有一个很形象的比喻很好地把他要表达的内容显示了出来。他做了一些很有意思的研究,认为"将一些特定的伦理情绪进行排列能显示出人性的深层次面貌,也能整合传统的伦理反省和人的原始情绪"[18]。

阿皮亚的最初动机和起点是描绘出我们人格的特征,"……经验心理学能帮助我们思考如何管理好我们的生活,如何做一个好人",以及同样重要的,"我们的伦理理论必须要承认,经验是多种多样的"。[19]超越那些我们与之伴随的无常变化,"重要的是我们希望自己成为什么样的人"。

佛教和道德心理学

佛教以整合和整体的观点分析事物的本质,相信这些理论、伦理和心理以及有关知识的理论其实都是内在联系的。在动机的理论上,伦理学和心理学清晰地连接着彼此。分析人行为的善恶,在不同的情景中就会有不同的标准。住持或和尚违反戒律和行为准则,其对社会和个人的影响是不同的。为辨别一个行为是好的或是坏的,人的动机和意愿的根源(cetanā,思业)是重要标准。有些情绪,如贪婪、仇恨、妄想,是伦理上破坏性行为的根源;为克服这些行为,要提高伦理上的其他行为,如不贪婪/慷慨、没有仇恨/慈悲,以及没有妄想/智慧。也有一个说法,坏行为的最坏后果就是倾向于重复坏的行为;好行为的最好结果是倾向于重复好的行为。这个观点显示了建立一个好的人格特质非常重要,在此,心理学和伦理学就交织在一起了。有一个很有意思的研究概述了人的动机、人格特点以及人的正面情绪和负面情绪(有伦理和心理基础):贪婪是"我要有"(having type)的人格特质的基础。埃里希·弗洛姆(Erich Fromm)称这种人格特质是喜欢囤积的人格。与"我是谁"(being type)的人格特质不同,"我要有"的人格特质是瘾症的基础。在第21章,我们将详细探讨贪婪的文化和慷慨的文化。贪婪还会激起嫉妒(与别人比较),他们痴迷于囤积,说谎从不脸红。今天,随着经济秩序的破坏,这种人越来越多。[20] 第二种根源会引起憎恨的反应和情绪:愤怒、仇恨、攻击,这些情绪,从伦理和心理角度看,都是负面的;此外还有悲哀和忧伤,但这些情绪却是中性的,甚至会产生积极的行动。这一章将会通过探讨悲伤和抑郁之间的区别来说明这一问题。第三种根源是"妄想",这个词有多个不同的解释,但在此的解释是"身份困惑",在此基础上能产生自我欺骗的自恋情绪(māna,心、意识)、傲慢、虚无、自卑和羞愧感。在探讨人格的那一章里我们将探讨这些问题。

  佛教伦理的一个重要主题是三大解脱途径:sīla(道德),samādhi(三昧)和paññā(智慧)。所以,伦理是寻求解脱的一个重要途径。这就引入一个重要的因素,"经验主义"(而不是"实证主义"),它基于人对正念的练习。虽然实证科学不使用这一方法,但最近的一些有关神经科学的研究,如戴维森的神经可塑性理论以及其他有关心灵—大脑的研究,证实了伦理和佛教心理学的关系。

这个新的"经验主义的"心理学(必要时也会使用实证方法)就道德和佛教心理学开辟了新的区域:

> 有关"神经中枢"的一个重要发现就是前脑中间皮层地带在人作道德判断时扮演重要角色。在我们思考一些道德上的两难问题或是开始一些道德行动时,大脑的这个区域也很活跃。通过神经中枢的彼此循环,我们意识到我们自己和他人,对的行动和伦理道德。[21]

席格还强调大脑的社交回路在我们与人交往时的作用:"如果正念能够提高回路共振,那么我们可以想象,我们能够与自己和他人内在的生命协调。"这样看来,慈悲和同理心是有神经学基础的。席格还报告说,研究发现,当人在作道德调停时,人前额皮层的中间地带最活跃。安东尼奥·达马西奥的研究也显示,如果人的前脑皮层受到损伤,人的情绪也会受到干扰:人的情绪反应会降低,社会情绪会迟钝,不能作出决断,不能制定每日的计划,不能和人建立正常的人际关系。简单地说,达马西奥的研究表明,人的伦理道德有神经病学的功能,也能引发情绪,他还提供了一些实验证据,显示"情感"对人的抉择过程是有影响的。

第三章
知觉和认知的心理学

知觉

在这一章,我们将探索佛教心理学中知觉和思维的作用,还会简单地探索超越感官的知觉。在浩瀚的认知词汇中,有许多哲学和知识层面的词汇。但为了帮助读者和学生更好地理解佛教心理学,我将聚焦在三种概念上:*saññā*(知觉)、*vitakka*(思维)和*paññā*(智慧),以及它们如何描绘冥想经验。这个澄清方法帮助我们"在树林中看到树木"。和其他章节比较,这一章会更多地使用一些专门术语,这是为了帮助读者理解佛教心理学的关键部分。

感官是我们认识外部世界的媒介。除了我们的视觉、听觉、嗅觉、味觉和触觉之外,我们的心灵也被视为感知的门户(*manodvāra*)。佛陀问了一个问题:"弟兄们,什么是元素的多样性?"佛陀的回答是:

> 眼睛、可见物和视觉的元素;耳朵、声音和听觉的元素;鼻子、味道和嗅觉的元素;舌头、滋味和味觉的元素;身体、可触物和触觉的元素;心灵、思想和意识的元素;

这些，弟兄们，就被称为元素的多样性。[1]

佛教的冥想练习一般在自然环境里进行，安静、干净并且通风良好。在开始关注呼吸时，将自己所有感官都集中在自己的心灵深处，屏蔽所有的外界干扰。当人未进入冥想时，我们要意识到感知的门户同样会激发渴望与激情。我们也要注意，感官的刺激不会激起渴望，而是依附于渴望，佛陀也通过分析指出，我们对事物的认知是嵌入我们的心理架构和感知器官中的。佛陀没有否认我们是在**常规的层次**感知现实世界——桌子、椅子和树木是实际存在的，所以这些感知不是幻觉。但佛陀说，我们所感知的知识已经种植在我们的思维类型、思维工具以及想象中了。冥想练习会重新整合我们的感知经验，如此能帮助冥想者以一个更清楚的心灵来看这个世界，并在更深层次上洞察世界。冥想的首要对象就是身体（*kāya*）、感觉和感知（*vedanā*）、意识状态（*citta*），以及思想物体（*dhammā*）。在冥想时，如果有外界的东西严重干扰你，使你不能专注在你所冥想的对象上，一个有效的方法是贴上标签，注意它、觉察它：你必须识别它是"听觉"，直到这声音慢慢消失，然后再回到冥想的主要对象上。通过贴标签、命名或觉察，你会更容易回到冥想的主要对象上。思维和认识（*vicāra*，考察）的过程可以用来应对那些出现在心灵里的烦恼。为此，佛教的认知技术是从冥想练习中发展起来的，这个现象在佛教冥想中被视为"目标"。用这样的技术去理解人的身体行为、言语行为以及大脑的活动，更精练且富于内涵。在本书后半部分，我们将详细探讨。

《中部经》提出，人类视觉的过程由三种因素所组成：未受损的感知器官、可见的物体形式，以及关注的行动。在此，用来描述认知的词汇是"识"。这个过程，不仅对眼睛（*cakkhu*）是真实的，对耳朵(sota)、鼻子(ghāna)、舌头(jivhā)、身体和心灵(mana)等同样是真实的。

意识和冥想中的知觉

冥想时,要时刻觉察感官的运作,觉察它们是如何触及我们,如何流过我们的意识,这是很重要的。随着我们关闭视觉意识,听觉意识被开启了。渐渐地,我们的心灵会静下来,不受任何感官的冲击:

> 当呼吸变得细微了,心灵也变得安静了,我们进入了一种与感官无关的意识状态。我们的心灵不再随着感官的触动而奔驰。我们的心灵状态不去区分好和坏,也不会对快乐和失望等情绪作出反应。它是停留在中间的一种状态。你开始明白,忽略这些感官刺激能够激发智慧。虽然瑜伽的练习者也能进入这种状态,但他们却很难住于这状态中并仍然保持着自在、耐心及专注。在此阶段,我们注意到了一种初级的或原始的意识,这种意识是不可能通过感官的运作来体验的。在巴利语中,这种意识被称为 *anindriyapatibaddha viññāṇa*,一种与感官无关的意识。[2]

当人进入这种状态,并让自己持续住在这种意识里,人就能默观到心灵的运作,并最终达到一种泰然状态。由此,人能直接观察到自己意识的运作。

如果眼睛不能令人满足,人也不会贪求所见之事。但是,眼睛的确能够使人满足,所以人才会去贪求。"弟兄们,如果痛苦

与眼睛无关，人也就不会被眼睛打败。但是，眼睛的确能给人带来痛苦，所以人会被眼睛打败。"³

认知的对象和有关认知的众多表述是一个错综复杂的区域，因为本书是为学生、心理治疗师和一般读者所写，所以我不会陷入学术探讨，讨论也不会超出选定了的框架。佛陀用唯实论的词汇警告人不要陷入感官的迷惑中。当佛陀强调我们的观念和认知是一种综合的过程时，分析就变得不同了，而当佛陀聚焦在超感官知觉的本质时，他已经进入了认知程序的另一个维度。

卢恩·约翰逊强调认知过程是一个综合的过程："对一般人来说，人的认知和思维并非总是基于现实和客观。往往根据个体的需要会出现一些偏差（人夸大了他想看的内容）。"⁴

在阿罗汉（arahant）里，这些空想产生的影响使人不能认识世界的真相："峇依耶（Bahiya），你必须要训练自己。看，只是看；听，只是听；感觉，只是感觉；认知，只是认知。"⁵《蜜丸经》(Madh-upiṇ-ḍika Sutta) 列举了一些被扭曲的知觉过程和增殖的概念。

> 佛陀分析经验的一个核心观点是，人的知觉都是有条件的。按照《蜜丸经》，人的认知过程在本质上是受到限制，它经过"受"和"想"而产生接触（phassa），从而进入思维，并且它能反过来刺激人产生迷执（papañca）。⁶

由此，我们最初感知到的信息就产生了偏差。也因此，佛陀教导峇依耶说："看的时候，只是看。"

在此背景下，佛陀建议做认知训练并深入洞察认知过程，由此人才能顺利走上自我解脱之路：

如此,将接受的和屏蔽的意念(sati)应用在知觉的初期,能使人培养出习惯性的反应意识,并能对那些没有经过思考的自动反应作出评估。这也能显示出我们对信息的机械化选择和过滤,同时强调了人的主观经验其实是潜意识假设的反映。[7]

为此,当把认知训练看成是念处(satipaṭṭhāna,正念的四重训练)的一部分时,就能减少那些有害身心健康的自动化思维。

和现代西方哲学有关认知的研究相比,这种观点为研究知觉和认知提供了一个新的途径。vitakka(思)在佛经中的含义与我们日常所用的"思考"很接近。没有前缀(vi),takka(思索)指逻辑思维和辩证推理。vicāra 经常和 vitakka 一起使用,指散漫的思维。但当人处在初级 jhāna(禅,静虑)的状态时,这些词汇,如 paccavekkhati(省察)、sati(意念)和 sampajañña(正心),又指对正念对象的专注反省。当佛陀在告诫罗睺罗去观察他的心灵如同照镜子一样时,他使用的就是 paccavekkhati 这个词。sati(意念)和 yoniso-manasikāra(明智的关注)阐明了在冥想过程中,清楚明了的内省是如何发展起来的。另外一些词汇,如 anussati 表达的是反复讲述的回忆,sampajañña 表达清楚的意识。通过发展一套健全的心理文化,冥想者为发展更高级的认知能力做好了准备。

思考:Vitakka

撇开知识是通过我们的感官来获得的这个事实,我们有必要先从心理学的角度看看思维。vitakka 的一般含义是思考,但在不同的语境中,它的意义是不一样的。在伦理的文脉(context,或译为语境)中,它指三种有害身心健康的思想:官能享受的想法

(*kāma-vitakka*,欲寻),仇恨的想法(*vyāpāda*,瞋恚)以及残忍的想法(*vihimṭsā*,恼恨);还有三个有益的念头:断念(*nekkhamma*)、无仇恨(*avyāpāda*),以及无害(*avihiṃsā*)。在八重途径中,这三个有益的想法同时也是正确的想法。也有一些思维成为推断性思维(*anumāna*,推论),出家人用此来省察日常生活中的道德一致性[8]。《寻相经》(*Vittakka-saṇṭhāna Sutta*)提供了一些非常好的心理词汇和方法,提出了五种方法以帮助人应对困扰的念头:这将在"佛教与认知疗法"的部分讨论。在此,我们还尝试依据反省和推理,将思维安置在学习和冥想知识的对立面:基于思维的知识(*cintāmaya-paññā*)、基于学习经典的知识(*sutamaya-paññā*),以及基于心理发展的知识(*bhāvanāmaya-paññā*)。当"思考"与"考察"有关时,意义变得复杂了:作为禅的初级阶段的第一因素,"思考"指思想专注在某一对象上;同时,"考察"作为禅的初级阶段的第二因素,持续揣摩这个对象。尊者潘迪萨(Sayadaw U. Panditha)在其著作《在此生》[9]中,对这个观点和其他的一些冥想经验作了清楚的分析。在此,"思考"的含义很不一样。*takka*(思索)指一种逻辑推理,在第2章讨论认识论的三种传统时,我已经阐释了它的用法。

《蜜丸经》对这些被扭曲的思维的影响作了说明。这些经典中也有难陀比丘(Nanananda)的著名分析。[10]

> 尊者,视觉意识的产生是因为眼睛和物体形状;这三者结合形成知觉冲击;由此产生感觉;人有所感觉然后有了认识;认识之后有思考;思考之后有困扰;困扰一个人的是一些概念的根源,以及因眼睛所辨识的物体形态所带来的迷惑。[11]

如难陀比丘所言,在此这个人的无知"陷入狂乱";巴利语有个词汇 *papañca*（戏论），很好地描述了那些困扰人的妄念。

这种对世界的看法，对于西方哲学如唯心论来说并不陌生。但在此很重要的一点是佛教的"文脉主义"（contextualism）。佛陀经常使用唯实论的语汇，如桌子、椅子和树木等。然后，佛陀引导人更深入地洞察世界，就如《蜜丸经》所描绘的那样。

智慧是在佛教趋于完善的途径中的高级智慧形式：

> 作为佛教灵性完善路上的一个阶段，"智慧"可以说是在 *sīla*（好的行为）和 *samādhi*（三昧，精神统一）的基础上发展起来的。"智慧"和"识"的不同之处在于，后者是在经验的基础上自动发展起来的，而前者需要人主动去努力培养。与"识"不同的是，"智慧"虽然也是一种认知形式，但却是在经过一些特定的心灵训练后，能认识到事物的本质。它不仅能认识到事物本身，还知道此事物的前因后果及其与其他事物的关系。[12]

就如普雷马西里（Premasiri）所说，这里的"智慧"是一种知识，但其含义与西方实证科学和理性哲学所表达的不一样，它指一种"使人获得解脱的知识"。当然，和其他知识一样，它是一种知觉知识，能观察到事物的变化和无常，但这知识更是引人走上解脱之路的知识。在知觉层面上，人能够看到变化和无常，但在此所说的"使人解脱的知识"却是在更高的层面上对变化和无常的观察。

"智慧"是知识的一种更高形式，它能帮助人从生老病死的痛苦轮回中解脱出来。痛苦，无常和无我具有经验主义和存在主义的必然推论，"智慧"从本质上来看却不一样，因为它是引人解脱的知识。普雷马西里总结道,西方和佛教有关知识的认识"不仅在观点和目的上不同,其程度和强度也是不同的"[13]。

在本书中,我只在佛教心理学的框架内分析认知,所以不会深入研究超越感官的知觉。贾亚蒂拉克依照佛教巴利正典的内容对这个课题作了详细的分析。[14] 他分析了六种知识:心理动力的活动[15],透视力[16],心灵感应力[17],对人前世的了解[18],了解人今生的劫难[19],以及了解人破坏性的亵渎冲动。[20]

关于这些知识,有必要关注与觉悟相关的三个方面:

1. 回忆过去的生活。
2. 在宇宙中看透人的死亡和重生。
3. 洞察如何终止人思想里的污秽以及心灵的烦恼($āsava$)。

前两种洞察不只是佛陀看到了,萨满教的一些先知也有类似的洞察:

> 但是,第三种洞察超出了萨满教对心灵现象的认识。比如,一些系统的且直接经验到的现象。虽然这个洞察基于前两者,但却是佛教独自发展出来的。因为它有很多方面,所以佛经从很多不同的角度描绘了它,在具体的情景中也会强调它的不同层面。[21]

当佛陀后来分析悟道的过程时,他将其分为两方面:"第一个是 *dhamma*(法,真理)的规律性,然后是解脱的知识。"[22]

第一种知识,法的规律,是宇宙和我们心灵的因果规律,它被描绘为醒悟。第二种知识是解脱,证明了第一种知识的价值。其实,坦尼沙罗(Thanissaro)说过:"真正的知识通过人如何熟练地使用它们而得到评估。"²³ 探索因果律时,我们可以发现,最原始的起因在于心灵,尤其是道德的动机。这些动机可以通过他们所认为正确的潜在思想、言语和行动表达出来。

我们的读者要知道,这些反省给了我们一个理想的框架来展现佛教心理学,而因为心理学和佛教伦理的密切关系,本书将聚焦于佛教伦理心理学。在本书中,我会重复强调道德心理学的重要性。心理治疗,以其不作判断的觉察,发展了一套谨慎的且能察觉人细微区别的意识,这对心理治疗非常有效。为了心理治疗达到效果,咨询师和来访者的关系是重要的。有个说法是,"时刻留意咨访关系是心理咨询的成功之路",这个观点是由一群心理咨询师最近提出来的。²⁴ 这个观点,人本主义心理学家马斯洛和罗杰斯也强调过,而弗洛姆更进一步整合了正念疗法。²⁵ 我也要强调,或许弗洛伊德很早就提到了可以用正念的方式暂停人类的一些关键机能(critical faculty):

> 弗洛伊德的关键突破,他在其著作中反复提到,就是他发现人其实能够暂停我们的"关键机能"。正因对这些"关键机能"的暂停,使得弗洛伊德的精神分析成为可能。弗洛伊德在没有任何外在帮助的情况下发明了这一方法,这是他的功劳。殊不知,佛教的冥想者已经使用这些方法上千年了。²⁶

第四章
动机心理学

动机(motivation)这一术语,总括了行为的三方面:激发行为的状态,被状态所激发的行为,以及这些行为的目标。这三种状态可被视为一个循环。饥饿,作为一种被激发了的状态,驱使人寻找食物。在这种需要的激励下,恰当的行动是寻找方法以获取食物,缓解饥饿感将是行动的最终目标。直到对食物的需要再次出现,动机循环才终止。需要、想要和驱使等等术语,指有机体的内在条件,它们激发并指引人的行为趋向目标,同时也具有更多的生理含义。欲望、渴望、动机等术语,较之**生理**驱动,包含有更多的**心理**导向。在动机目标中,有些目标是积极的,人趋向于它们;而有些是消极的,人想要避免它们。当人的动机基于生理需求时,目标是很明确的,如需要睡觉或吃饭。当我们的动机更多指向心理时,便更具弹性、多样性和复杂性。在一个饥饿的乞讨者的动机中,我们发现一种与有钱人的动机,即考虑地位、名声和出名的欲求不同的东西。后者的动机更为复杂,根植于对身份和自我的依赖。

一般来说,动机理论与人的需求相连,它是一种想要阐明人的行为之谜的需求。在这一章里,我们会聚焦于佛陀对人的动机本质的解释,尝试理解和寻求能减轻"苦"的方法。整体上,佛教心理学的动机理论直接关系到人的不安、紧张、焦虑与痛苦。所以,佛教动机心理学的主要目的就是为了揭示人内心不安的根源并提供通向幸福的积极路径。

积极寻求和消极寻求的区别在于是否寻求从痛苦的轮回中解脱,并发展一套能摆脱紧张和不安的方法。出家者寻求获得从痛苦中的最终解脱,目标是为获得内在的安宁(ajjhattasanti);居士所寻求的是正义与和谐的生活(dhamma-cariya, sama-cariya)。在评价居士的生活时,清规戒律是非常重要的,难怪僧侣的戒律比俗人要严格很多,因为戒律能使人更容易专注和获得智慧。由此,伦理的含义便因人而异。

近来,伦理唯实论的概念引出了心理学和动机伦理学的有趣连接,而我们需要将这个连接也纳入佛教的动机理论中来。一个有关幸福和幸福感的心理学研究发现:"人会被拥有物质财富和社会地位的贪欲所强烈驱使。人的渴望和世界所能供给之物间的差距是人持续的挫败感之源。"[1] 如同佛陀所观察到的:"求不得乃人生一大苦(yam p'iccham na labhati tam pi dukkham)。"[2] 有些欲求无法得以实现,就可能被放弃;而有些欲求虽然能够实现,却无法使人满足,人就会陷入无聊和空虚。佛教鼓励人清心寡欲以及巧妙处理自己的需要。最近神经科学的一些研究也强调伦理学和心理学的连接。为了能够在现代科学的氛围内探讨佛教心理学和伦理学,席格说,"研究显示,前额的中间地带参与人对道德感的调节"[3];此外,当这个区域受损后,道德思考能力的受损会导致人走向非道德。

动机源泉可依据三种善根(kusala)和三种恶根来分析,在恶根之中,贪(lobha)反映了贪欲或贪求,由此衍生出积极的"趋向欲";仇恨(dosa)以厌憎和不满的形式衍生出消极的"回避欲";愚痴(moha),反映出妄想,它使得人的心智迷乱,也与人错误的认识有关。与这些相对立的,有慷慨(alobha)、慈悲(adosa)和智慧(*amoha*)。在个人层面上，它们能引起内心的欢喜；在人际层面上，它们能引至和谐。

佛陀也详细分析了人的贪求(*taṇhā*)。形式多样的贪求和渴求时时刻刻会出现，在寻得暂时的满足之后，复又出现，以寻求新形式的满足。除了心理/生理的动机根源之外，佛陀在讲经时，还详细分析了贪求的三种形式：以自我为中心的追求(*bhava-taṇhā*)，寻求感官刺激及性欲满足(*kāma-taṇhā*)的追求，以及回避的欲望(*vibhava-taṇhā*)——如憎恨，它找寻攻击性的方式以摧毁不快乐，还可能会导致自杀或自残。以自我为中心的追求可以被视为一种合理的自我保存驱力，与基本生存需求相关的驱力，如口渴、饥饿和睡眠，或是更复杂的一些需求，如自我肯定、力量、名誉和多种形式的无止境需要。对感官满足的寻求，不仅是性欲的满足，也包括各种感官的满足。人需要各种各样、无休止的感官刺激。这些刺激在不同的情景中，含义是不同的。如果一个俗人静修默想十戒律，他必须要知道会遇到的障碍的本质。感官对新颖事物的追求是一个障碍(*nivāraṇa*)，如 *kāma-cchanda*，对禅修感到枯燥而做出的小动作，因禅修不顺利而产生愤怒(*vyāpāda*)、不安、烦乱和忧虑(*uddhacca-kukkucca*)、怠惰(*thīna-middha*)和疑法(*vicikicchā*)等，这些都是障碍。为此，心理学和伦理学的动机概念需要在情境中进行研究。比如，AV193 中的形象比喻描绘了这些状态如何阻碍出家人的静修禅修或俗人的一般常规禅修。感官的欲望被比喻为混有多种颜色的水：恶意就如烧开的水，怠惰如同被苔藓覆盖的水，不安和烦躁就如被大风吹拂的水，怀疑如同浑浊和肮脏的水。

对人的幸福感的研究往往会聚焦在四个水平上。本章的重点是**动机水平**。与这个水平密切相关的是**意欲水平**，即人通过努力来克制自己，用通俗的话说就是"意志力"。它与动机密切合作以增加意志元素。在第9章谈论人的瘾症时,会阐明人的**意欲**的本质。动机的第二个水平是**认知水平**,聚焦于人的感知和思维。对行为的约束显示人需要留意自己的行为,同样,我们也需要留意我们的思维模式,这是《想念止息经》(*Vitakka-saṇṭhāna Sutta*)的主题。第三个水平是**情感水平**,在第5章讨论情绪时,我们将详细探讨。有诸多讲经涉及到人的感觉和情绪,其中之一就是念处(*satipaṭṭhāna*,念的住立)或现起处(*upaṭṭhānaṭṭhena*,为念处),它是禅修的入门引导。第四个水平是**专注水平**,它是禅修的核心部分,也是人幸福感最重要的层面。因此,第3、4、5和7章所探讨的认知、动机、情绪、瘾症以及正念练习等,在佛教心理学里以整合的形式出现,这些也与人的健康、幸福感和心灵的平衡等主题密切相关。

潜在层次的动机

人的动机、欲望和驱力是否总是在人的意识层面运作,这是一个重要问题。在弗洛伊德之后,潜意识动机的领域成为了人的动机中非常重要的因素。从常识水平上来说,这个概念指出,我们没能意识到驱动人行动的真正动机。许多例子能够帮助人理解潜在动机。在日常生活中,有很多行动往往夹杂着多个目的和渴望,很难从任何一个行动中分离出一个特定的动机。另外,由于我们的行为基本上是由习惯支配的,我们无法时刻意识到自己特定的动机,但在另外一些领域,我们能计划并作决定。弗洛伊德给出的第三种推论认为,当人面对一些不愉快的经验时,动机会被遗忘或"压抑"。当然,他有一个关于创伤事件的理论——人会无意识地压抑对那些痛苦经验的回忆。当我在撰写《佛教和弗洛伊德心理学》(*Buddhist and Freudian Psychology*)的早期版本时,受到弗洛伊德潜意识理论的影响,也尝试在佛教里寻找潜意识,但现在我不这么认为了。

佛陀在讲经时提到,令人欢愉的刺激会引发人潜在的感官欲求(*rāgānusaya*,贪爱习性),痛苦的感觉会激起人潜在的愤怒和厌憎(*paṭighānusaya*,厌恶习性)。共有七种潜在的倾向:感官的渴求、愤怒、欺骗、谬误的观点、怀疑、贪生和愚昧。在现在的情境下,我们更关注于纵欲、攻击和欺骗(*mānānusaya*)。一般来说,*anusaya*(随眠,烦恼)这个词指一种蛰伏或潜在的倾向,往往在阈下的层面运作,它接近人的意识阈限,而不是深埋在创伤经验中。

在《佛教和弗洛伊德心理学》的几个版本中(1973,1978,1992),我谈到这些潜在的倾向与弗洛伊德的潜意识很相似。但是,在我最近出版的书里[4],我呈现了一个不同的观点。我不用潜意识而用"阈下的",因为我看到这些情感很接近人的意识,而不是深埋在人的内心深处。我觉得它们更像是"处在睡眠中的"或休眠中的激情。我的部分新观点从最近的研究而来,其中特别值得一提的是神经学家约瑟夫·勒杜(Joseph Ledoux)[5]对恐惧情绪作出的分析研究。他引用了一个例子,一个人单独在林间小道里行走着,踩踏到了一根干枯的树枝。这个人甚至没有看一眼是什么,就认为那是条响尾蛇,然后就跑了起来。这种情境下,在正常的信息处理过程发生前,CNS(中央神经系统)就被大脑中的杏仁核区域所劫持。当警钟响起时,人的战斗或逃跑反应就会启动。处在休眠状态的情绪被称为随眠水平;会随着思维过程而产生的情绪(*pariyuṭṭhāna*,缠、烦恼)是能通过正念控制的,若这些情绪不能得到控制,便会导致人有冲动行为(*vītikkama*)。凯斯·奥特里(Keith Oatley)以他对情绪的研究闻名,他认为我们需要摆脱弗洛伊德用考古学的隐喻来挖掘潜意识的方法:

弗洛伊德的最爱之一就是考古学的隐喻。人一旦将不可控的动机带入自己的意识层面,便有了为它们负责的可能。如此,人就能摆脱潜在动机的专横统治而获得自由。[6]

在意识和潜意识之间存有思想,我们不是去寻找它们之间的冲突,而是要聚焦于其中的"自动化思维",也就是不断连续的从动作到动作的思想流。马克·爱泼斯坦说:"在佛教里——在最近的精神分析里——也出现了一种不同的模式,不强调深入挖掘,而是强调开放。这种差异的产生,究其根源是对潜意识的不同看法。"[7] 在《对 Māluṅkyā 的讲经》中,异教徒说,因为在婴儿的心里无法引发休眠的激情,因此这个概念是不可能的。佛陀回应说,即使在婴儿身上,观照"自己的身体"也是潜在着的。佛陀还提到了其他几个潜在的"学习":如关联着感官愉悦的学习依恋(kāma-rāgānusaya),学习恶意(byāpādānusaya),学习习惯和仪式(sīla-bbataparāmāsa),学习困惑(vicikiccānusaya),以及观照"自己的身体"等。

在佛陀的对话中,提到了七种烦恼:

1. 感官的欲求(kāma-rāga)
2. 愤怒(paṭigha)
3. 欺骗(māna)
4. 谬误的观点(diṭṭhi)
5. 怀疑(vicikicchā)
6. 贪生(bhava-rāga)
7. 愚昧(avijjā)

圣者之流（sotāpanna）和一来者（sakadāgāmi）也会有五种烦恼：第1、2、3、6、7种。不还者（anāgāmi）仍有三种烦恼：第3、6、7种。因此我们可知，欺骗、贪生和愚昧是最有力量的烦恼。"烦恼"这个概念还与以下三种贪欲有关：贪求感官的快乐；贪求破坏性和虚无的冲动；慢心（manā），邪见（diṭṭhi），以及出于自我本能的对生存的贪爱（bhava-rāgānusaya）。

漏，烦恼

佛陀在讲经说法时，使用了一些心理学的词汇，且都是用意象和比喻来描绘的；其中一个就是"漏"。有两种比喻，一个是醉中取花，另外一个是伤口痊愈。"漏"象征一种东西，它已经在人心里酝酿很久了，这个概念如同弗洛伊德的"本我"，是一口"沸腾的大锅"。这里的"漏"指的是欲漏（kāmāsava）、有漏（bhavāsava）、见漏（diṭṭhāsava）和无明漏（avijjāsava）。《漏尽经》（Sabbāsava Sutta）描绘了如何掌控这些注入的方法：洞见、感官抑制、回避、对生命必需品的智用、不明晰思想的消除以及心智发展。而要发展心智，我们需要将腐蚀的激情排除在外。[8]

意识流

需要说明的是，佛陀在2600年前就发现了人的心灵是一个动力过程，即意识流而非静态的存在物。将 saṃvattanika-viññāṇa 翻译过来是"重新连接意识"，指那些能够连接一个生命与另一个生命的生存要素。概括地说，意识是一种流入，并由动态的连续体之中存有的特定模式所调节。或者说，意识就是一个转化的川流（bhava-sota）。已经展开的意识，之所以能持续保持它的动力，因为它受欲求所滋养。在个体的心理素质中，有一种残留，它的动力本质确保着个体与现象存在的持续性。也可以说人的意识流使得人意识到自己生活在这个世界上（idha loke patiṭṭhitaṃ），同时也超越这个世界（para-loke patiṭṭhitaṃ）。意识流分为有意识的和潜意识的。在意识流中，个体没有意识到的部分是潜意识，它包括能决定下一世性格的倾向（saṅkhāra）。[9] 对包含了意识和潜意识的意识流的认知，只有那些禅修很高程度的人才能达到。这种直接的学问比任何经过推理而得出的知识更为高级。佛经中还有一个概念叫 asampajāna-mano-saṅkhāra，对它的秉性我们毫无知觉。[10] 我们可以把这个概念理解为过程，不是意识的过程，而是一个潜在的意识过程（anusaya）。关于意识，还有另外两个概念：ālaya-vijñāna（意识储存室，阿赖耶识），这是大乘佛教的概念；还有 bhavaṅga-sota（存在之分流），这是阿毗达摩的文辞。

意动行为（saṅkhāra）

"受"为我们觉察情感/情绪过程提供了一个基础，"想"为认知过程提供了基础，"行"为欲望或意志过程提供了基础。尽管它们之间的区别不是那么绝对，但这区分却为我们理解佛教心理学的关键术语提供了有用的观点，也能帮助我们了解心灵的不同方面。

"行"曾被定义为，"有动机的和有目标的行为并带有道德后果"[11]。这一概念有三个心理侧面：故意、决心和动力。"思"（cetanā）和"行"是同义词，都指人的决心。行作（arhisaṅkhāra）的概念有动力的意思，它着重于"行"所带来的因果报应："只要使其持续之冲动不停，轮子便一直滚动（abhisaṅkhārassa gati）。接着转圈再跌落。"[12] 这个形象的比喻来自《增支部》（Aṅguttara Nikāya），它抓住了惰性和动力的含义，"行"就如同因缘之轮之间的连接。

这种努力企求的倾向是必需的。就如佛陀所描绘的,求佛之路必要逆流而上(patisota-gāmi)。正确的动机、努力和坚持是经得起堕落冲动的必要特质。有种说法认为有四种努力:努力克制感官;努力摆脱恶念;努力发展灵性技能,如正念和对真理、虔诚、平和以及镇定的探寻;努力警惕并集中注意力于那些令人厌恶的事物,以求遏制贪欲。

渴求心理学

"渴求"(taṇhā)这个概念很难翻译成现代西方心理学词汇,这出于几种不同的原因。西方心理学曾用一些理论架构如"本能""驱力""动机"等来表达行为,但在不同的理论体系里,这些词汇的含义是不一样的。"本能"或"驱力"等词汇不是如钢笔或铅笔般的实体概念,使用它们的相关理论是要尝试解释可见行为的。西方有心理学家对决定人行为的原始因素很感兴趣。佛陀不仅尝试记录人的规律行为模式,同时也提出问题:"为什么人会做给个人带来痛苦的事?"并探寻了人的基本动机模式。佛陀不仅看到了人的行为模式,同时也找寻其根源。为此,他认为人的行为都是因缘法的一部分。接触引起感觉,感觉引起贪欲,贪欲引起执著。佛陀着重解释了对感官快乐的贪欲,以自我为中心的追求以及摧毁不愉悦事物的攻击性驱力,这会将人导向追求虚无(vibhava-taṇhā)。在禅修中,感觉和贪欲的连接是重要的:"对贪欲有条件的依赖是异常重要的,加上对感觉的心灵反应,这两者极可能是感觉之所以成为四念住(satipaṭṭhāna)之一(受)的主要缘由。"[13]佛陀将动机概念置于禅修的框架内,这是佛陀的动机观点的重要特征。其实,在禅修中,心灵觉察需要非常小心,要避免那些由有害贪求(abhijjhā)和不满(domanassa)所引起的反应;

另外,那些有益的渴望(chanda)、承诺和坚持,最终会使人减少欲望。贪欲和依赖在日常生活中随时出现,禅修能够帮助人渐渐看到世俗生活的陷阱:

> 在世俗生活中,默观四种真理能直接导向每日生活中都存有的执著模式(upādāna),如一个人的期待遭受挫折,一个人的地位遇到威胁,或事情进展得不如人意。在此,需要做的是明白自己贪欲的潜在模式(taṇhā)将如何引向执著与期许,并以"苦"的形式具体显现出来。这一理解会成为我们能放下贪欲(taṇhāya paṭinissagga)的必要基础。借着放下,执著和"苦"能够至少在此刻被克服。[14]

对渴求的这个分析显示,佛家对动机的理解和西方心理专家是不同的,这个理解也显示出我们对正念心理治疗的定位。

贪图感官的满足

欲贪(kāma-taṇhā)这个概念的用途很广泛,远超过对"性"的贪求,它基本上是指"感官的满足",而不只是"性欲的满足"。佛经中提到两个重要词汇,pañca-kāma-guṇa 和 kāma-rāga:前者指眼睛、耳朵、鼻子、舌头和身体所获取的五种快乐,后者指具有一种感官属性的欲望和激情。所以,pañca-kāma-guṇika-rāga 指我们人性深处有一种倾向于贪图五蕴的快乐。从广义上来讲,这个倾向可以用弗洛伊德的"快乐原则"来理解——人本能的趋向是寻求快乐和排斥痛苦。有必要强调的是,对这份愉悦的追求超出了对性愉悦的贪求,会表现为对兴奋的贪求且持续而不断变幻,佛陀把这贪求描绘为 tatra tatrābhinandini(到处不忘寻求快乐)。考虑到快乐的道德层面,佛陀有一个特别的观点:俗人和僧侣所获得的正当的快乐是不同的。对俗人来说,他们的快乐是中庸的,处在完全压抑性欲和完全放纵之间。而对僧侣来说,完全的禁欲和独身则是必需的。通常来说,克制感官是一个基本要求,不管对于僧侣还是俗人。在宗教伦理方面有对快乐原则的评判,这评判也基于心理学观点。从一方面来说,佛陀描述了摆脱这种快乐原则将造成的不幸,另一方面,他又区分了正当获得的快乐和由过度的贪求引发的不正当的快乐,尤其是过度的贪求,并区分了变态的堕落和无害的快乐。

对俗人来说,有一种**中庸之道**:性欲的控制即独身和禁欲,只限于僧侣。但是,无论僧侣或俗人,把理想的生活看成是只追求快乐,那是不可能的。如果一个人只追求快乐而忽略伦理要求,那么佛陀将谴责这种生活方式是 *kāma-sukhallikānuyoga*(感官的生活)。这是指那些低级的、异教徒的生活方式。而异教徒的另外一个极端方式,就是苦修。佛陀提出了八重路线作为中间的方式。[15]

为理解佛陀对人所受痛苦的分析,我们必须要分析那些深植在感官满足中的本能。痛苦的根源(*dukkha-samudaya*)和渴求是能引人重生(*pono-bhavika*)的因素,但也伴随着堕落和放纵(*nandi-rāga*):它随时随地(*tatra tatrābhinandini*)地寻求短暂的满足。[16] 现在我们要探索的问题是,贪欲如何兴起,又在哪里停留。首先,有人说贪欲兴起于我们所喜欢和贪爱的事物:如我们所看到的、听到的、闻到的、尝到的、碰触到的和想象到的。除了对我们感官的刺激,对感官的放纵还会影响我们的感觉、认知、目的以及概念和推论性思维。认知疗法强调人的自动化思维,而情绪聚焦疗法则重视人情绪的起始刺激,在情绪起始刺激中,个体可以"踩刹车"。对禅修的日常练习能够使人习惯于克制自己的感官并能觉察自己的身体、感觉和念头。对我们感官刺激的管理还可以用来察觉其他方式的贪欲。

佛陀对此的最后分析要强调的不是感官或对感官的刺激,而是持续的贪求和堕落。眼睛并非联结于物体之上,物体也非联结于眼中,是我们人升起的贪求和欲望将两者连在一起。这些概念:感官的激情(kāma-rāga)、对感官的执念(kāma-upādāna)和腐败的贪欲(kāma-āsava)等,表达对感官满足追求的持续和高涨。潜在倾向(anusaya)活跃的时候,执念会在更深的层次上发挥作用,这样的暗流继续影响,导致贪欲和愤怒的发生。巴利语的 taṇhā(渴望),暗含着口渴的意思,即因一些暂时的满足而得到暂时的平息。当阻塞的欲望受挫,将快乐作为人生终极目标的最终结果,便使这样的人成了无聊的受害者。在一个研究中,我对克尔凯郭尔哲学中唐璜这个风流之人与佛教对纯感官生活的描绘作了对比,这个研究显示,克尔凯郭尔对一味追求快乐的爱人和享乐主义者的刻画,是对无聊(boredom)的形象描绘,它由一个"小写的b"开始,而以"大写的B"结束。[17]

自我保存和以自我为导向的行为

有几种根源会让人以自我为导向,渴望永恒(sassata-diṭṭhi,永恒不变)的认知根源,贪生和有爱(bhava-taṇhā)的动机根据,以及潜在的潜伏性邪见(diṭṭhi-anusaya)。对自我中心的贪求有一个理性的根源,即对自我永恒不灭的信念(sassata-diṭṭhi)。我们倾向于相信,存在一个纯净的自我,它能独立于我们的心理和身体,甚至也相信,人死后这个纯净自我仍然存在。

"自私自利的倾向",根植于对不变的自我的信念,它在多个层次上显现,通过语言、理智、情感和伦理等表现出来。这种以自我为中心的人格特质是贪欲和占有,它有三个根基:贪欲

(*taṇhā*)、欺骗(*māna*)和谬见(*diṭṭhi*)。这种谬见的自我表达形式,在语言上是"这是我的"(This is mine);欺骗的形式为,"这便是我"(This I am);错误的形式为,"这是我自己"(This is my self)。这些错误表达的出现可能与我们的身体、感觉、观点、倾向和意识有关,也是对五蕴的侵袭。[18] 自我中心的理智根源和情感根源相互滋养,出现了不同的以自我为中心的行为——渴求自我保存、自我持续、自我肯定以及力量、名誉和自我展示。很重要的一点是,在心理和伦理的层面上。健康的利己态度与自我膨胀般的发泄是有区别的。健康的利己态度指照顾自己的健康、工作和家庭,当然,也包含自我超越的行为,如慷慨援手、帮助身陷困境之人及灵性行为。

必须要说明,自我保存的驱力意味着我们需要新鲜的空气、水、食物和睡眠,这是基本的生理驱动力。但是,这些自然的生理生物机能可能会被破坏性的生活方式、现有的消耗模式所扭曲,于是虚假的欲望取代了人基本的需要,并如雨后春笋般涌现。因为这些危险,所以僧侣的生活方式需要受到律(*vinaya*)的管束。对获取财富的不健康态度,对权势和地位的追逐会玷污我们区分需求与贪求的能力。

自我欺骗有三种形式:"我是比别人优越的""我和别人是同等的""我是不如别人的"。自负(*manā*)是一种束缚,从天然的骄傲感到复杂的特殊感,只有阿罗汉果者(圣人)才能不受影响。在第20章,我们会探讨情绪的自我鉴别,以及佛教和西方对欺骗、骄傲、屈辱的看法。

对自我妄想的理解可以分为20个因素:

1—5:将自我与身体、感觉、观点、倾向和意识等认同;
6—10:自我被这些因素所包含;

11—15：自我独立于这些因素；并且——

16—20：自我拥有这些因素。

这些认同形式被深度的情感过程所滋养，有许多显示着这些认同的生动例子：如唯物主义者会将自己/自我与物质性认同；一个享乐主义者会认同于感觉；一个感觉主义者会认同于知觉；生机论者会认同于意志。佛经描绘了这些与肉体有关的自我妄想：他们视身体为自己（巴利语中的 atta，梵文里的 ātman）；认为自己就是身体，身体就是自己，自己在身体内。[19]弗洛伊德在引用纳喀索斯的寓言时说道，一个人爱上了自己在水中的倒影，并被迷住了。[20]

自我毁灭和攻击

有爱（bhava-taṇhā）始于一个错误观点，即相信人是永恒不灭的；无有爱（vibhava-taṇhā）则源起于这样一种观点，那就是与自我一致的生理心理进程将会在死亡时灰飞烟灭（uccheda-diṭṭhi）。从表面上看，这两个观点似乎是绝对相反的，但从因缘定律来看，它们之间的差别仅仅是态度上的，即从约束自己到主动寻求。

我曾呈现过一个细致的对比，对比了弗洛伊德的死本能概念与佛教的无有爱概念。[21]虽然佛教心理学没能完全像弗洛伊德分析死本能那样来分析这个概念，但它们之间有着有趣的异同点。佛教认同了仇恨是同贪欲和妄想并行的人类行为的根源，是人的攻击行为的基础和一种被动反应。仇恨这一根源会将人从挫败感和抑郁引向自我破坏的行为。酗酒者明知酗酒的灾难性后果，但仍然酗酒；自杀者在自杀前仍然犹豫着"活下去"还是"去死"，这些都展现了人如何向死亡本能献媚。这两者是渴望的两面，人在其间摇摆。弗洛伊德的死亡本能有许多因素，其中一个被称为"强迫性重复"，上瘾的着魔之路引人走向自我毁灭。攻击性和自我怨恨与我们对生活的热爱相混合。佛陀认为这种自我破坏的冲动与"欲求"相比更具"活性",而这与弗洛伊德的观点是不一样的。佛陀认为,有爱和无有爱是硬币的两面,人的这一矛盾态度束缚于欲望。实际上,弗洛伊德自己就被他所创的死本能所困扰:

> 自我的自爱深不可测,我们承认它是人的原始状态,由此,人产生了本能。同时,自恋的力比多是巨大的,在恐惧时所释放的能量能威胁人的生命。我们不能理解,为什么自我能赞同自我毁灭。[22]

比较人对感官快乐的追求和自我中心式的行为,人对毁灭的渴求令人困惑。有几种情况能够帮助我们理解它的复杂性。克尔凯郭尔所描绘的唐璜的形象,是一个无忧无虑的快乐的追求者,他认为死亡是生命的结束:一个享乐主义者和唯物主义者;一个充满焦虑和无尽担忧的人,视死亡为"甜蜜的死亡",并陷入幻象而无法看透生命是一场无尽的轮回之旅;一个对世界和自己充满愤怒和仇恨的人,反过来伤害自己——自我破坏的冲动很明显会在这种情况下展现出来。

对无有爱最有意义的解释还是在《中部经》里:

> 那些富有的出家人和婆罗门,放弃了本质性存在的切断(*ucchedaṃ*)、破坏(*vināsaṃ*)、绝迹(*vibhavaṃ*),他们害怕自己的身体,厌恶自己的身体,但他们只是围绕着身体转圈。就如狗被一条皮带拴在一根木桩上,它围绕着这木桩转圈。这些富有的出家人和婆罗门也一样,害怕他们的身体,围绕着身体转圈。[23]

在此,这三个词,切断、破坏和绝迹是同义词,而绝迹指自我毁灭的想法。即使那些企图"毁灭"本质性存在的人也是假定了一个本来不存在的自我。

这个情形还展示了人自相矛盾的态度。一方面,人的自恋会使人打扮自己,让自己的身体更美。另一方面,人又会讨厌自己的身体,生自己的气。这两种态度相互影响,恶性循环,就如同狗围绕着柱子转圈。尊者难陀比丘说,关于永恒信仰者和虚无者,"前者是在追赶自己的影子,而后者则想摆脱自己的影子,两者都为此着迷并以为那是真的"[24]。其实,人有时会误解 nibbāna 这个词的含义,而以为佛陀是虚无主义者(venayika),[25] 成长的毁灭者(bhūnahu)。[26] 其实佛陀对这两者,无论是那些热衷于爱恋自己的身体和形象的"自恋"者,还是那些转向自我攻击的复仇者们,都提出了批判。

佛教和自杀

以上这些分析的主题就是渴望毁灭的心理学,它能够帮助我们在一定程度上明白自杀者的心理根源。现在,有必要简单了解佛教是基于什么来反对自杀的。最重要的是,一个人不能以暴力的方式抵消"业"的后果:"人不能把尚未成熟的果子摇落下来,只能等待果子成熟。"[27] 其次,因为一个灵性的原因,人不能强迫自己行为成熟:迦叶王子(Kumara Kassapa)回应弊宿(Pāyāsi)的错误观点时解释说,这就如一个妇女,不能切开腹部来看看她将要生产的胎儿是男孩或是女孩。还有一个批评是反对极端的苦行主义和对身体的折磨,为此,佛陀选择了居于纵欲主义和苦行主义之间的中庸路线。耆那教接受"语言方面的罪可以通过静默来消除,心灵的压抑可以通过调整呼吸来消除,身体的罪可以通过斋戒来消除,以及堕落可以通过苦行来克服"[28]的观点。这一基本的伦理立场显然违背了神圣生活的首要戒律。一个自相矛盾的情景是,自杀冲动转变成了冷静并同时洞见了事物的无常。在本书中很难对这种情况作出全面的判断。钱纳(Channa)、萨帕堤撒(Sappadissa)、维克哈利(Vakkhali)和高德哈克(Godhika)的案例都呼吁对这情况作系列的分析。[29] 佛教或许有不同的文化和仪式表达,但就如涂尔干所观察到的,佛教的重心从受难转向了解脱。[30]

结论

我们已经讨论了自杀的心理、灵性和伦理界限,我想总结说,佛陀最重要的洞见就是,有爱和无有爱并非相互对立,而是一体两面。埃德温·施耐德曼(Edwin Schneidman)——近年来最著名的有关自杀的专家,认为自杀者最普遍的心态就是纠结。他相信,虽然亚里士多德逻辑学的两分法没有给纠结留下空间,但在自杀的情景中,的确有一种情况同时是 A 和非 A。[31]

第五章
情绪:西方理论导向与佛教

近三十年之前,对情绪的研究一直被忽略,这其中有好几个原因。人们把情绪视为认知能力的对立面、非理性的来源,认为情绪会干扰人的平静、意愿和理性的行为,它还会使人陷入不道德的状态。心理学上,情绪被认为是一种躁动不安的状态。从心理学学术研究的领域来说,情绪被归为无法确诊的主观状态。总体来说,在心理学家对行为和意识的研究蓝图中,比起刺激—反应行为、感觉、动机和人格来说,情绪仍然是一个贫瘠的领域。然而,近年来研究的进展展现了情绪研究的真正革命——安东尼奥·达马西奥(1994)[1]对情绪的研究;约瑟夫·勒杜(1996)[2]对神经的研究;保罗·艾克曼(Paul Ekman,2003)[3]在生物学和面部的情绪表情方面的研究;丹尼尔·高尔曼(Daniel Goleman,1997)[4]对情绪、医药和健康的研究,及对情商和教育的研究(1996)[5];坎迪斯·珀特(Candice Pert)有关大脑、身体和情绪的研究,他认为人的身体是"第二大脑"(1997)[6];还有罗伯特·所罗门(Robert Solomon, 2004a,b)[7]等的哲学研究,推动了情绪研究革命。除了这些研究的进展,前面我们所提到的心灵和生命机构也开始了一些项目,并且也发表了一些有关情绪研究的文章,在其中,有理查德·戴维森[8]就禅修实践对大脑的影响所完成的突破性的神经塑形理论。最近的一些研究,如情绪意识[9],正念的大脑[10]和佛陀的大脑[11]等,将佛教对情绪的观点和认识带动了起来。

另外一个问题也需要探讨,即有些情绪具有负面特质,而有些则具有正面特质。虽然不同的哲学派别和宗教区分它们的理由不同(稍后我会澄清这点),如佛教会从道德的方面视"愤怒"为消极的。但是,通过较深度的禅修练习,就如同心理咨询中的那样,从愤怒中人可以学习,可以"换挡",可以把它们分为好的或坏的,或看成是一个"非个人化的过程",不是你的也不是我的。在禅修实践中,我们并不抛弃我们的愤怒、贪婪、沉迷和焦虑,而是把它们转化成一种沃土,这种沃土可以产生疗愈和禅修的洞见。我们不要尝试去"消灭"它们,而是拥抱它们,观看它们如何开始,如何停留,以及如何流逝。

在一个早期的佛教心理学研究中[12],里斯·戴维兹观察到存在一种关于情绪的叫作"远古静默"(archaic silence)的现象。我在有关佛教心理学著作的早期版本中,通过一个对佛教中情绪的全面归纳回应了这个诉求,并提出佛教对情绪有全面的研究。本章会超越这些早期的研究,并进一步将情绪纳入佛教心理学的中心课题。

现在,有一个支持情绪的共识:情绪通常能为人快速作决定提供信息,而情绪能传递经过深思熟虑的信息并将之转化成行动。例如,慈悲心能帮助一个社会工作者更好地工作。在一些学校里,尤其是在美国,开设了一些提高情商的课程。在讨论心理咨询的时候,我会详细描述情绪对心理治疗的作用,我还会特别介绍我所发展的"正念情绪聚焦疗法"。

首先,本章将详细阐述并分析西方有关情绪的理论,并呈现出佛教观点作为对比。我将简要分析害怕、愤怒/仇恨、悲痛/伤悲和爱等情绪。本书的早期版本是将这部分放在探讨动机和情绪的第 3 章,现在有了变化:动机由独立的一章来描述,"情绪"则用很长的一章来描述,对愤怒、悲痛、伤悲/抑郁、骄傲/自负、贪欲/慷慨等"情绪轮廓"也都有单独的章节。这些都与心理咨询相关。这些探讨会在心理咨询的部分继续进行,我们会在那个部分探讨压力管理、悲伤和丧失管理、愤怒管理,还有瘾症和孤独等。很多年以前,当我在东西方文化交流中心担任副教授时,我就对情绪研究非常感兴趣。由哲学研究上的兴趣转向对心理咨询的沉浸,这样的转变为本书提供了基础。另外,长久的学习和禅修练习也为我在佛教中多方面探索情绪提供了新的元素。

情绪的概念

研究情绪,了解"情绪"(emotion)这个英文单词的历史和来源是非常重要的。英语"情绪"这个词来源于拉丁语,e +*movere*,意思是从一个地方迁移到另外一个地方。它也用来描绘一种搅动不安和慌乱的状态。人们使用这个词时往往想到的只是这个状态。心理学家詹姆斯·埃夫里尔(James Averill)曾说,在大约两千多年的时间里,"激情"这个词被用来指代情绪,从古希腊时代直到 18 世纪中叶:激情这个词来源于拉丁语 *pati*(痛苦)和希腊语 *pathos*。为此,情绪这个概念往往与忍受有关:"这个概念根源于这样一种看法,个体(或心理客体)正在经历或遭受一些改变,这些改变是与主动求变相反的。"[12] 埃夫里尔还指出:"这种忍受其实是一种假象,借着拓宽我们自我觉察的领域以及洞察行为的根源,我们能够看清这种假象到底是什么。"[13] 我们每日用来描绘情绪的比喻也会让情绪形成消极的画面:"淹没在悲伤中""被愤怒所驱使""被悔恨所折磨""被丘比特的箭击中",还有"坠入爱河"。为此,埃夫里尔强调了冲破这些消极比喻的必要,视情绪为指导人类行为的规则,因此它丰富而又复杂。

埃夫里尔并没有否认情绪的生理属性,他也把情绪当成社会因素。他认为,我们归之于情绪的被动属性是某种我们对行为的阐释,他称之为"自我归因"(self-attribution),它允许个体在某种程度上放弃对围绕于情感的行为负责。[14] 对此,他提出了三个重要的观点。当我们怀有特别的情绪,例如愤怒和爱时,被动性的感受是因为缺少对这个人行为的了解。第二,由于某些不寻常的情绪刺激,认知所构成的"现象自我"或佛教中的"惯性自我"丢失了。第三,我们倾向于将一些小的生理反应,比如被吓一跳,当成典型情绪。埃夫里尔发现,典型情绪非常丰富和复杂,并有一套独立的语法。当读者熟悉了本书所阐释的情绪轮廓后,你就会发现情绪的结构和动力是多么丰富和多样。他也建议,在情绪的背景下,某些认知结构并不完全可靠,比如感觉即将崩溃的焦虑就是如此。佛教也认为,一些这样的情绪结构连接着扭曲自我的力量。

有一个悖论也需要提出:虽然佛教里有很丰富的情绪研究,在巴利经典和藏传佛教里都是如此,但佛教里没有"情绪"这个词。而"受"这个词,具有享乐主义(感觉)的含义,它是情感的基础,而不是指心理学的认知、意志和动机方面。

西方情绪理论

我将首先呈现对西方情绪理论的分析,然后以对比的方式介绍佛教的观点。

在西方,有关情绪的最有意义的辩论发生在行为心理学和认知心理学之间。行为心理学认为情绪是人的生理反应,与身体有关;认知心理学认为情绪与人的思维模式、信念和评估有关。我们再以约瑟夫·勒杜关于情绪的故事为例：一个人在森林里旅行，被一根干枯的树枝绊倒，在他的大脑中枢还没有看清那是什么的时候，他就被"战斗和逃跑的紧急警笛"所控制，然后以最快的方式逃离他所以为的"响尾蛇"。在这种状态下，这个人的身体反应是心跳加速，而对大脑的无形冲击就是害怕的情绪。如果他意识到他踩到的只是一根干枯树枝，他马上就会安静下来。在正常情况下，如果他从远处看到这条蛇，他会想到，这条蛇是危险的，尤其当他想到这条蛇是有毒的。这些显然是情绪的认知特点。第二种情况显示了害怕情绪的四个重要特点：看到某个特定的物体，思维模式，评估，以及"渴望"去保护自己的生命，同时也会产生身体的反应。身体的反应是一些基本情绪的必要特征，如愤怒、恐惧和悲伤，但对于正常情绪或典型情绪，认知所给予的意义和愿望的动机因素则是必需的。

在某些情况下，情绪会变得更复杂，比如受到不正义的伤害时产生愤怒，并带有道德判断和报复情绪。有时候，对上司的愤怒还夹杂着害怕，于是愤怒会被压抑下去。在日常生活中，很多情绪处在一系列的情绪网络中，比如，彼得爱上朱丽叶，亨利因此感到了威胁：嫉妒掺杂了对情人的爱，对情敌的愤怒；而因为可能会失去朱丽叶，亨利因此又感觉到害怕和悲伤，对朱丽叶的爱也变得纠结，甚至会有怨恨，对自己有这些情绪也感到羞愧。值得注意的是，对于情绪之间的这种互动来说，认知因素所给予的意义是很重要的。

极度的愤怒会产生强烈的生理冲击，在心理治疗中，大脑和身体是聚焦的重点。一些情绪的社会和文化侧面也彼此相关。一个很重要的观点是，情绪能够影响整个人，但会在不同程度的情绪体验上浮现和表达。它与我们的脑电波互动，与内分泌系统、血液循环系统、呼吸系统等密切相关。情绪也与我们的心理动力,如动机、驱力和生理的需求等密切相关。它还与我们如何评估外界的事物和情形有关,如是否有危险,是否会失去,因此又与我们的思维、信念,最后还与社会和文化密切相关。

情绪的感觉理论

情绪研究的一个传统就是把感觉看成是情绪。虽然有不同的感觉理论,但它们共同的立场就如奥尔斯顿(Alston)所说[15]:"对于令某种情况成为情绪以及成为某种特殊情绪的东西,即对某种特殊感觉如感官品质(红色、木头燃烧的味道)的意识,人必然会感受到这些感觉,没有其他办法。"而感觉理论的吸引力在于,人情绪的产生可以不具有外在表达,人可以感觉到愤怒或害怕而不让任何人注意到。尤其当情绪只是一种内心状态,而不是身体的感觉时,这基于一种他人不会知道的个体对自己思想和感觉的准确了解。这个理论虽然看似很有道理,但却受到里昂(Lyon)的批评。[16]如果一个人是如此内敛和完全自控,虽然他/她能够抑制自己,但内心想要表达的倾向还是会很强。另外,还没有研究能够证实,人的愤怒不会激活人身体的内在反应。但这种理论也被精神分析证实是错误的,因为一个人会误解和误判自己的情绪状态。那些受到维特根斯坦影响的哲学家们会批判这种有关情绪的理论。他们认为,情绪这个词只关于个人的经验,所以情绪不能用于人与人之间的交流。也因此,在针对公众的演讲中,情绪是没有位置的。哲学家们挑剔地说,人的感觉只是内部经验,它无法帮助我们准确区分不同的情绪,如愤怒和悲伤。但是,当我们谈到公开的事件和事物时,情绪的经验又是关键。

因为这些原因,哲学家和心理学家发展了一些以生理为导向的情绪理论,尤其是威廉·詹姆斯(1984)的理论。首先,我们会解释生理情绪理论的本质,并尝试全面分析威廉·詹姆斯的情绪力量,考察这一理论的优势和限度。

从生理角度探讨情绪

情绪有两个方面。第一个方面是认知和评估:有一条蛇,蛇是危险的,蛇是有毒的。这个方面被描绘为情绪"冷"的一面,而体内的反应是情绪"热"的一面。

人的神经系统分两个部分,中枢神经系统和周围神经系统,周围神经系统又分为躯体的和自主的神经系统。躯体神经系统负责人的感受和行动。自主神经系统负责脏肌、心脏、血管、动脉、肺和内分泌系统。自主神经系统还分为交感神经和副交感神经。前者引起兴奋,扩张瞳孔来提高视力,竖起汗毛,肾上腺释放分泌液,从肝脏中释放糖分,抑制消化和排泄功能并压缩我们的内脏。整体上,交感神经负责紧急反应,如"逃跑或战斗"。副交感神经的功能是调和,如释放泪水,增进我们的消化和排泄功能。威廉·詹姆斯坚持认为,人情绪体验的质量取决于我们的内脏自主神经系统对感官的反应。

在日常生活中使用的一些比喻里,这些自动变化的重要性可见一斑:"脸因愤怒而发红""脸看上去很苍白""胃里像有一个蝴蝶""暴怒如同火一样在燃烧"。身体还有许多与情绪有关但不会引起人不安和困扰的变化,如喜悦、平静、镇定等。研究发现,当人有这些情绪时,人的副交感神经正在工作,尤其当人在禅修或听那类音乐时。

另外一个重点就是我们对这些生理变化的主观觉察。首先,我们会清楚地意识到一些身体上的变化,如口腔发干、喉咙发紧;而有一些变化我们则无法意识到,比如瞳孔放大、脸色发白;还有一些,我们或许能意识到,或许不能,依情况而定,如心跳加速、呼吸加速、肌肉发紧、流汗、肠胃翻动等。[17] 一般来说,这些躯体的变化是我们体验的核心部分。关于"在不同的情绪体验中,神经系统运作的模式也不一样"的观点,是有争议的。一些实验也清楚地显示,我们人的表情、身体与情绪体验密切相关。保罗·艾克曼通过不同表情展现了不同情绪的不同方面,即我们所说的基本情绪,这些情绪都有其文化基础。[18] 但是,关于身体和情绪的关联,尚待进一步的研究。

詹姆斯—朗格的情绪理论

心理学家威廉·詹姆斯引导我们注意躯体在情绪中扮演的角色,他在和丹麦心理学家朗格(C. G. Lange)分享他的发现时说,"人的情绪其实就是躯体反应"[19]。他认为,特定的刺激会让人产生特定的反应,比如心跳会助我们的内脏有反应,情绪能让我们觉察到这点:

> 大家都认为,当我们遇到不幸,就会感到伤心并哭泣;当我们遇到狗熊,我们会害怕并逃跑;当我们被敌人侮辱,便会愤怒并反击。这些假设认为,我们人先有情绪,然后有反应。其实不然,一个更合理的说法是:我们悲伤是因为我们哭泣,我们愤怒是因为我们反击,我们害怕是因为我们在发抖。[20]

为此,詹姆斯认为,在情绪中的感觉是由我们躯体变化所引起的,而不是相反。当然,我们能够想到一些案例来证实这个理论的合理性。比如,你下楼梯不小心一脚踩空,你的身体会立即发抖,同时手会抓住楼梯。所有这些都发生在你意识到危险并感到害怕之前。然后,你感觉到感官的变化,心脏的快速跳动,急促的呼吸和发抖的双臂。作为情绪的理论,詹姆斯—朗格理论受到过许多批评,但这些年来,这些理论又卷土重来,如同凤凰涅槃一般。其实,这个理论在现代是以躯体征兆的理论重新出现的,神经学家安东尼奥·达马西奥[21]和哲学家杰斯·普林兹(Jesse Prinz)[22]是这一理论的主要推动者,他们把情绪描绘为"内脏的反应"。

詹姆斯最重要的一个贡献就是,他强调生理唤醒是情绪的重要成分,尤其是在基本情绪中:

> 我现在要开始着手我整个理论的关键点。那就是:假如我们想象一些强烈情绪,然后从意识中把所有与躯体有关的感觉摒除,我们就会发觉,没有什么被留下,剩下的只是冷静和中立的理智观点。我们发现,情绪并不是由"心灵的东西"所组成。[23]

这段话很清楚地宣布了,正是我们对躯体症状的体验让我们意识到情绪。许多哲学家在情绪研究的认知传统方面忽视了这个观点,但里昂却是个例外,他给出认知和生理理论两方面的合法主张。[24]

对詹姆斯情绪理论的批评

关于詹姆斯的情绪理论,有如下批判:

1. 杰罗德·迈耶(Gerald Mayer)曾深入研究詹姆斯的理论与生平,他发现:"如果詹姆斯能把情绪和感觉之间的联结研究得更透彻一些,他在詹姆斯—朗格理论的精细性和框架方面都可能避免一些令人遗憾的结论。"[25]本奈特(Benett)和哈克(Hacker)也发表了类似的批评。他们认为,我们很有必要区分那些令人焦躁不安的情绪和持久稳定的情绪。一个很重要的观点是,不仅人短暂的情绪反应,如压力和焦躁会影响人的判断;一些持久的情绪,如不满和嫉妒,也会影响人的判断。而且,在佛教的文脉里,这些倾向性情绪与那些表现出来的情绪同等重要。他们还认为,长时间的动机模式能直接影响一个人产生的情绪和感觉。[26]

2. 在詹姆斯的理论里,特定的情绪和特定的躯体感觉之间的联系一直是个谜,詹姆斯没有解决这个问题。另外,也没有一个特定的情绪模型,虽然保罗·艾克曼的基本情绪理论在一定情况下是有帮助的。但有一些情绪,如希望、悔恨、罪恶感、骄傲、同情和感恩等,它们不仅是一种情绪,还是一些概念的合成体。在本书第二部分深入探讨情绪时,将进一步探讨这些概念。实际上,艾克曼对"厌恶"的分析与佛教对"厌恶"的理解可能不完全一样。但我必须要说明,艾克曼对基本情绪的分析在我的咨询会谈中被证明是有用的。

3. 总而言之,情绪与我们的意志、机能和选择密切相关,这个观点是心理学家詹姆斯·埃夫里尔和哲学家罗伯特·所罗门所一直强调的。[27]虽然詹姆斯也提到人的意志和性格特征对情绪的重要性,但他知名的理论却否认意志对情绪的作用:"判断、性格和意志的根源乃是自由意志一次又一次地将迷失中的注意力带回。"[28] 以正念来缓解压力的先驱者卡巴金(Kabat-Zinn)[29]和我都(在写有关佛教的默观伦理时)很喜欢这句话并常引用,这段话也体现出詹姆斯理论对情绪解读的不一致。

4. 詹姆斯对情绪认知维度的忽略是他理论的另外一个弱点。

5. 似乎有一个线索能够帮助我们理解詹姆斯及其自相矛盾的情绪理论:他犯了一个逻辑错误,"一种情绪的特质由生理机能造成"不等于"我们的情绪是情绪的躯体性征兆造成的"。

在情绪中的动机困境

有关欲望的问题一直是当代各种情绪和行动理论之间的争论焦点。但是,"欲望"本身的含义使得人对此研讨不深,这也影响了对欲望认识的广度。的确,最近对心灵本质的研讨和心理学研究显示,欲望受到了忽略,被视为动机的--个表达方式。

马克斯(Joel Marks)还观察到,欲望虽然是"有意"的,但与信念的"有意"相比呈现出一种有意思的不同。"有意的"一词在这个背景中,被形容为"朝向某个方向",就如一支射出的箭。马克斯认为,在研究情绪时,因为对认知先入为主,导致我们忽略了欲望在情绪中的作用。在有关情绪研究的历史中,亚里士多德[30]和斯宾诺莎[31]都意识到了欲望和情绪的连接,在佛教心理学里,这个连接起了一个很重要的作用。亚里士多德所识别的心灵倾向,与佛教里的贪欲很相似。佛教里的贪欲是各种瘾症的根源,贪欲还能引发其他各种负面情绪,包括嫉妒和贪求。

最近,安东尼·肯尼(Anthony Kenny)清楚展现了情绪和欲望的关系:

> 欲望使得情绪和行为有了连接:之所以有不同的情绪是因为人们想做的事不同。恐惧是因为想避免某事或防止某事发生;愤怒是人渴望去惩罚某人或进行报复;爱是因为人想去关心和照顾自己喜欢的人;羞愧是人渴望掩饰……这些连接并不是偶然的:如果一个人没有意识到这些连接,那么他就难以意识到自己的情绪。[32]

里昂也认为,人的欲望在人的情绪中扮演了重要角色:

> 大部分时候,虽然不是所有的时候,情绪在发生时都包含了欲望,而且对某些情绪而言,欲望是情绪的主要内容。因此,情绪可以解释人的动机,行为显示了情绪的本质。对情绪的评价能产生欲望,而这欲望也会导致其他的情绪。情绪的欲望方面,当它与情绪的评估方面混合着时,在理论层面是可被区分的。[33]

认知倾向

自亚里士多德以后,情绪的认知理论便被认识到了。人们在自己的崇拜者面前被人侮辱,并感到这是恶行,这便提供了认知元素中的愤怒;亚里士多德将该情绪描绘为"血液沸腾",这个描绘又加上了情绪的生理成分,想要报复的欲望是该情绪的欲求,或者是情绪的欲望—倾向成分。亚里士多德认识到这是一种侮辱,并把它评价为一种威胁,并未区分这两者之间纯粹的认知区别。里昂将情绪认知理论如此定义:"将念头,即信念视为情绪的核心。"[34] 这些思维模式能帮助我们区分不同的情绪,这也是使得这个理论有别于其他理论的核心特征。我们也需要区分情绪的事实因素与评估因素,如看到一条蛇并知道它是危险的。有多个不同的认知情绪理论:最早提出的是罗伯特·所罗门(2004),他认为情绪就是判断。有人尝试将情绪解读为在判断与回应之间的逻辑蕴涵。还有一些学者选择不那么理论化而更贴近生活的理论。

事实上,切希尔·卡尔霍恩(Cheshire Calhoun)认为,我们的信念中只有一小部分被有意识地表达了,大部分的认知仍在"黑暗的认知区域",而这部分的认知却形成了我们对世界的认识。[35] 对此,她观察到,我们都有"习性的失调",即曲解这个世界,这个见解和佛教的"愚痴"意义很相近——用错误和虚幻的方式来认识世界。这一点将在本书中关于佛教情绪认识的部分详细探讨。

对认知情绪理论的批判

对认知情绪理论的一般批评是,它忽略了情绪的其他重要方面,如生理和欲望的角色。例如,乔·马克斯说:"我反对认知学学者们,因为他们认为人的信念比人的欲望更能解释人的行为。"[36] 还有一些类似的批评,那些理论忽略了生理因素[37],也忽略了感觉[38]。但还有一些比较中庸的理论,如里昂的理论,他将认知因素与其他的情绪因素结合在了一起。罗伯特·所罗门,最重要的认知理论的先驱者,也接纳了情绪的其他因素。在他英年早逝之前,他编辑了一册关于感觉的著作。在书中,他收集了英美文化传统中最优秀的学者有关情绪的著作。这本书在情绪研究的旅程中是一个里程碑。[39] 他对亚洲情绪研究的兴趣让我受益颇深,在他所创立的一些杂志里,我也发表了一些有关佛教如何看待情绪的文章,[40] 并且在怀念所罗门的书里,我也写了专门的一章。[41] 除此之外,在本书关于思考和感觉的章节里,也有关于这个主题的内容,以此向所罗门这位情绪研究的开拓者致敬。

> 对我的判断理论的质疑是,它被缩减得太薄弱,以及在追求一个对感觉理论的替代理论时,我在其他方向上走得太远。这让我增加了对身体的角色以及身体感觉在情绪中的性质与角色的关注。我现在开始重视这样的观点,即不把身体的感觉(不仅是感官)在情绪中的作用视为次要的,且认为身体在情绪经验中扮演的角

色也至关重要。[42]

佛教关于情绪的认知理论和生理理论之对立关系的观点是，将这种对立关系转化为对照关系（参见本书第 10 章）。

卡尔霍恩认为对情绪的关注是一种惯性假设，人倾向于归咎于情绪，而忽视了那些相对的认知证据。她说，虽然认知学者们想要"否认在信念方面缺乏可理解来源的非理性情绪"，但对情绪的惯性是一种常见的现象。这比经常引用的一个例子更为深刻，那就是即使知道它们无害却还是存在的"对蜘蛛的恐惧"。其实，她所谓的"黑暗的认知设置"是在我们的潜意识水平上工作的，这些"习性的失调"碰巧也出现在佛教心理学里，其成果超越了对事实的逻辑蕴涵命题以及情绪的认知理论。[43]

佛教对心灵的理解

古希腊哲学家亚里士多德将心灵分为三部分，佛教对心灵的理解也有相似之处：知觉/意识（*sañña* 和 *viññāṇa*）代表了心灵的认知部分；感受（*vedana*）代表了心灵的情感部分；还有心灵（*saṅkhāra*）的意愿和意志部分。

以下为四种心灵的集合及其主体：

1. 知觉
2. 意识
3. 感受
4. 行动
5. 身体

虽然这一心灵的传统描绘很有用,但我们不需要绝对依赖于它。心灵的这四种机能和我们的身体只是以最低的水平呈现在我们的全部意识当中。佛教心理学的一个重要观点就是身体和心灵的交互关系,它避免所有的笛卡尔二元论,或任何简化论,无论是过度强调心灵而忽略身体,还是过度强调身体而忽略心灵。这个模式能帮助我们对情绪有更加整合的观点。第9章,谈身体—心灵的关系;第10章我们将会从一个整体的角度,详谈情绪。所有这五种集合都不能彼此分开,心灵和身体是一个动态的持续体,互为因果。

对"缘起"的解释能帮助我们更清楚地明白不同心理因素是如何产生的:例如,感官的接触产生了感觉,感觉产生贪欲,贪欲产生执念。所以,对以五蕴形式呈现的心灵与身体来说,除"结构观点"之外,还有"动态观点",即感官、感觉、欲望、意志和倾向的交互影响。按照这个架构,我们可以解释一些具体的情景,如"为什么弗莱德发怒了?"——他父亲不允许他耗费更多的时间在运动上,他的老师对他的论文打分很低等等。研究显示,在这种情境中,欲望的失衡或是反应(愤怒)以及膨胀的自我都将会出现。为此,佛教心理学给我们提供了丰富的可能性,即将这些理论用在实际的问题中,我们会在心理咨询的那部分用大量的案例来解释如何使用这些理论。有无数的案例显示,佛陀开启了人的心智,那些易怒的、冲动的、漠视他人的、嫉妒他人成就的、有严重偏见的,那些因为灾难或疾病而悲伤的,将无不获益。很多这类情景都能从佛陀的讲经布道中发现。本书中我将进一步探索和解释深深构建在这些洞见背后的心理学。

另外一个重要的观点就是,佛教心理学对那些阙下层次的心理活动有深入分析,这些分析补足了佛教对心灵的理解。意识的门户被六种感官所开启,由此外部的刺激影响了我们,于是我们

第五章

看见、听见、闻到、尝到、碰触到,并且通过心灵的门户,产生了概念和思想行为,包括记忆。控制我们感官的能力能帮助人在遇到感官刺激的侵袭时,保持不受影响,但是心灵却很容易受到阈下压力的影响。在我的《佛教和弗洛伊德心理学》[44]的早期版本里,我受到弗洛伊德理论和个案研究的影响,发展了佛教的潜意识概念,但近来我意识到佛教和弗洛伊德理论之间还存在差异。佛教接纳弗洛伊德所描绘的创伤的潜意识,然而更值得注意的活动潜藏在我们每日的意识之中,这被我以"阈下的"这个术语指代,也是佛教主要的关注点。这在我著作的后期版本中得到发展。[45] 我已经放弃了那些考古学的比喻,如"挖掘"那些内心深处的、难以达到的创伤经验,而改用一些新的比喻,如"开发"那些接近我们日常生活或意识门户的思想和情感。今天,基于正念的认知疗法(与其他的疗法不同,如弗洛伊德的心理动力学观点),其焦点为从瞬间到瞬间的意识流动,被描绘为"自动化驾驭"的机械反应。我已经提到过的约瑟夫·勒杜(1996)的最新神经学研究,即那个行走中踩到干树枝却以为是蛇、因此立即跑起来的人的例子,正解释了我们日常的理性意识如何被杏仁核这个冲动行为的挑唆者所劫持。对害怕或愤怒的这种倾向,在另外一个场景中,可以用巴利语的一个词汇"随眠"来解释,即激活沉睡的阈下倾向。这些沉睡的或潜伏的倾向可以用一个比喻来描绘,即一个被弃的枯井被淤泥所填满。合格的正念实践和知觉的发展能帮助我们发展意识,了解这些"沉睡的激情"。佛教称这种休眠的水平或层次为 *anusaya-bhūmi*(随眠的);这些沉睡的激情也会出现在我们的思想中,而被称为"思维过程意识"的思维模式,会变得猛烈而无法控制,并导致人的冲动意识。

考古学的比喻

弗洛伊德最喜欢用考古学的比喻。他认为,一旦那些不曾意识到的动机浮现到意识层面,人就能为这一动机负责。那时,我们就能获得自由而摆脱它们的统治。[46]

开放的比喻

但是,在佛教里——即使在近期的精神分析里——出现了不同的模式,不是趋向于挖掘,而是开发。这个区别来源于对潜意识的不同认识。[47]

这两个矛盾的比喻传递了一个新的观点,即用我提出的阈下意识来替代弗洛伊德的潜意识。爱泼斯坦引用了一个美妙的西藏故事生动表达了"开放"比喻的本质。一个名叫玛尼布哈卓(Manibhadrā)的女人,潜心于深度禅修。一天,当她往家提水的时候,不小心水罐掉了,水流淌在了地上。破碎水罐的样子对她的禅修来说,呈现出一种有能量的模式,就在那一刻,她开悟了。[48] 此时,她经验到的是震动后的松动,跌成碎片但没有分裂。

佛教和情绪理论

本章的前面部分对西方情绪理论的回顾能够帮助我们给佛教情绪理论定位。可能有些奇怪的是,西方没有共同的名称来表达情绪,这在藏传佛教中也是如此。[49]

在藏语里,没有一个词汇可以翻译成英语的"情绪"。但是,如果你说一种特定的情绪,如负面情绪——kleṣas 或烦恼,包含六种确定的、首要的情绪——但即使如此,仍然没有一个词能准确地翻译英语的"情绪"一词。这六种突出的烦恼是:愚昧、愤怒、骄傲、谬见、质疑或苦恼的怀疑。

在佛教早期的经典中,贪是瘾症和执念的基础,仇恨是反感/反应和妄想/混乱认同的基础,还有愚痴是本章前面所说的"习性的失调"的基础。高尔曼对这个概念作了解释:"动态的信息从我们内部流出,指出我们人的弊病:为了避免焦虑,我们关闭了意识的特定部分,制造了一个盲点。这个诊断可以用于自我欺骗和分析的幻想。"[50]

佛教的情绪分析将巴利语"受"所表达的基本享乐状态或感觉作为情感的基础,这些感觉可以包括:快乐、痛苦和不苦不乐(中性)。

> 需要明确的是,在佛教心理学中,"感觉"是单纯的感官感受到的快乐、不快乐(痛苦)和中性(无差别)。所以,它不应和"情绪"所混淆,情绪开始于我们的感觉,加上不同程度的喜欢或不喜欢,还有一些其他的思维过程。[51]

在佛教心理学里,情绪可以被视为互动的综合体或构想,产生于五种集合中并互为因缘。在这个网络中,我们能够区分感受、躯体感觉、欲望、信念和评估,这些因素造成了愤怒、害怕、悲伤等等。虽然在藏传佛教和早期佛教里略有不同,但这两个传统都把负面情绪看成是哀伤的,引起痛苦的和污秽的。saṅkhāra,翻译成现代语是意志行动,提供了意愿和负责的想法,在伦理批判中很关键。根源于"自我"的认知扭曲和贪欲、反应/愤怒会滋养负面情绪。某些负面情绪,如欺骗和傲慢,与虚妄的自我认识有关,这一点我们将在第20章探讨。

感觉

当这三者——感官、物体和意识相遇时,感觉就产生了。这种相遇,巴利语用 *phassa* 来表达,即"接触"。它是六重的:身体的五官和心灵。按照缘起法[52],接触引起感觉,感觉引起欲望。愉快的感觉,如果没有恰当的理解或处理,会演变成堕落、贪欲和迷惑;痛苦的感觉,如果没有恰当的理解和管理,会表现出愤怒、破坏性的恐惧和抑郁;中性的感觉如果没有恰当的理解和管理,会导向无聊。愉快的感觉,一般是由对喜爱的物体的依恋所引起的,能引起阈下对感官刺激的贪图;痛苦的感觉会引起潜在的愤怒和仇恨;还有,对自我的依恋所产生的妄念会导致潜伏性邪见。

感觉是导向更复杂的思想和行为的大门,感觉可以是有益的或有害的,佛教对正念的练习能够帮助练习者清楚地觉察感觉:

> 所以,这在痛苦的缘起中是个关键,因为感觉会导致各种痛苦的情绪。因此,人能够切断这些虚妄的联结。感受到某个感觉后,人如果能够暂停,停止在这一感觉状态,并能在其表现的第一阶段使之成为全然专注(bare attention)的对象,那么感觉就不会导向欲望。这种感觉也会终止于"愉快的感觉""不愉快的感觉"或"中性的感觉"这样的单纯描述。[53]

通过单纯的觉察,从感觉转变为负面情绪的过程处在严密的监视之下。关于佛教心理学和佛教认识论,一个很重要的观点是,感觉是综合过程的一部分,只有经过抽象和分析,我们才能看到我们的感觉和知觉是不同的。但是,在禅修的练习中,我们有意识地专注于主要的目标,同时给这些意识贴标签,因此我们都会清楚地意识到意识的发展过程。所以,缓慢下来的过程能帮助我们专注于禅修的单纯感觉。从某个角度说,感官意识、感觉和观点是不可分的[54],禅修着重于理解缘起的流动:视觉意识被激起是由于我们的眼睛和物体,三者相遇就会对我们的感官形成冲击,而这冲击就产生了感觉。[55]

这是佛陀智慧的特质,没有过度强调这些区分,否则就陷入形而上的陷阱里了;他都是在一些实际的场景中运用它们。佛陀是实用主义者,很强调实践的重要性。这个观点可以通过一个故事表达出来。僧侣们就到底有多少种感觉产生了争论。佛陀解释说,一种解释感觉的方法是认为有两种感觉(身体的和心灵的);另外一种解释是认为有三种感觉(愉快的、痛苦的和中性的);或者五种类型的感觉,愉快机能、疼痛机能、欢乐机能、不愉快机能和镇静机能;还有一种解释是,五种感官和与心灵相连的六种感觉;十八种感觉,六种与欢愉有关,六种与不快乐有关,六种与镇静有关;三十六种感觉,六种世俗的欢乐感觉,六种与断念有关的喜悦,六种不愉快的世俗感觉,六种出家者的不愉快感觉,六种单纯的不愉快感觉,六种在家者的镇静感觉,六种出家者的镇静感觉;或者是一百零八种感觉,分别是过去的、现在的和将来的各三十六种感觉。[56]

所以,从一个角度而言,这些区别是很重要的,但从另外一个角度,它们只是"名称"在不同场合下的使用。以此方式,佛陀把修行描绘得清楚又实用。

阿罗汉(完美的人)是指这样一种人,他们已经修行到超越了世俗之人(*puthujjana*,凡夫)对感官的依恋—反应。认知过程的世俗方面已经被剔除了。巴利语 phassa-nirodha 描绘了感官接触的意义(*phassa*)和阿罗汉的状态(*nirodha*),意思是"熄灭"。这意味着,即使阿罗汉经验到了感官经验,也不会被"世俗的芳香"所控制,也不会将某物称作是"我的"。[57] 说阿罗汉不受"接触"所侵扰,并不是说他听不见、看不见或闻不到。若如此,那么聋子或瞎子就自动成为阿罗汉了。但是,阿罗汉的确是那些精炼和敏感的人。描绘一个已经开悟的和尚,可以说他是完全平静和自由的;光线、味道、声音和常人所"欲望或厌恶的"不会困扰阿罗汉们,他们就像是巨石,不会被风所吹动。[58]

阿罗汉也能经验到痛苦,就如佛陀曾被竹片所伤那样。但佛陀只是经验到身体上的疼痛,而没有心理的反应。有个说法,世俗人会被两支箭所伤:身体的和心灵的;而对于阿罗汉,只有身体的箭能伤着他们。[59]这并不意味着佛教的放下应该与那些破坏性的负面情绪等同。相反,佛教的贤人们能够经验各种完整的情绪。

欲望和贪求

就如前面所清楚表述的,西方的一些情绪动机理论认为感觉和欲望、欲望和情绪有着密切的联系。但是,最近西方的一些情绪研究聚焦在认知方面,而忽略了欲望。马克斯宣称,欲望是有意向的,但有趣的是它来自于信念。[60]欲望和贪欲如何能产生情绪的分析,佛教的解释会给现代学者提供灵感。其实,在佛教的分析中,情绪伦理批判的一个重要方面是动机基础和相关的欲望。按照佛陀的讲解,人遇到与自己相符合的东西时,会感觉到吸引(*sārajjati*,执著),如果那东西与自己不相符便会产生厌恶(*byāpajjati*)。人因此拥有喜欢(*anurodha*)和不喜欢(*virodha*)的倾向,喜欢能给自己带来愉快的东西,躲避会带来痛苦的东西。贪欲因此能诱发依恋(*upādāna*)。巴利语的 *taṇhā*,翻译成现代语是"欲望",它的词根指不能消停的口渴。依恋,意味着紧密地与某物绑在一起:贪财或摆脱不了的焦虑感。欲去毁灭一件自己不喜欢的事物也是一种似是而非的依恋。虽然依恋这个词指我们所喜欢的东西,但在更深的层次上,则指我们与一些事物相纠缠,不管是我们喜欢的或是不喜欢的。依恋为某些特定欲望的粘附增加了新因素。泰勒(C. C. W. Taylor)[61]很有意思地区分了倾向的情绪和摆脱不了的情绪:前者强调倾向的因素,贪欲和欲望;后者指黏合性,固恋和依恋等因素。

例如对性的欲望或身体口渴的驱动,这些欲望可以暂时得到满足,但欲望会时不时冒出来,因此这是一个没有终点的过程,在佛教的语境里,这被称为"成为"(becoming)。一方面,有种强烈的固化在对某种物体进行欲求,同时又在不断寻求新奇和变化,从这件事上或那件事上,从这里或那里(tatra tatrābhinandini)寻找快乐。

必须要注意到欲望(chanda)与渴求(taṇhā)不同,欲望可以是美善的也可以是丑恶的,根据不同的情况而定。比如,去做一些正确的事情以及追求正义[62]也可以用欲望一词。一般情况下,导致恶行的欲望被视作丑恶的:偏心、敌意、愚蠢和害怕。[63]和欲望比较起来,渴求大部分都与负面情绪有关,很少有例外,如尊者阿难(Ānanda)说的:"依赖渴求便是渴求被抛弃。"[64]

一般来说,当伦理评估的问题出现后,佛教心理学伦理评估的基准是观察:导致行为和行动的六种根源,包括贪婪,它的表现形式是渴求感官的满足或寻求自我的膨胀;仇恨,它的表现形式是攻击性的或自我破坏性的行为;愚痴,在这个背景下,它对"自我"的身份认同是混乱的。[65]渴求的这些基础为负面情绪提供了框架:依恋的情绪,如贪欲、贪婪和瘾症;厌恶的情绪,如愤怒、愤慨、敌意的嫉妒、自责和怨恨;还有妄想的情绪,包括各种形式的欺骗、骄傲、虚妄、羞愧;嫉妒的情绪,以及一些其他的情绪因素,如爱、恨、纠结和羞愧感。在解脱的路上,妨碍人进入更高专注境界的有这些情绪:对感官享受的欲望(kāma-cchanda)、恶意

(*vyāpāda*)、无聊、枯燥、麻痹、倦怠(*thīna-middha*)、躁动和担心(*uddhacca-kukkucca*),还有认知因素,摇摆不定、悬而不决和怀疑态度(*vicikicchā*)。这方面是重要的,一个人在解脱的路上,会遇到阻碍人前进的情绪和认知因素。佛教对此都给予了清楚的解释,而其他的解释更复杂,因此也更难掌握。从积极的方面来看,镇静(*upekkhā*)提供了情绪平衡和均势;这个因素我们在第8章将详细讨论。

情绪和认知定向

佛教有一种很强的认知定向,而这在《寻相经》中已经清楚显示了。[66] 这些讲经提供了五种应对闯入性思维的方法,如同认知心理治疗的前辈那样,这些方法也聚焦在"自动化"的重复念头上:1. 让头脑聚集在"不同的物体上"。与欲望、厌恶或妄想有关的思维行动(*vitakka*)需要通过反省有益的事物来停止。这就如木匠用一个小钉取出一个大钉一样。2. 第二个目标就是要看清有害思想的危害性。就如一个正当盛年的人,喜欢装饰自己的身体,却看到一具残骸挂在自己脖子上的恶心景象。3. 第三个方法就是"忽略",于是那些有害的念头会慢慢地消失。4. 揭露那些坏念头的根源。5. 如果这些方法都无效,那么就得用意志的力量去控制这些有害的念头。有个说法是,通过不断的练习,人就会有能力控制这些念头。除了身体和语言的有害倾向之外,禅修时也需要注意心灵的有害倾向。

在更深一层,妄想的根源和被扭曲的认知同样会影响我们日常的生活和行为。其实,也存在着一些类似的扭曲,正如卡尔霍恩所言:

> 我们的认知并不限于清楚的、概念化的、相互关联

的信念。其实,信念只是我们认知生活中很小的一部分。其大部分是黑暗的,每人都以一个框架来解释他的世界,其中有无数的断言,如果人们看清它们,就不会承认或接纳那些断言是自己的信念。[67]

在别处[68]我曾就潜意识比较过佛教的理解和弗洛伊德的理解。我们有必要意识到,认知扭曲即使在日常生活的意识层面也存在,正如以正念为基础的心理治疗所建议的那样。另外,卡尔霍恩引用了一些更深层的认知扭曲,这些扭曲与弗洛伊德用古代比喻来表达的扭曲平行,用"本我"(id)来表示,而"本我"其实继承自哲学家尼采。所以,我们需要看到认知扭曲的层面或"蛰伏的小病"。

情绪中的身体和生理

比丘们就如天空中的各种狂风:东风、西风、南风、北风、尘土风和无尘风、冷风和热风、微风和暴风。同样,人的感觉也是如此,各种感觉从身体中兴起:愉快的感觉、痛苦的感觉、既非痛苦亦非愉快的感觉。[69]

莱斯利·格林伯格(Leslie Greenberg),情绪聚焦疗法的创始人说道:

> 当人感受到热或冷,或感受到大东西或小东西时,需要留意他的情绪经验……如果你开始为情绪贴上标签,并注意到感受的位置,如"我的胸部感觉到发热",注意到感觉的强度和形象,如"像个圆球",川流不息的情绪就会慢慢平静下来。[70]

当情绪认知理论聚焦在思维模式和评估时,最早从威廉·詹姆斯开始的以身体为基础的生理疗法,通过神经学家安东尼奥·达马西奥和哲学家杰斯·普林兹[71]的研究成果便卷土重来。威廉·詹姆斯首先称身体是心灵的传声板,使得情绪的音符得到共鸣,就如吉他将弦的声音显示出来:这意味着,如果我们控制身体的某些自动反应,有意识地让其他的声音出来,我们就能控制情绪。在第12章谈心理咨询时,我们会清楚地看出以身体为基础的心理咨询已对身体的重要性有了新的理解。"念处"所描绘的四重禅修技术——身体、感觉、思维和自然环境,是建立正念的先锋。佛陀在讲经中清楚地说过,虽然书本的知识和对佛经逻辑的合理理解是有用的,但只有禅修经验和知识能引人获得深层次的理解。我们建议通过身体来默观自己的身体,在通往进一步理解的道路上,只有通过经验知识才能获得理解。

身体,作为情绪的核心要素也是非常重要的。"专注呼吸"是禅修的途径。呼吸分为有意识呼吸和无意识呼吸,呼吸练习能够帮助我们意识到许多日常意识不到的自动机械行为。呼吸由自动的神经系统所控制,因此,除非我们通过一些特殊的练习来意识到自己的呼吸,在日常生活中我们是意识不到的。本书有单独一章专门讨论呼吸,在此我只是简单谈到这个主题。

除了通过感官获得知识,通过身体了解身体可以被描绘为"第六感"。

第六章
人格：哲学和心理学问题

我们有必要分清楚心理学对人格的理解与佛教哲学对人性的认识，了解两者的异同。在佛陀的讲经布道中，这两者其实是交织在一起的。在心理学里，"人格"这个词有特殊的意义，以下便是心理学对人格的总结："（人格是）研究个体的性格和特征，这些特征具有稳定性，同时又不断地转换，这些特征及其来源和转变的方式不停互动，促使或阻碍个体在面对他人或具体情况下作出适应。"[1] 这个定义有两个方面：静态方面谈人的人格特征和它们彼此的关系；动态方面，指在适应环境时人格特征能影响个体的动机和行为。我们已经知道人的动机和情绪对个体产生的影响，这能帮助我们理解人格的组织和适应的动态。

人格心理学研究个体的性格和独特性。佛教心理学能够为人格研究，尤其是其类型和特征提供丰富的材料，这些材料大多来源于佛教对伦理和宗教的探寻。这意味着，佛教心理学所提供的人格特质具有宗教和道德特色。佛陀在讲经布道时，提到过人格类型，尤其是在《增支部》[2]和《长阿含经》(*Dīgha Nikāya*)[3]中探讨人的类型(*puggala-paññatti*，人施社论)和修行途径(*visuddhi-magga*，清静道论)时，对此有更系统的分析。[4] 佛陀认为，人格与三种负面根源有关——贪欲、仇恨和妄想，与此相对的还有三种积极根源——慷慨、慈悲／爱和智慧。有几种有趣的途径去了解善行、诚实、刚毅和智慧等人格品质;与寻求这些品质的人相处;和人交往时,试探他或她的诚实;在生命遇到危机时,最能检测出他或她的刚毅;日常交谈时,能知道此人的智慧。[5] 这些建议是很有意义的,因为它能提供一些方法帮助我们从人的行为看出人的品格。这只是佛陀讨论人格特征的一些例子。可以看出,这与现代心理学对人格特征的研究是不一样的。必须要说明的是,与西方心理学不同,佛教研究人格多从前世的"业力"来探讨。下列案例表明,一个人的人格特质来源于他的前世:

> 在这个案例中,摩利迦,一个女人,脾气很坏,容易发怒。一点小事就会让她生气或焦虑。她心烦且倔强,表现得脾气暴躁、有敌意且不快乐。对于穷人和有需要的人,她从不伸出援手,也不给那些饥饿的人提供食物、水、车、花、香水、油、床、住宿或灯光。另外,她内心还充满嫉妒,看到别人有收获、有荣誉,受到尊重、重视、膜拜和崇敬时,她会嫉妒。她内心有很深的仇恨和不安。这个人,如果死了,她会坠入一种更低的状态。如果她转世,会出现很大的问题,要么丑陋、贫穷,要么拥有很少的财产或几乎没有任何财产。[6]

哲学问题

在讲经布道时,佛陀从哲学方面和心理学方面讨论了人的问题,不过这些问题都混合在一起,需要经过一番分析和整理,才能够把这两方面的问题分清楚。一个问题一直困扰着学者,即如何将无我和无常与"人"这个概念相协调。在使用巴利语"人"

(*puggala*)这个词时,存在一些明显的张力,一方面,它描绘了个体今生和来世的人格特征,也描绘了一个人做深度禅修时的情景;另一方面,它又描绘了那些通过戒律、自控、自识以及"意识到无我"等练习而发展出的非人格特质。

> *puggala* 这个词指一个人的个性、伦理倾向、灵性、才能成就,以及命运的终点。在佛经中,这个题目多次被提到,但最广泛的一个讨论在《增支部》中和《论藏》(*Abihidhamma*)中,这两部经专门讨论这个主题,即人的类型。[7]

考林斯(Collins)认为,个人化(*atta-bhāva*)的思想是居于佛教的传统观点和终极观点之间的中庸观点:

> 在佛教里,传统的观点是假设一个人可以有不同的转世,而且彼此都是无关的;终极的观点是,人是一些非人格特征的集合体,这些特质在今生和来世都会持续。个人化的观点构成了这两种观点之间的桥梁。[8]

考林斯作出的这个重要区别帮助我们扫清了两个潜在的哲学障碍,而这些障碍会阻碍人在佛教的背景下理解心理学的人格概念。第一个障碍就是"个人化",第二个障碍是关于人的行为和责任。有学者发现,对"忘我"教义的防御性追求可能会导致对"个人化"的敬畏,人因此会变得负责任并更加坚定。从学理上看,个人化并不是问题。与自我的分裂和分离不同,每个人心理的完整性和一致性是不同的。无我的概念不排斥个体有其个性,佛教充分认识到人格的多样性。佛陀的人格分析包罗万象,他认为人格可分为：由贪欲所控制的人格（rāga-carita，贪性），由愤怒所控制的人格（dosa-carita，嗔性）和由妄想（moha-carita，痴性）所控制的人格。在《渐进经》（Gradual Sayings）[9]和《进一步的对话》[10]及关于人格类型[11]的书中也谈到了人格的类型。在《净化通路》（The Path to Purification）一书中，这个主题也被提及。佛陀很重视人格特征，所以在指导人禅修时，也考虑到了这一点。我的禅修老师，尊者迪哈马基雅说，指导人做禅修，不是随意"从柜台里拿出一个给他"，而是要依据佛陀的方法。谈到五种障碍时，佛陀意识到这些障碍对人的影响是不同的。在修行和成全的路上，因为人格的不同，修行的途径也是不同的。恩格勒（Engler）认为，对从自我中心的欲望中解脱的寻求能使人避免引起焦虑的状况，能负起责任，为自己的生命负责。[12]按照佛教的教义，自由、因果关系和"连续的个体"使得责任这个概念有了意义和方向。在日常生活中能专注正念是重要的，例如治疗师以正念为基础治疗瘾症时，要帮助来访者"为自己的生命负责"。有必要澄清某些偏见，如鲁宾（Rubin）所说："在泼掉以自我为中心的洗澡水时，也把人的能动性（孩子）一起泼掉了。"[13] 他没有意识到承认了人的能动性的对自我的常规理解，与在更终极意义上接纳无我概念的全部含义之间的区别。必要时，我们需要根据情境而"换挡"，这能帮助人理解在禅修时所遇到的一些悖论。

在佛教的经典里，很强调人的道德价值感和首要人格特质，也讨论了心理学上的一些问题，如冲突、挫败和焦虑的本质。这些题目我们在本章会有所讨论。随着个人禅修练习的进展并将禅修视作五蕴的复合体，在佛陀真正的咨询中，有着大量丰富的材料能够用来应对人的各种心理困惑。

第六章

佛陀与现代哲学思潮

澄清了佛教对于"自我"的理解之后,如果了解现代在该问题上的哲学冲突,就能帮助读者更好地理解佛陀对人格的分析。虽然禅修经验能给我们最大的启示,但佛陀的哲学分析也能给我们带来启迪。其中,最重要的一个观点就是相信"自我",它不等同于五蕴,无论是分开的或是集合的。在这一文脉内,佛教的观点是介于永恒论(sassata-vāda)和虚无论(uccheda-vāda)之间的中庸观点。永恒论认为,人有一个永恒的自我,而虚无论则认为,人的自我只是暂时的,随着死亡而消失。按照缘起法,没有任何事是独立的,任何物的存在都依赖它物。其次,没有任何事物能够逃脱无常法。第三,虽然佛教也接受人格的能动性,但它也是五蕴的一部分。佛陀还说,如果有一个永恒的自我,那么我们就能"完全控制"所有的事。但是,无我、无常和痛苦的相互关联显示,我们是有限的,不能完全控制事物。我总结了对此观点的更为详细的分析,这些分析在卡鲁纳达萨(Karunadasa)所著的关于佛教经典的一篇非常有用的文章里得到验证。[14]

> 如果佛教哲学致力于解释为什么自我存在(self-entity)的思想是一个错误的观念,那么佛教心理学则解释了这个观念是怎么来的,佛教伦理学讨论如何来克服这个观念。而佛教的最终目标是涅槃,就是完全使自己空无。

虽然佛陀并不接受一种持续存在的基础,但他以传统的方式用"人"这个词"区分了每一次为人"。[15] 现在,哲学背景已经讲清楚了,我们可以按照心理学和伦理的界限,将这一图景与佛教的人格概念联系在一起,这对我们很有帮助。在佛教心理学和伦理学的背景里,"人"具有自己的目标,也是由其自身引发的价值的根源;他们能够作出决定,也能为其行为负责;他们有权利,有义务,也能接受惩罚。整体来说,人有其能动性,有理性也能失去理性,但基本上总能为自己的行为负责。从心理学角度说,人有记忆、思想、感受,能够与他人交流。很有必要强调的是,人是一个功能的整合体——如工作、站立、观察、思考、感觉、烦恼等等。就如一辆汽车,所有的部件必须组合在一起才能开动,身体也是如此,感受、意识和倾向等必须结合在一起才能让人活着。[16]

卢恩·约翰逊觉得这个比喻能很好地表达人格:

> 在这里,人格的整体性功能就是现代心理学所说的人格。汽车可以用来比作人格,汽车有许多部件,必须具备所有部件汽车才能开动。没有哪个部件可以单独称为汽车,甚至所有的部件凑在一起,如果不是严格按照汽车的结构组建,也不能称为汽车。同样,人格不是身体,不是观察功能,不是感觉等等,而是所有这些功能都恰当地组织在一起。[17]

冲突和挫折

在谈动机的那一章里,我们讨论了内驱力和需要的满足。在满足需要的过程中,会出现冲突和挫折,应对这些冲突和挫折的方式会在人格类型中留下痕迹。一种成熟的人格能灵活应对这些情况。在此背景下,佛陀指出三种类型的心理状态:一种心理状态如同敞开的痛处,一种如同光,还有一种如同金刚石。拥有如同"敞开的痛处"般心理状态的人,性情暴躁、容易发怒,不能忍受别人的批评,必然在内心或与他人产生冲突、厌憎与不满。第二种心理状态如同光,它明白痛苦的自然规律,也懂得四圣谛,如同灯光助我们于黑暗中看见,他或她的心智像光一般行事,般若直观。第三种心理如同金刚石,不会受到世俗腐败气息的污染。[18]在另外一个场景中,佛陀认为有着三种人:第一种人,当愤怒进入内心时,将如同在石头上雕刻(有明显痕迹,难以消失);第二种人,如同在沙地上走路(有明显痕迹,但很快会消失);第三种人,如同水中的脚印(没有痕迹,更易消失)。这些区别显示,佛陀尊重并懂得个性的多样,也常常能够如一个富于技巧的治疗师那样,给特定的人以特定的建议。当我们运用五蕴和缘起的概念时,我们在做一些非个人化的分析,而非那些单一的个人特质。根据实际情形,这些途径往往都是很有用的。

在顺从自己的内驱力和满足自己的需要时,往往会产生冲突和张力。一个人是否能够灵活适应这些情况很重要。每个人的适应模式部分地依赖于人格类型,在这样的情境下,情绪扮演了一个至关重要的角色。对深度挫折、愤怒、急躁、不健康的反应与夸大的焦虑等情绪的管理,会使调节变得困难。《无诤分别经》(*Araṇavibhaṅga Sutta*)呈现了对冲突与平静(peace)非常有帮助的分析。[19]"平静"这个概念在寻求解脱的途中有着特殊的意义,它能使人掌控自己的贪欲、仇恨和妄念。但是,对一般世俗之人来说,目标是和谐的生活(*dhamma-cariya*,*sama-cariya*)。这样的人能够很好地适应冲突和张力,并使自己保持平衡,在必要的时候,他们能够控制自己,不会过分寻求那些不合理的快乐。按照佛陀对人群困境的分析,压力、张力和冲突是人类处境的重要部分。世俗之人如果其生活是正义和平衡的,一般不会与伦理和法律发生冲突。五箴言所表达的佛教基本伦理、佛陀《善生经》里对世俗人的建议以及其他的布道,为世俗之人提供了如何过上平衡生活的方法。《长阿含经》里说，人容易受到强烈渴望的吸引，固执地依恋自己所喜爱的东西，因为贪婪而破坏人际关系，"发怒、恶语中伤、倾轧、抵触、反驳、争吵以及撒谎"[20]。为此，正直的世俗之人应当以合法的方式达成自己的目标，不带贪欲和热望。

面对自己的欲望和渴求时，人会遇到三种心理上的冲突：1. 鱼和熊掌不能兼得；2. 两难选择；3. 更复杂的冲突，面对一个东西，它既有好的一面，也有不好的一面。就如佛陀所指出的，快乐能够让人感到甜蜜（*kumā hi citrā madhurā*），但也会带来痛苦（*bahu-dukkhā*）和混乱（*bahāpāyāsā*）。

"恐惧"在我们的生活中扮演重要的角色，从轻微的不安到典型的心理疾病。虽然恐惧只是我们生活的一部分，但会导致一些严重的问题。焦虑就是一种更广更深的恐惧，即总担心会有什么可怕的事发生。弗洛伊德第一个指出了焦虑在我们的生活中所扮演的角色。在早期，他过度强调了性驱力的作用，后来他做了调整，强调"自我（ego）是焦虑的基础"。弗洛伊德早期认为，焦虑其实就是那些被压抑的力比多，渐渐他转变了观点，更强调人的自我在焦虑中的作用。这一点与佛教强调的以自我为中心的追求很相近。弗洛伊德认为有三种焦虑：客观的焦虑、神经症的焦虑和道德焦虑。他还发展了"分离焦虑"理论，这种分离的原型就是人脱离母胎时的分离。佛教认为，我们投入精力去寻求快乐、财富和权势，并且会对它们产生依恋（*upādāna*），同时会有担心，害怕失去它们。对生存的贪爱——阈下的自我倾向驱力——会由于害怕失去有价值的东西而被触发。在日常生活中，有健康的焦虑，如担心是否能按时上班，是否能付清账单，为了生存这些焦虑都是必要的。但是，过度地贪恋权势，羡慕、嫉妒和欺骗等都会强化贪恋；当这些贪恋变得不理性时，便成了痛苦的根源。弗洛伊德还描绘了一个"无目标的焦虑"（objectless anxiety），从佛教的角度，这个焦虑很有意思。罗洛·梅（Rollo May）在他的深度研究《焦虑的意义》[21]中，分析了戈德斯坦（Goldstein）的无目标焦虑，梅认为，这一焦虑的产生是因为他和对象的关系断裂了。尊者纳纳维亚（Nanavira）是一个存在主义哲学家，认为焦虑的基本心理根源是**自己和世界的模糊关系**。《中部经》（*Middle Length Sayings*）也分析了焦虑（*paritassanā*），当人无法生存时，有主观的焦虑，也有客观的焦虑。当人失去了什么，比如丢了金子，他们会悲伤，因为本属于他们的已不在，由此悲叹并坠入幻灭感中。还有另外一种情况是到手的鸭子飞了，本来马上要得到某物，却因为某种原因又得不到了。这些都是有关客观事物的焦虑。永恒论者相信人的自我会永久存留，但当他们听到佛陀的教导，尤其是知道了涅槃之路时，他们害怕了，并且认为："我肯定会归于虚无，肯定会走向毁灭，肯定会不再存在。"[22] 这些就是关于不存在之物的焦虑。在对焦虑的看法上，佛陀和弗洛伊德的观点是交叉的，佛陀和存在主义的观点也有交叉。从临床和心理治疗的角度来看，我们可以根据来访者的需要而灵活运用这些不同的观点。

冲突和宗教生活

在俗者有喜悦也有悲伤，出家者也会有悲伤和喜悦，但较之前者却是在一个更高的层面上。有三十六种情绪，但在俗者和出家者对同样情绪的体验是不一样的，有在俗者的喜悦，也有出家者的喜悦；有在俗者的悲伤，也有出家者的悲伤；有在俗者的平静，也有出家者的平静。[23] 这个分析意味着，出家者的生活也有其冲突、担心和焦虑，也需要发展正念来提高自己健康的惭愧心（*hiri-ottappa*），这种惭愧心和不安或担心（*uddhacca-kukkuca*）是不同的。

向智尊者(Nyanaponika)阐述了如何将负面情绪转变为正面情绪:这些方法在第5章里已讨论过。他说,我们不应该抛弃恐惧、焦虑和罪疚感,因为稍加些魔术,它们就能变成积极的情绪,带来力量和平衡。佛陀也用过这些咨询方法,如过度努力会起反作用,会制造冲突,恰当的平衡能避免过度兴奋或惰性。在《鲁特琴的比喻》[24]中,佛陀借用索纳尊者(Soṇa)曾是乐师的经验引导他:琴上的弦不能太紧,也不能太松,索纳必须要使之保持平衡,这是在太过执著或太过懒惰之间的平衡(参阅第8章)。也有一个说法,即保持平静、克服不安的最好方法就是运用人的良心(*attādhipateyya*);如果淫欲或恶意出现了,就考虑如果别人知道了我这样会怎么想,这个想法能提醒我们保持警惕(*lokādhipateyya*);然而,如果某人并不能变得有活力,而是趋于懒惰,那么对佛法的遵守便可以成为一种帮助(*dhammādhipateyya*)。

冲突的社会层次

如今,我们发现很难摆脱来自社会的紧张和冲突;同时,也有许多人致力于解决冲突、促进不同团体之间的和解和对话。有一些研究和许多文章探讨如何通过练习正念来缓解张力,促进和解。黛博拉·鲍曼(Deborah Bowman)的文章《以清晰和慈悲的谈话来消除敌对意象》是一个绝妙的研究,聚焦于以非暴力沟通的谈话与想象的正念。[25] 约翰·麦克奈尔(John A. McConnell)的《正念禅修》[26]认为,这能很好地引导人如何用佛陀的教导做平安的禅修。我自己的文章,《崎岖路上的伦理:探索不同信仰伦理的新层面》,阐述了佛教和基督教就"共同价值"的对话,探索了发展适应时代的佛教伦理以面对当代的紧张、冲突和混乱的观点。[27]

防御机制

"防御机制是一种内在的控制,防止那些不能被接纳的冲动以无法控制的方式表达出来。它能防止个体因为破坏所熟悉的社会规则而受到谴责,也能使得个体避免因为破坏这些规则而感到焦虑、罪责和羞愧。"[28] 虽然这些防御机制会有所帮助,但是那些不成熟的防御机制会以反复的、固化的、自动化思维的方式来应对焦虑,这可能会阻碍个体适应新的情境挑战。防御机制也会使人无法意识到自己的冲突,没有经过检测的心理困扰是很有危害的。

弗洛伊德详细分析了人的自我防御机制:压抑、攻击、投射、压制、补偿、否认、孤立、合理化、反向形成和升华。在这些防御机制中,只有升华是健康的防御机制。在佛陀给予僧侣建议的文本中就有与愤怒有关的防御机制。关于这些,将在第18章中进一步分析。

第七章
心理健康和疾病

从一方面来说,所有人都会经历"心理疾病",只有阿罗汉除外,他们能消除不净(*āsavas*)。另一种说法是,疾病有两种,心理上的和身体上的,即使一个人能应对身体上的疾病,心理上的疾病也会持续,直到人修行至圆满。[1] 佛陀曾面对一位在生命最后阶段的老年人,劝诫他道:"居士,你需要训练你自己:尽管我身体病了,我的心却不能病。"[2] 在这个背景下,我们看到普通人被欲望所控制,也容易被自我的妄念所迷惑。

关于心理健康,还有第二个观点,即能够很好地适应新的环境、平衡生活并过着正义的生活(*sama-cariya*,*dhamma-cariya*)。我们还可以用程度来描绘身心健康。心理疾病并不局限于某个有精神或心理问题的团体,或是被焦虑和压力所困扰的平常人,甚至也不是弗洛伊德所治疗的那些人。弗洛伊德自己也说过,他只是尝试将"歇斯底里转变为一般的不幸福"[3]。安东尼·斯托尔(Anthony Storr)说过,分析的过程"与其说是治疗,不如说是一种生活方式"[4]。

玛丽·亚霍达(Mary Jahoda)在其著作《现代积极心理健康》中写道:"我们有理由假设,内心冲突是普遍的,在某种程度上我们都有心理问题;而问题的程度则要看一个人如何应对冲突,以及是否有某些特定的心理疾病和症状。"[5] 她列举了六点,由此人

们可以理解何为积极的心理健康。[6] 当使用了这个框架并接受其相关性,一种更为佛教式的观点便展现出来:

现实定向:按西方人的理解,"正常的人能够面对现实并对他周围的世界作出恰当的评估"。这种状态是居于逃避现实与过度相信自己技能之间的状态。佛教对此的观点更缜密和深入:在面对本质上不断变化的事物(anicca)时,人本质性的不满(dukkha)会从自我(anatta)的深处冒出。

对于自己的态度:有了深度的现实倾向后,人就会很自然地摆脱自恋。正如埃里希·弗洛姆所言:

"只有当人克服自恋之后,才有可能得到安宁,人才能变得开放、共鸣、敏感、醒悟、虚心……安宁意味着,最终放下自己的自我,放弃自己的贪欲……去体验自己的存在,不是拥有什么、维持什么、掩盖什么,或是使用什么。"[7]

自知:当人通过正念练习,摆脱了自我在形而上的或心理上的束缚之后,人的心灵就会放下所有僵化的形式,清澈和光明就会出现。在生活中,正念练习能让人觉察并识别出负面心理,如愤怒、嫉妒、与别人比较,以及渴望拥有自己没有的东西等,还能及时给它们贴上标签。

有意识的控制和自动化行为:随着心灵变得圆通,人更容易开放自己,更容易摆脱那些困扰自己的自动的、条件反射的和冲动的行为。

能够建立健康有益的人际关系:这样,人与人的交往便不会基于贪欲、权势、控制、依赖,而是基于关心、友爱、信任、慈悲,这样的关系对人是很有益的。

身—心整合:这种整合可以在普通人的生活中看到,也可以在高度平静和洞察的禅修中出现。第 9 章会更深入地探讨这些问题。本章只是简单的开始,第8章将谈佛教如何理解心灵的平衡,也会描述积极心理健康的特征。

消极因素——心理疾病的病因

我们已经将有关心理健康的基本观点罗列出来了,现在需要留意那些消极因素,是它们造成了心理疾病,或者说这些因素是人获得心理健康的障碍。对此,佛教的术语是"妨碍"(*nivāraṇa*),下面是五种妨碍:

1. 感官渴求(*kāma-cchanda*)
2. 恶意(*byāpāda*)
3. 懒惰和麻痹(*thīna-middha*)
4. 不安和担心(*uddhacca-kukkucca*)
5. 怀疑(*vicikicchā*)

它们被称为障碍,因为它们会妨碍心灵的发展(*bhāvanā*)。按照佛教的教导,有两种形式的冥想(*bhāvanā*):平静冥想(*samatha-bhāvanā*)和洞察冥想(*vipassanā-bhāvanā*)。平静冥想引导人把注意力完全聚焦在心灵上,一心不乱(*jhāna*)。为了能够达成这种一心不乱,克服这五种障碍是先决条件。

这五种障碍可以如此解释。感官渴望就像池塘里的水,被各种颜色浸染,因此人不能从水中看到自己的影子;恶意就如烧开的水,让心灵混乱不安;懒惰和麻痹就如水面上覆盖的青苔和杂草,很难拨开;不安就如大风吹过水面,使心灵不安;最后,怀疑就像浑浊的水,表示怀疑者的心灵是充满障碍和混沌的。当这些障碍出现的时候,我们需要觉察它们,认识它们,然后发展正念来克服它们。强烈的渴望会引发强烈的贪恋和焦虑;恶意会引起人的敌对、不满甚至抑郁情绪;懒惰和麻痹意味着心灵缺乏热情、激情和活力,屈服于疲倦和无聊;不安会制造一个焦躁的心灵,会在贪欲和反感、贪恋和不满之间摇摆。怀疑会阻碍有方向的行动和清楚的目标。这五种障碍被视为灵性发展和身心健康的障碍,它们还会制造一些可能产生各种心理冲突的境遇。佛陀提出了一个很关键的技术,就是保留禅修所需要的资源,如信仰、智慧、正念、精力和专心。关于这个平衡,在第 8 章我们将会详细讨论:将第 7 章和第 8 章一起阅读才能获得全面的理解。

为克服这些障碍,佛陀建议了不同的纠正方法,它们为所有那些希望将禅修练习和常规生活结合在一起的人提供了最好的建议。对于处理感官渴望的忠告是,克制感官,默观不纯洁之物以应对堕落的人格,适度饮食,谨慎交友(kalyāṇa-mitta)以及只做有益的谈话,不做无益的闲谈。要应对恶意,则须通过禅修提升自己的善心,反省业报,对人、事、物或宇宙的愤怒并不能帮助人度过难熬的日子,即便真的有不公正存在;忍耐、宽恕、复原力能帮助人转变,如同荣格所说的"黄铜可成金"。简单的规律性饮食、改变一个姿势、谨慎地进行室外散步等,能帮助人克服懒惰和懈怠。另外,高度集中注意力的禅修练习能够开启人的明悟。由死亡和痛苦的悲剧性所引发的激动(saṃvega)能打破人的懒惰和懈怠。通过反省佛陀、达摩和僧伽(Sangha)的高贵品质,我们在生死轮回(saṃsāric)的旅途中,充满信任和信心。在佛陀所主张的旅途上,通过正确的理解、信任和信心,怀疑一定会被克服。

最后的建议是,我们需要按照正念的生活和禅修练习来组织自己的生活。佛陀曾在其讲经布道中谈过这个主题,《安般念经》(Ānāpānasati Sutta)和《四念处经》(Satipaṭṭhāna Sutta)对此都有记载。在第 13 和第 14 章谈佛教心理咨询时,我们将会讨论佛陀的这些布道。

　　能够以正念的方式安置我们的感觉并管理情绪是心理健康的关键。这在第5章谈情绪时谈过，在此我做了一些补充。第8章会讨论心理健康的积极观点，尤其是讨论最近由马丁·塞利格曼提出的积极心理学。

第八章
心灵的幸福感

在第7章,我们了解了佛教有关心理健康和疾病的概念,在这一章,我们将了解一个积极的概念——幸福感(well-being),并努力在现代的背景下,"架起一座在佛教和西方心理学之间的桥梁"。最近,美国心理协会前任会长塞利格曼兴起了一个运动,批评传统心理学太过于关注人的心理疾病,而开始倡导研究那些能促进人身心健康的积极特质:

> 临床心理学主要聚焦于诊断以及心理疾病的治疗,到了最近,心理学才将注意力转向探索与培养身心健康。从另一方面,佛教从2500年以前就在认清并治疗心理问题的同时,关注培养身心健康的特殊状态。[1]

为了能建立佛教和西方心理学间的桥梁,沃里斯(Wallace)和夏皮罗(Shapiro)研究了心理健康的四个方面。在第5章里,我阐述了认知、动机/欲求(包括渴望和意志行动)、情感或情绪层面,并注意到其在禅修练习中的作用。在此,我将探索这些机能在佛教所理解的身心幸福感和心灵平衡中的作用。由于心灵失去平衡而产生的渴求、执著和执迷导致了人类的痛苦。我们需要理解,在很大程度上,外在的环境造成了人类心灵最深处的不满。

与佛陀所生活的时代相比,今天的世界被物质主义价值观、享乐主义的快乐、消费主义和"焦虑状态"所统治,所有这些都是造成人类不满的主要原因。佛陀为在俗者提供了一套伦理和生活方式,为僧侣提供了一套更严格的生活模式,这些生活模式,在现代可被称为"可持续生活方式"[2]。

本章会从佛教心理学的四个方面探讨造成心灵失衡的因素和促成身心健康的特质。关于这些层面,佛教有一个很重要的价值观,就是幸福感或平衡,即舍乐(upekkhā)这个概念的具体体现。佛陀告诉索纳尊者,为了好好修行,平衡是很关键的。不能懒惰,也不能过度努力;过度努力会导致不安,疏于练习又会使人无精打采。索纳尊者早年是个乐师,佛陀向他讲解说:就如同竖琴,弦不能太紧也不能太松。佛陀也同样如此告诫其他的僧侣。基本上,在修行时,无论出家者还是在俗者,失去平衡都会导致痛苦。

人的意愿和意志行动在心理活动中有着首要地位,所以有关行为的欲求,我们首先要探讨平衡的概念:"一个人若没有欲求的平衡——对自己或他人的幸福有着切合实际的渴望和追求——便几乎不会有动机去平衡自己的注意、认知和情感功能。"[3] 佛陀很明确地用日常语言描绘了人的内在驱力如何驱使我们去寻求感官的快乐(kāma-taṇhā)和自大(bhava-taṇhā)。因此,我们会执著于一些东西,而这些东西不会给人最终的满足与和谐。就如在第19章谈论瘾症时会证实的那样,人会执迷于那些只能给他们带来短暂快乐的瘾症,而忽视那些能给他们带来长久益处的行动,这些人最终丧失了脱离这一困境的动机,对丧失无动于衷,也不采取能使自己持久健康的行动。很明显地,很多酗酒者、赌博成瘾者,明明知道他们瘾症的结果对身心都是灾难性的,但仍"明知故犯"[4]。他们不对自己的生命负责任,并且,除了他们病态的动机,他们的认知也被即时而短暂的快乐所迷惑。从情感方面来说,临床研究发现,即使有短暂的治愈,愤怒、挫折、愧疚、焦虑、紧张、抑郁、无聊等负面情绪都有可能会导致瘾症的复发。每天练习正念并逐渐发展一种良好的专注/正念姿势,会帮助人避免陷入瘾症的诱惑中,但他们的心灵状态仍非常脆弱。在一个案例研究中,我阐述了如何帮助瘾君子恢复正常,这需要帮助他们重新建立动机、认知、情感和注意技巧。[5] 最近有学者研究幸福感和快乐的心理基础,发现"人类被系统的渴望所强力驱使,变得贪恋物质财富和社会地位。他们的渴求和这个世界所能给予之物间的鸿沟形成了人持久的挫折之源"[6]。就如佛陀所观察到的:"求不得乃人生一大苦"[7]。

有些不可能得以满足的渴望是可以放弃的,但是有些渴望却持续地强迫我们去满足它们;尝试去满足那些享乐主义的渴望而不顾伦理道德的束缚,这样的快乐注定会以厌倦而告终。克尔凯郭尔,丹麦哲学家,在其哲学散文《非此即彼》(*Either/Or*)中描绘了一个快乐寻求者。他不受任何道德约束,最后在完全的分裂和空虚中崩溃了。[8] 这被佛陀描述为极端无益的生活方式——只寻求感官的快乐(*kāma-sukhallikkānuyoga*);与此相反的另外一个极端——极端的苦行主义——也是无益的,佛陀因此推荐了中间路线。当人的渴望远离心理上的蓬勃与沮丧的理想,就被描述为意欲的缺陷。[9] 当人被这些目标所迷惑时,就是"极度活跃的",当人渴求一些对自己和他人有害的东西时,这就是一种"机能不良的生活方式"。为此,佛陀引导人遵循八正道(eightfold noble path),追求有价值的目标,获得欲求的平衡。

今天,虚伪的生活方式,自大和虚假的社会价值正在毁坏家庭的幸福感。就如威廉·詹姆斯所说的:"放弃自负如'天赐恩典'般使人满足。当人以良好的信念接纳空虚时,内心深处就会出现一道奇特的光芒。"[10] 当人反思那些转瞬即逝的享乐,以及这些享乐是如何造成了人内心深处的冲突,就如佛陀和克尔凯郭尔所说的,人就能看到具有高尚满足感的价值。用德瓦尔(Devall)的话说[11],佛教所倡导的生活"方法简单,但成果丰富"。就如沃里斯和夏皮罗所说的,意志薄弱、过度活跃、技能损伤、失衡等都发生在认知、情绪和注意力方面。在本章,我们不会对此详加分析,但会谈及"情绪平衡"的积极面和消极面。

认知与我们的思维和观察模式有关,这在前几章已经讨论过了。在第5章谈情绪时,我提到了一个深层次的认知扭曲或妄念,它的产生是因为我们以过度自我的方式来看世界和他人。我还谈到,《想念止息经》里所讲的那些有害的思维模式是可以被巧妙处理的。发展积极的关注因素,通过日常的正念练习,我们会看清这个世界,这也会帮助我们改善对这个世界的认识。当正念能够持续,我们就能有意识地关注某样东西而不会走神或被打扰。经过一段时间的练习,这会成为一个习惯,我们就会放弃那些习惯性的认知扭曲,精确地看到事物的本质,也能看到自己行为的真实动机或避免某些行动,感受到自己的感觉并管理好情绪。自知之明的发展尤其是通过"元关注"(meta-attention)的方法而实现的,而这是幸福感和心灵平衡的主要来源。

情绪、幸福感和情商

情绪提供了最好的线索来帮助我们了解造成心理不安和心灵幸福感的原因,因为情绪是由思维、渴望、动机、躯体的唤醒和注意的因素所形成的。作为专业的心理咨询师,我发展了一套基于正念的情绪聚焦疗法。有几部佛经,包括《多受经》(*Bahu-vedanīya Sutta*)和《小方等经》(*Cūḷa-vedalla Sutta*),能帮助我们探索情感、感觉和情绪的本质。但是,我们需要详细探讨为何正念练习能产生一种"智力"并使我们能更好地生活。正念练习与灵性修行密切相关,我们需要花些时间帮助人理解为何践行正念能产生人所追求的"情商"。

生活在这个时代,人们只注重用理性和科技来解决问题,中学和大学都如此教人,而这使人忽略了自己的情绪。最近,专家们对情商的兴趣就是尝试培养一些情商专家,但这对实际生活来说太晚了。公众的情绪和私人的情绪是不同的。当然,情绪教育使得我们在面对一些社会和经济问题时,能更关注人性。高尔曼的著作《情商》[12]论及所谓的公共空间,该书引起了大众对"情商"的兴趣。但对于正念在情商中的作用,高尔曼并没有清楚解释。对此,哲学家亚当斯(E. M. Adams)批评说:"意识到自己的感觉和冲动(或别的)只会使人更理性。"[13] 他还指出,智商是一种认知,包括理解和判断,由情绪所产生的问题需要在认识论和教育而不是心理治疗的框架下来检验。他还认为,应该使用心理治疗改变情绪,而非理性评判或惩罚,否则会产生问题。

在《伦理、工作和情商执行》[14]里,我写过一篇文章,尖锐地回应了亚当斯所提出的问题。高尔曼善意地回应了我的文章,不但给予肯定,而且还寄给我一本有关领导力的书。在确定情商的第一个要素时,高尔曼说:"当我说自我意识时,其实是指自我反省,内省自己的经验,也可称之为正念。"[15] 但他没有详细阐述这个命题。亚当斯不理解为何正念练习能够提高人的感受性。经过十年的研究,一种基于西方心理学和佛学相结合的新心理学发展起来了,神经科学对正念技术的研究产生了一批以正念治疗为方法的心理治疗师,他们清楚回答了亚当斯所提出的问题。

1. 哲学家罗纳德·索伊萨(Ronald de Soysa)和神经科学家安东尼奥·达马西奥的研究[16]都显示,在行动过程中,人的情绪不会像沙漏里的沙子那样慢慢漏尽,而是可以在不确定的情景中提升理性行为。关于抉择,埃斯特(Elster)说:

> 他们的争论不是——或不只是——一个没有情绪的人是否会作出不合理的决定。他们还宣布……在很多情况下,这样的人无法作出决定,或要拖延很长时间,而这种回避和拖延都是不理性的。[17]

情绪为我们控制信念和认知提供了一个"突出点"。情绪的缺失会导致人无法作出决定,积极的情绪能引导人作出理性的决定。认知情绪力量能帮助人更好地关注情绪的合理判断。但是,情绪包含了感受、渴望、意愿、身体等各方面反应,只有通过专注的练习,如正念练习,才能使人洞察情绪的所有方面。

2. 亚当斯拒绝用心理治疗的方法来解决问题,而主张使用"教育方法",这个观点是有问题的。今天,用正念及其相关方法发展的"观照教育"(contemplative education)已经成为一些国家比如美国的教育主流。但在过去,这种教育在东方却是教育的主要内容。这种禅修的途径能够帮助我们看清生活中的每时每刻,对生活有一种掌控感和神圣感。今天,作为教育的一部分,伦理学主张教育的多样性,而不是只用逻辑分析方法。这种用程序和议定书来替代真诚的道德反省的方式,会使人渐渐失去道德反省的能力。为了培养道德敏感性和品格,情绪和思维都是不可缺少的。除了批评分析之外,"深度聆听"的方法能帮助我们在与别人对话时,理解别人的观点(无论是政治的、伦理的或是宗教的),并能使我们的观点更加完善,所以这方法又被称为"升华的对话"。所以,这不是一个联结所有理性因素的过程,而是一种转化和升华。

3. 亚当斯试图贬低心理治疗的方法——试图助人升华情绪,不用理性批判的方法,而是使用分析成因的方法。最近兴起的正念疗法——我们在第13章将会探讨,很实际地回答了亚当斯关于能使人得到升华的心理治疗和禅修方法之价值的疑问。在另一处,我详细回答了观照教育的价值(参阅第11章)。有许多项目专门研究如何用正念提高人的平静和幸福,如用正念释放压力、辩证行为治疗、接纳和承诺治疗,以及正念认知治疗。由艾克曼和沃里斯发展的情绪平衡培养(Cultivating Emotional Balance, CEB)开始于教育,聚焦于情绪,这与我发展的正念情绪疗法非常接近。[18,19] 由禅修科学发展起来的训练和练习,也是 CEB 的核心。禅修练习能使人缓解压力和焦虑,从而使人获得幸福感。

玛尔塔·努斯鲍姆(Martha Nusbaum)说:

> 他们视哲学家为慈悲的医生,能够医好许多种普遍的痛苦。他们的哲学不是与世无关的,或只为炫耀他们聪明的智力技巧,而是一种深入世界的艺术,用以帮助人理解面对世界时的迷茫。为此,他们将注意力放在日常生活和人类的重要事情上——害怕死亡、爱、性、愤怒、攻击,关注那些有时因为太过不堪而想逃避的问题,还有许多其他哲学不想关注的个人问题。[26]

努斯鲍姆说的是斯多葛哲学和伊壁鸠鲁哲学,印度教、佛教、中国和日本的哲学也是如此。佛教的禅宗用"似是而非"的悖论来启发那些强硬、教条武断、顽固不化的人,尤其是那些只用"逻辑"作为工具来寻找真理的人。这些技术主要是针对那些自认高明而不虚心的人。因此,在本章谈情绪平衡时需要强调,不仅需要情绪或情感平衡,认知平衡、欲求平衡也不能缺少,以及最重要的,注意的平衡。这些关于平衡与和谐的革命为亚当斯对情绪方法和禅修方法的疑惑提供了完整的回答。

按照沃里斯和夏皮罗所设计的方案[21],情感平衡包括不受情绪摇摆不定、感情淡漠和不恰当情绪的影响。其实,正如先前我们引用罗纳德·索伊萨的话所说的,积极情绪能帮助我们避免犹豫不决,因为积极情绪使我们明白什么是最重要的,使我们目标明确。情感冷漠指向情绪缺失,极度活跃则包含了过度振奋和抑郁、希望与恐惧、迷恋与厌憎。

舍的五个层面和佛经中的幸福感

"舍"(*upekkhā*)这个词出现在佛陀的数次布道中,我们有必要对它进行理解。与日常理解不同,其主要意思是指平衡和相称。

1. 首先,它表达一种中性的感觉,与快乐和痛苦的感觉不同。
2. 第二,它用来表示以平常心来看待成功和失败、赞美和指责,也指生活中的八种盛衰:"失去和获得、屈辱和名誉、指责和赞美、痛苦和快乐,这是生命中的八种盛衰"[22]。
3. 第三,从禅修状态的辐射中能产生一种舍,由此四种静虑的状态会出现,用巴利语说就是 *jhāna*。这种舍的状态可以被描绘为纯净的舍(*parisuddhi-upekkhā*,舍念清静)。在前三种专注的状态中,平常心是必要的,可以用来平衡四种元素,即最初对物体的考察（*vitakka*，最初的关注）——呼吸和持续的关注、稳定心灵（*vicāra*，持续的专注）、保持喜悦（*pīti*）和安乐（*sukha*）。第四种状态就是舍的状态，这会使人体验到泰然。不用说，从这些专注状态所产生的幸福和安详处在不同层面上。

4. 第四种情况的舍是一种最著名的实践——四种无量心的实践：慈（*mettā*）、悲（*karuṇā*）、喜（*muditā*）、舍。这些无量心由平衡的头脑和其他心理因素组成，能帮助人以一颗平常心来对待朋友和敌人。当海啸、地震、火灾和洪水等灾害发生在生活中的时候，我们需要"打破"一些东西以使自己不至于经历"同情的惊恐"。舍能帮助我们发现，让我们自然地同情那些痛苦的人，这是世界的规律，所以我们也需要将善意和慈悲脉络化。舍也有其陷阱，会产生一种苍白的无差别。禅定是一种心灵警觉和洞悉人类痛苦的状态。向智尊者说，舍是其他三种无量心的冠冕和顶点。

5. 舍是七种启迪心灵的原动力之一，也是最重要的原动力，另外还有考察（*dhamma-cicaya*）、身体的坚持和心灵的坚持（*viriya*）、喜悦、身体的镇静和心理的安详（*passaddhi*）和专注（*samādhi*）。当这六种因素能够和谐相处时，就会形成舍的一个重要维度。这七种能启迪人心的因素能为禅修者提供一条道路。我个人对这条道路的理解是，通过有规律的禅修练习，人就能达到这种境界。你的成就取决于在老师的引导下，有规律地进行练习。

关于平静的比喻：地、水、火、风

> 就如人向大地投放了净或不净之物——渣滓、便液、唾沫、浓汁或血——却不会因此而惊惧、羞辱或厌

恶;同样,当人发展与大地同步的冥想,那么那些你喜欢的或不喜欢的感受都不会在你的心中停留。

就如人用水洗去自己的净或不净之物——渣滓、便液、唾沫、浓汁或血——却不会因此而惊惧、羞辱或厌恶;同样,如果你禅修时想象自己是水,那么那些你喜欢的或不喜欢的感受都不会在你的心中停留。

就如你用火焚烧那些净或不净之物——渣滓、便液、唾沫、浓汁或血——却不会因此而惊惧、羞辱或厌恶;同样,如果你禅修时想象自己是火,那么那些你喜欢的或不喜欢的感受都不会在你的心中停留。

就如风吹走净或不净之物——渣滓、便液、唾沫、浓汁或血——却不会因此而惊惧、羞辱或厌恶;同样,如果你禅修时想象自己是风,那么那些你喜欢的或不喜欢的感受都不会在你的心中停留。[29]

让我们用一个更一般的比喻来总结这些有差别的比喻,就好比杂技演员领悟到解决或平衡自己与他人利益的方法。一个杂技演员举起了一根竹竿,让他的助手爬到竿顶并立于他的肩上,然后告诉助手:"现在看着我,然后我会看着你。"助手说:"那恐怕不够,我会看着我自己,而你看着你自己。"从这个故事中,佛陀引出了一种重要的洞察,保护别人的最好方法是先保护好自己;而当别人保护好他们自己时,也保护了我们。

佛教、医药和传统生命吠陀医学：体液失衡理论

古代医学如古希腊医学认为,人体内有四种液体,如果液体失衡,人就会失衡并生病;古印度的吠陀医学也有类似观点,这些观点后来在斯里兰卡得到进一步的发展。在古希腊,这四种液体被命名为黑胆汁、黄胆汁、黏液、血液,它们与人的性格密切相关。佛陀和吠陀医师们就人类为何会失衡有过类似对话,他们的观点与古希腊的观点相似:人会痛苦是因为胆汁太多,在《耆利摩难经》(Givimānanda Sutta)中,佛陀认为,液体的冲突产生了黏液和气息。耆利摩难尊者病得很严重,佛陀告诉阿难去看佛经的相应内容:

> 身体是许多痛苦和威胁的来源;身体所有的失调——痛苦都是因为胆汁,因为黏液,因为气息,这些都因液体的冲突而来;痛苦是因为气候的变化、不同于惯例的行动、暴力、业报;还有高温、饥饿、口渴、排泄粪便和尿液。[24]

受佛教和吠陀医学的启发,谷纳帕拉·地哈马斯里(Gunapala Dharmasiri)专门写了一本书研究医学的发展。[25]

神经学和情绪平衡：大脑的"加速器"和"刹车"

在本章的结尾处,按照神经学最近的研究发现,情绪的唤醒和情绪管理之间的平衡其实就是皮层下边缘系统的杏仁核和前额皮质之间的平衡。[26] 有必要说明,席格的研究发现,有意识的觉

察能使前额皮质和边缘区域建立更好的联系,如此能直接影响人的"意识惰性"[27]。如此,前额区域能在评估情绪唤起的同时,调节情绪的火花。在此,我们看到前额皮质的综合区域能够协调和平衡边缘神经系统的火花,如此人才会感到生命的意义和丰富的情感。如果边缘神经系统释放太多的火花,我们的生命将会陷入混乱;如果释放太少,则会变得麻木或是抑郁。其实,我们可以用太过兴奋和太过迟钝来理解禅修。[28] 席格还说,人还需要发展一种能力,就是在行动之前停顿一下,思考不同的选择,然后选择最恰当的回应,这称为"灵活性回应"。我们可以如此总结说,有经验的禅修者能发展一种"**理想的情感模式**",能够管理好他的负面情绪,有强大的复原力,在逆境中保持积极的心态和幸福感。

第九章
心—身关系以及佛教文脉主义

声音不是海螺壳内的东西,它之所以不断地从壳里出来,是因为有人在吹海螺。这两者相遇,声音就出现了。同样,因为有活力、热量和意识,人的身体才能行动,能走、能站、能坐、能躺下,人的五官和心灵才能做许多的事。[1]

佛陀否定所有永存的物体,不管是物质的还是精神的。他认为,人是由物质和精神组合的整体。佛也无意于贬低物质而提升精神,或贬低精神而提升物质。精神和身体只有相互依赖才能存在,它们之间的关系是动态的、持续的和多样的。基本上,佛陀的观点不是二元论或一元论(不是唯物论也不是唯心论)。在此框架下,佛陀在其讲经布道中,刻意区分了精神和身体,区分了身体的感觉和心理的感觉。在其布道中,佛也谈到了心灵和身体的关系,他还特意提到,不要把这些问题变成抽象的形而上问题。进一步地,关于心灵是否可以与身体认同,或者它们是否彼此独立,佛陀并没有谈论,因为这是一个有害的问题。

我们首先要探讨有关心灵和身体的形而上问题,然后再从伦理方面进行考虑,因为这个问题容易使人误解佛教的立场。最后,会谈到佛教的经验主义洞察。

形而上的问题是:"就像朋友一样,两捆芦苇彼此依靠着竖立着,一个支撑另外一个。同样,意识需要依靠名—色(心和物),而名—色也要依赖意识……但是如果一捆芦苇被撤走了,另外一捆就会倒下。"² 名和色,就是巴利语的 nāma 和 rūpa,有两种用法:第一种用法是指感觉、观察、倾向、意识和身体等五蕴;第二种用法,是指缘起轮回的第四种连接,它们一起兴起,又一起终止,其关系是相互的。总之,佛没有将这些问题,如身体和心灵的关系作为抽象的本体论的终极问题,而是跟随自己内心的感召,专注于实践的和实用的修行。这两个问题中第二个更重要,即人如何通过五蕴的技能产生感受、观察和倾向,让自己意识到事物。在缘起法的脉络里,事物、感受、观察和倾向可以被称为名字和事物(nāma-rūpa)。任何经验都会包括名—色,同时也包括意识(nāma-rūpa saha viññāṇa)。色(事物),可以是内在的(ajjhattika),也可以是外在的(bāhira)。在我们的经验里,我们认可两者,其内在的色就是"这是我的身体";外在的色是"我看到外面有一棵树"。为此,名—色,与意识是最关键的关系。它们共同开始,共同终止。以上的文献就是缘起法所表达的核心信息。它们是相互的,互相依赖,共同出现。名和色依赖意识,而意识又依赖名和色。

  我们对其关系的理解是,它们彼此依赖,共同出现、共同终止,这能使得我们避免陷入本体论的二元论和一元论。这个观点也强调与本体论相反的禅修练习,通过这些奇妙的经验,我们认识了可以经验的现象本质,同时也指明这些专业词汇,如"感觉"和"身体"的本质。所以,佛教的实用主义有更深层次的文脉基础。比如,当我们理解观察过程的综合本质时,我们同时还会看到,用来表达的词汇作为语言工具有其限度。

  因为关于身体有两种不同的观点,因此就有了一个伦理问题,这些问题都需要在上下文中才能正确理解。在一种情境中,佛陀谈了人过度贪恋自己身体的后果。在这一情景中，身体是纵欲的象征，而救赎则指从身体的魔咒中得以解脱。有许多比喻来描绘这个观点：把身体比喻成伤口、酸痛，或像一个易碎的罐子等。对厌恶之事、死亡或疾病的默观能使人专注在身体的脆弱上。在另外一个情景中，佛陀则显示了对身体的不同态度：他谴责自杀，并视极端的苦行为无用的努力。佛陀提出了一条中庸路线，既不放纵自己的欲望，也不陷入极端的苦行中。佛陀认为，修成正果不是通过削发、饥饿、裸体或是在极端艰苦的环境里修行。佛陀鼓励我们克制自己的身体、言语和思想，同时也强调镇静，注意身体的姿势，在坐着、站着或走路时保持正念。为了应对苦行主义，佛陀对身体有一个积极的观点。身体和心灵的平衡是佛陀所强调的。另外，在禅修中，身体起了很重要的作用，尤其是"通过经验到身体而了解身体"。

佛陀的经验主义观点通过正念练习使我们洞察身一心关系。佛陀最后分析说，和经验知识（$bhāvanāmaya$）比较起来，通过书本学到的知识（$sutamaya$）和通过智力学到的知识（$cintāmaya$）都是很有限的。

佛教经验主义

佛教正念的练习有四个分支：身体、感觉、思想和心灵对象。在禅修时，身体是独特的，它是禅修的起始点。它开始于呼吸，经过一套系统的练习，人能经验到身体的欣喜和喜悦。当你转向感觉时，你进入了心灵的领域，当你的身体、心灵连在一起时，会产生一种有趣的感觉。随着你开始做出禅修的身体姿势，如坐、走或是站，将这感觉向全身延伸，并系统地做这些练习，你就能通过你的嘴唇、你的手腕和你的表情，及时测度到自己正处于愤怒的情绪中。当你处在平静和安详的状态时,你的呼吸是不一样的。如此,我们进入了身—心对话的世界之中,心灵会以一种特殊的方式经验愤怒、悲伤和喜悦。《中部经》[3]"身体的讲论"一章谈到佛教的经验主义以及身体和心灵的关系。在第5章,我们谈到对情绪的研究能帮助读者更详细地意识到,当我们经验到情绪时身体和心灵的关系。

总结西方和东方的思想

著名的藏传佛教学者赫伯特·冈瑟(Herbert Guenther)说:

> 我们所说的"身体"和"心灵"概念是从经验中的一个"身份"抽象出来的,为此不能将它们变为另外一种抽象物,或把它实体化后不仔细检查它的本质。[4]
>
> 是"我"在拉这个弓,还是这个弓在拉我,使得我这么吃力?是"我"击中了这个目标,还是这个目标击中了我?是身体的眼睛看到了灵性,还是灵性的眼睛看到了肉体——都是或者都不是?弓、箭、目标和我,它们彼此相遇,我不能将它们分开,甚至不需要将它们分开。当我拿起弓开始射箭,所有的事都变得清楚明了。[5]

约翰·塞尔(John R. Searle)说,西方的词汇继承了笛卡尔的二元论,把身体和心灵分开,并将它们对立,好像心灵和肉体对立、精神和物质对立、唯心论和唯物论对立那般。

> 意识是一种精神的属性,因而也是身体的属性;它是大脑的属性,在液态是分子的属性的意义上。一种属性是身体的,这一事实并不否定它是精神的。[6]

第十章
走向整体心理学:融合思维和情绪

歇斯底里的行为仿佛在证明解剖学并不存在。

——弗洛伊德

我现在要推行我的整体理论,它是这样的:我们想象一种强烈的情绪,然后尝试把身体上的所有反应都剔除,我们会发现什么都没有了,没有组成情绪的所谓"心理的东西",剩下的只是冷冰冰和中立的智力观点。

——威廉·詹姆斯

朋友们,就如两捆芦苇彼此依靠才能站立,一个支撑另外一个,同样,意识需要依靠名—色(心和物),而名—色也要依赖意识……但是朋友,如果一捆芦苇被撤走了,另外一捆就会倒下。

——《相应部》(*Kindred Saying*,Ⅱ,114)

在第 3 章里,我们看了观察(想)和思维(思)的关系,在这一章,我们会谈一个更重要的关系:思维和感觉(受)。罗伯特·所罗门最近出版的《思考感觉》[1]是现代对心灵和情绪的一个重要研究。所罗门是情绪研究的先驱者,直至其早逝,他仍然在写作,他的观点仍然是新颖和充满活力的。为了纪念他,施普林格

(Springer)于2012年7月出版了《激情、死亡和灵性》(*Passion, Death and Spirituality*,希金斯和舍曼编)。在《思考感觉》这本书里,作者收集了几个有关情绪的出色研究。本章会探讨此书所谈到的几个话题,从佛教的角度来谈《思考感觉》中所谈到的核心问题——不同的理论之间出现了越来越多的分歧,认知理论的重点在于思维和评估,生理唤醒理论聚焦于身体和感觉。《思考感觉》第一章的作者约翰·戴何(John Deigh)阐述了有关情绪理论的基本冲突。他认为,有关情绪研究的主要问题是如何将弗洛伊德的"意念性"观点与詹姆斯的"躯体性"观点相协调。他写道:"詹姆斯的思想能帮助我们通过对身体和神经的体验来理解我们的情绪。他认为那就是感觉。"[2] 戴何还说:"虽然弗洛伊德经常将情绪描绘为能量的流动,但他对潜意识的解释暗示,情绪同时也在传递意义和意愿。由此我们能理解自己的感觉和行为,否则便无法解释生理上的疾病。"[3]

在前一章,我们通过探讨心—身关系谈了佛教心理学的整体性。与佛教心理学的整体性很接近的还有思维和感觉的关系。除了现代西方研究情绪的趋向之外,我最近在心理咨询方面的工作会在本书第二部分详细阐述。这些研究使我开始使用多种心理治疗的理论和方法,这撇开了不同理论之间的界限。在情绪研究方面,我结合了以躯体为导向的理论和认知理论。使用正念情绪聚焦疗法时,我看到不同的理论趋向是可对比的观点,而非相互冲突的理论。佛陀的布道也给我们提供了一个"情绪的整体概念"。同样,在第9章里,我们也谈到心—身是个整体的概念。这个整体的概念对情绪研究很重要,对EFT疗法也同等重要,例如在心理咨询中我们处理人们生活实际问题的时候。

所罗门自己在谈"情绪、思维和感觉"时,显示了一定的灵活性,这能帮助我们协调各种不同的情绪理论:

第十章

> 让我越来越担心的是,在情绪中,身体的作用和性质及身体的感觉可能被削弱了。在寻找一种替代理论时,我可能往另外一个方向走得太远了。我现在开始欣赏这些观点,把身体的感觉(不只是感官的感觉)纳入到情绪中不再是次要的考虑,而身体在情绪中扮演的角色也是关键的。[4]

他进一步证实了以上观点,表示这是基于基本的现象学经验而非神经学的发现。我觉得这个陈述很有意思。关于神经和情绪,有许多著名的研究,例如坎迪斯·珀特的研究[5],本书也会引用到。理查德·戴维森的"神经可塑性"也证实了禅修对发展积极情绪的影响。[6]这些发现明显证实了禅修在发展健康情绪方面所起的作用。当然,佛陀发展禅修没有受到现代科学研究的影响,因为在2600年前,现代神经科学还不存在。佛陀专注的是现象学的经验,包括内在的和外在的禅修经验,在日常生活中发展自知之明。所罗门还注意到,短期的情绪,如害怕、愤怒、厌恶,同时也带有身体的变化,这些变化是可以被感觉得到的,但人仍然会错误地把这些变化定义为某种错误的情绪。[7]在禅修练习中,呼吸是我们有意识地觉察和干预身体自动机能的大门,它能给我们提供一个途径来扩大意识范围,同时也能理解自己身体的变化,如恐惧或兴奋。禅修时专注我们身体的基本脉搏是尤为有益的。[8]这些情绪经验中的身体变化很重要,但佛教观点不完全赞同威廉·詹姆斯的看法,后者认为情绪只是(有意识或无意识地)觉察到了身体的变化规律。

佛教心理学的情绪概念

佛教心理学视情绪为一个架构,是各种成因相互作用而形成的综合体。理解这个综合体的最好方法就是首先观察形成人的五蕴。随着一个禅修者的心灵变得越来越灵敏和清晰,他便能区分这五蕴:物体或物理的形式(色);感受(受),包括痛苦的、快乐的和中性的情感;观察(想),能注意、区分和识别的机能;意志(行),心灵行动的意愿;还有意识(识),通过感官意识而产生的基本意识。为此,在这五蕴中,我们识别出了意识的三个层面:认知、情感和意愿或意志。有必要理解佛教对感受/受这个词汇的使用,这种感觉指那些欢喜的、痛苦的和中立的感觉,这感觉只有加上其他的因素,如思想、判断和意愿等,才能转化为情绪。简单地说,认知、情感(感觉)和意愿(欲求)组合在一起才能产生情绪,同时还有生理上的反应:"应该清楚的是,在佛教心理学里,'感觉'这个词表达的只是感觉到快乐、不快乐(痛苦的)和中庸(无差别的)。所以,感觉不能和情绪相混淆。情绪虽然起始于基本感觉,但它还被附上了不同程度的喜欢或不喜欢,还有一些其他的思维过程。"[9]

更详细地说,也可以说情绪是观察、感觉、渴望、信念、评估和生理反应等相结合的结果。另外,文化和社会的过滤也会对情绪经验产生影响。[10] 意志的集合将人的责任感赋予了情绪。佛经也专注"自我"在某种特殊情绪中的作用,尤其是那些与自我评估有关的情绪,如欺骗、傲慢、屈辱、嫉妒和谦恭感,其中,谦恭和慷慨是自我消隐(self-effacing)的情绪(参阅本书第20章)。

第十章

情绪和意愿

在情绪中,人的意愿/意志扮演了关键的角色,判断一种情绪是否成熟,关键在于这个情绪是否是人的意愿/动机(cetanā)、选择、自由意志和责任的结果。佛教承认人有阈下的(anusaya)愤怒、欲望和欺骗,但这些情绪不能否定人的责任。愤怒是一种蛰伏的倾向,留在人有意识的思维过程中,并在人的言语和行为中表现出来。培养正念能够帮助人在意识或是潜意识层面克制自己。在这一点上,人的性格也是很重要的。

很多哲学家思考过有关情绪的问题,罗伯特·所罗门强调意愿和责任在情绪中起着关键的作用:"我坚持认为,我们不是情绪的消极受害者,而应该积极地培养和建设情绪。换句话说,我们不能只是用自己的情绪来为坏行为开脱。"[11]他还提出,情绪不仅有理性,而且有目的,还很强烈。情绪有时候——也许经常地——能使我们有策略地适应世界。[12]就如同哲学家所罗门一样,心理学家詹姆斯·埃夫里尔也强调情绪和责任的关系。他认为,**苦难/激情**这个词已经被使用了两千年,它是从希腊语 *pathos* 和拉丁语 *pati*(受苦)来的,这表明情绪与人的忍受有关。[13]在日常语言中,谈到情绪时往往是消极的,如被情绪"控制"了,或被情绪"撕裂"了:"沉浸在悲痛中""被愤怒所驱使""被悔恨所折磨"或是"被丘比特的箭射中了"等等。所罗门说得很对,情绪管理就如同"驯服和关住一只野兽"[14]。埃夫里尔认为,人的消极经验其实是幻觉,如果我们扩大自我意识,就会看到这点。

为了能够强调选择和责任的重要性,所罗门建议我们不要将形而上的概念"意志"纳入进来。其实,巴利语 *saṅkhāra*(行)可以翻译成性格。这些概念,如尝试、企图、衡量、决定、承诺、人的更自动化和自然的反应——所有这些概念能为我们描绘出与情绪的性质和责任有关的问题。

当谈及"判断、性格和意志"时,威廉·詹姆斯提到了有关意志的观点,这从纯心理学角度的情绪理论来看是奇怪的:"人的自发功能将人游荡的注意力一次又一次地带回,这就是人的判断、性格和意志的根源。"[15] 针对这个观点,卡巴金如此评论道:

> 威廉·詹姆斯说这段话的时候,他显然并不知道存在正念练习。但是,我能肯定,他会很高兴地发现这能培养人的自发能力,并能不断地将游荡的注意力带回来。这正是佛教实践者几千年来发展的美好的艺术。基于佛陀的原创性教导,这个艺术充分实施了促使自我教育实现的实践指导。[16]

选择一种情绪成分理论

在我的专业心理咨询职业中,我使用的是一种情绪的"成分理论",针对情绪的某个特殊方面或特殊成分。比如,针对不断积累的愤怒,正念练习专注于自动化思维过程和评估。在当下的正念认知治疗中,治疗师会引导来访者把注意力放在他的身体、平稳呼吸节律及对生理信号的警惕上。引用一个强调了有意识和有目标的活动之重要性的例子,对于被各种瘾症所困扰的来访者,我会重点聚焦于让他们重获作决定的能力、恢复对生命活动的兴趣以及引导他们去过有目标的生活。我也很重视认知因素、生理反应因素以及动机和意愿因素。评估很关键,就如认知心理治疗的先驱阿尔伯特·埃利斯(Albert Ellis)所说,影响人的关键

第十章

要素不是事情本身,而是人如何解读那件事。佛教展现了一个完整的情绪概念,这个概念通过解释心灵和身体的关系而更为清晰,这一点我们在第9章探讨过了。简单地说,佛教接受这个观点:我们的身体会影响心灵,同时心灵也会影响身体。佛陀提醒人不要在心灵和身体的问题上陷入形而上的无休止争论,并把这个问题视为一个"没有定论的问题",没有绝对的答案。但是,就在实际的、实践的和经验的背景下,他接受一个互补的观点,即人的心灵和身体是相互影响的。虽然如此,佛陀却避免了任何形式的笛卡尔二元论、一元论或还原论,如副现象论(epiphenomenalism)。身体和心灵可以用两捆芦苇来比喻,它们彼此支撑着对方。[17]

有必要注意,在禅修的文脉里,佛陀采用了一种"反本体论"的观点,他将"心灵"和"身体"只视为名称。这种方法是现象学的和经验的;它可以在心理咨询的实践中得以证实,能使咨询师只作聆听而不解读,弗洛伊德称之为"平衡地悬置我们的注意"。比如,以这个观点联系我作为治疗师的工作,当你以情绪的成分观点进行治疗时,你有选择情绪运作的方面及相关问题的自由。我发现这种灵活性和开放性不受任何理论的干预,是一个帮助来访者解决问题的美妙方式。

佛陀也谈了执著及其所带来的危险,这些建议对心理咨询很有用。佛陀十分强调人会陷入过度贪恋执著的车辙中,对他而言,用贯通的、实用的和实际的眼光来看世界是必要的。《纷争口论经》(*Kalaha-vivāda Sutta*)批判了"为争辩而争辩"[18],在这部经里,佛陀说执著于自己的观点并且不计代价地去坚持它们,尤其是拿自己的观点和别人的观点比较时,执著于我是对的你是错的,这是争论的根源,而这争论有可能变得残忍并具有攻击性。这个观点涉及到一个有关哲学争论的重要观点:情境的重要性,而不是理论的定论；灰色地带代替了黑白分明，有光也有阴影；很多问题有多面性，而不只有两面。这种观点的价值可以在心理治疗中被发现，有一种不带有任何判断或解读的深度聆听。

面对情绪时，一个有用的指导是使用四重正念技术（四念住）：身体、感觉、心灵和心理素质。[19] 情绪没有清楚的界限，在一些基本的情绪，如害怕、愤怒、悲伤、喜悦和厌恶中发现的特征是，这些情绪有时候和嫉妒、羡慕、自满和羞愧等复杂的情绪不同。在一定程度上，詹姆斯的理论是对的，即对于那些基本情绪，生理反应赋予了情绪"特质"，但我们也需要承认这个理论，即思维因素和评估能很好地帮助我们理解某些个别情绪。即使将来生理学和神经学对于情绪有新的发现，认知因素如思维和评估仍然会是我们理解情绪的重要因素。

如近来的研究所显示的，詹姆斯对情绪的观点被频频提及，他的观点只对了一半，需要与另外一半进行综合。必须重视下列的观点：我们需要区分偶发的情绪困扰与长期的情绪态度。一个人的判断不仅会被短期的压力和愤怒所蒙蔽，比如处在悲伤中；也可以被长期的不满或嫉妒所蒙蔽。在佛教的理论里，这种特质倾向也是很重要的。

第二个观点是不存在典型情绪，随着情境的变化和理解的改变，情绪也会从一种变成另外一种，比如对身体性伤害的恐惧、悲伤和愤怒，可以转变成希望、懊悔、同情和骄傲。观察发现，有关情绪的实验都是通过动物来做的，而动物和人类就情绪反应的差异却没有展现出来。[20] 就如同本奈特和哈克所指出的，有些情绪有躯体特色，有些情绪则会使人惶恐不安同时改变自己的行为，还有些情绪使人愁眉苦脸，有的则是人有意使之产生的。

就如杰罗德·梅耶（Gerald Myer）[21] 和罗伯特·高登（Robert Gordon）[22] 所指出的，詹姆斯在构建他的理论时，似乎很大意，或者他可能也想到了看起来似是而非的理论（我们哭泣因为我们伤心）能更有效传递一个有关情绪的特别的观点。在日常生活中,有一些例子似乎符合詹姆斯的理论,如当我们在很高的楼梯上突然一脚踏空时,会感觉到"害怕死亡的感觉"。但是,要人放弃"身体的感觉造成意识的情绪特质",而接受"身体的感觉造成我们的情绪"是不容易的。

保罗·格里菲斯（Paul Griffiths）写过一些范例来解释以生理为导向的情绪如何控制人,他称这些情绪为"影响程序",也认同存在一些更高级的认知情绪,如罪疚感、羡慕和嫉妒,这些不会受"影响程序"所控制。[23] 在佛教的经典里,清楚说明了"思维会转化成身体的感觉"[24]。

整体情绪概念的研究：有关心—身关系的地图

珀特的书《情绪分子》为我们给心—身关系定位提供了方便。她说："情绪可能就是我们身体和心灵的连接。"[25] 珀特本来是微生物学家,曾发现了人的大脑和身体其他部位的鸦片感受器和肽感受器。她首先使用那些对神经起显著作用的药物,如鸦片、海洛因、可卡因,以及德梅洛（止痛药）来检测人的感受器。她发现,大脑里有一种化学物质,就如同钥匙孔一样,会将所有的鸦片吸入。她称这些化学物质为压迫感受器。她开始测量这些感受器,发现大脑本身会制造自己的吗啡,在情绪状态紧急的情况下,会释放一种化学物质叫内啡肽。内啡肽是她最著名的发现,其他的化学物质也像内啡肽一样,不仅存于大脑内,也存于人的免疫系统、内分泌系统以及全身。这些分子与身心沟通有关。她发现："身体是第二大脑。"珀特的这些发现让她理解了化学元素如信息物质那样行动——这些分子像信使一样通过有机体传递信息。[26] 神经肽和感受器,以及情绪的生物化学等是信使,通过它们所传递的信息,身体的主要器官连成了一个整体,我们称之为心—身。情绪是细胞信号,即将分子所传递的信息转换成物理现实,具体地说,就是把心灵转换成物质:"情绪是物质和心灵的联系,它们来回影响彼此。"[27] 我所分析的核心观点就是情绪成了**生理**和**心理**的桥梁。

珀特有一些有意思的发现,情绪和心—身关系与心灵、身体的健康是有关的。通过禅修,我们能够经验到我们的心理、情绪和生理,它们彼此的"交谈"也会发生在心灵自动的或阈下的层次;而由此,人的基本功能,如呼吸、消化、免疫、控制疼痛、血压等才得以实现。通过禅修,我们提高了自动神经系统的功能,而这系统几乎决定了我们的健康和疾病。珀特鼓励人通过整合的正念练习来应对特别的问题,如身体的疼痛、心理上的问题以及焦虑和压抑。卡巴金也有同样的研究。[28] 健康不只是没有疾病,而是整个生活状态是无私的,拥有归属感、爱、慈爱和宽恕。我们用这种生活方式来重建身体和心灵。

情绪管理:对隐喻的支配

在我看来,关于情绪有三个重要问题:情绪的本质和情绪理论,情绪的剖面如愤怒、害怕和悲痛等的逻辑,还有情绪管理的问题。哲学家们并没有深入探讨情绪管理,而是将其留给了心理治疗师,或很有限地留给了应用心理学。这一章我们已经探讨了第一个问题,而它在第 5 章也被详细探讨过了;第二个问题会在本书的数个章节,如愤怒、悲痛、悲伤和骄傲等章节探讨。所罗门在他的《接纳我们真实的感觉》[29] 里也探讨了情绪的剖面,并且为人了解很多情绪的剖面——从悲痛到幽默——作出了重要的贡

第十章

献。所罗门还探讨了情绪的真实性和综合性,在佛教的文脉内,情绪的真实性、透明性、自知之明和欺骗等问题也是很重要的,尤其是涉及到情绪管理时。从亚洲的或佛教的观点来看,西方的情绪管理问题其实可以用一个比喻来表达,我称之为"对隐喻的支配"。柏拉图曾写过"激情的束缚",他将理性比喻成马车,而激情则是难以驾驭的烈马。他的基本目的是要探索理性和激情之间的和谐关系。斯宾诺莎曾对探索激情的几何学——情绪的中心比率模型——很感兴趣,他很仔细地通过思维成分来分析每种情绪。休谟把这个比喻倒了过来,认为:"理性是且应该是激情的奴隶。"杰罗姆·纽(Jerome Neu)在他的书《情绪、思维和治疗》[30]以及《眼泪是种理性的东西》[31]中谈到,从斯宾诺莎和休谟的理论中,他看到了两种情绪的范例概念,这对情绪管理很有帮助:休谟聚焦在"感觉"上,而斯宾诺莎则强调"思维"。

我自己研究了佛教的情绪管理[32],提到除了思维和感觉/激情,正念是重要的。在正念练习中,我们超越了思维和激情。在心理咨询中,我用基于正念的情绪聚焦疗法替代了认知疗法,这也证实了我的理论。虽然我们能巧妙地从认知角度解释情绪,实际的情绪则是不同的:"心灵喜欢的方式是符合逻辑的和可控的、可以理解的,喜欢整齐的、干净的和准确的,就像数学那样——但情绪却很分散,在我们全身蔓延,不是吗?它们不准确、不整齐,还很容易失控。"[33] 另外,仅仅是理性的提醒不会使我们免于成为非理性激情的受害者。正念的技术经常被使用,就如本书数个章节所显示的,在我自己所创立的正念疗法中,效果是很明显的;比较起来,专注的价值绝不亚于人的认知、动机和情感。在讨论人的瘾症和脆弱的意志(akrasia)时,亚里士多德展示了他的一个洞察,即"知道是什么"与"铭记"是两回事,只有正念才能抓住人的注意力。

保罗·艾克曼在其著作《情绪的解析》(*Emotions Revealed*)中,表达了一个观点,当某种情绪如愤怒出现或在发展过程中时,我们随时可用正念来调整:

> 如果我们要中断情绪行为,要改变我们的感觉,必须要发展一套不同类型的情绪意识。当感受到情绪时,我们必须能够做到退一步,如此我们就能够问自己是否要跟着情绪走,是否要随着情绪的驱使去行动,或是作出不同的选择去应对自己的情绪。这超出了我们意识到的情绪的层次,而是另外一个更高级的、难以描述的意识形式。这接近佛教所说的正念。[34]

艾克曼认为,因为"正念"这个概念与某些特定的理论和哲学相关,所以他更倾向于用"留心"这个词。他觉得,这个概念能够使我们接纳一些其他的应对情绪的技术。我们能够意识到一些特定的自动化评估,或是认知心理治疗所说的自动化思维模式。艾克曼还说,意识到自动化评估之后,我们还能够"意识到自己的冲动"。通过意识到引起情绪的原因,我们能发展这种专注,因此能够意识到诱发情绪的扳机,并且能够有步骤地逐渐削弱这些情绪。通过培养这门艺术,我们还能够观察到情绪的感觉和其他的反应。艾克曼还说,这是一门难以掌握的艺术,需要有步骤的训练。

多年以来,心理治疗师们已经证明了用正念来纠正人的行为的方法是有效的。这些方法包括聚焦于控制刺激,在起火之前就觉察到火星,危害发生之前就开始风险控制,避免一些特定的场合(对瘾症患者),脱敏,控制闯入性思维,改变自己想改变的习惯。[35]

第十章

　　通过用谛听的技术去意识到内心的情绪,我们能降低对严酷的感觉经验的反应,避免自动地认同我们的反应,从而更开放、无私、灵活,并且训练我们的身体和心灵"明智地去看"。随着练习的进行,我们的认知技能会变得稳定,然后会达到更高层次的理解,能更深入地理解人类的情绪,由此会产生"升华的洞察"——开启一扇新的窗户,在理解人的情绪时能把握**认识的转变**。本书献给罗伯特·所罗门,他的一生都在以生动的、通俗的和投入的方式来帮助我们理解人类的情绪。

第十一章
佛教是默观的哲学、心理学和伦理学

意愿的功能可以将人散漫的注意力一次又一次地拉回,它是人的判断、个性和意志的根源。若有教育能够提高人的意愿功能,这会是卓越的教育。但这有些理想化,给人一些指导使人能集中精力则是比较切合实际的。[1]

乔恩·卡巴金观察到,威廉·詹姆斯写这段话时,没有意识到真的会有这样的教育,而这就是正念修习。但威廉·詹姆斯会很高兴地发现,通过正念修习,人能培养一种能力,将人散漫的注意力一次又一次地拉回。[2]

很多修行传统都很重视沉思,并且对沉思有透彻的理解,如基督教的沙漠教父们、瑜伽的隐士们、伊斯兰教的苏菲派圣人、托马斯·莫顿(Thomas Merton)和佛教的出世僧侣们;还有一些人,他们与外面的世界联系密切,如希尔德加德·宾根(Hildegard of Bingen)、一行禅师(Thich Naht Hanh)、甘地和马丁·路德·金。

沉思教育应该被视为一种生命的训练,而不是一种交易:"当你静下来,能够意识到当下的每一刻,你就能富有创造力,能够看到各种选择和新的解决方法。你会更容易保持内心的平衡,能够看懂周围的环境。"[3]

第十一章

沉思教育的认识论观点

批判性思维是很有用的,它能帮助我们探究思维的一致性、一系列观念的准确性,以及在争辩中所作的假设是否合理。它也强调信息和数据的重要性,因为它们是理论和推理的基础。清晰和聚焦的思维是一种优越的价值和哲学技巧,能帮助我们开发学习能力。其实,佛陀像分析哲学家一样,非常重视理性分析,他更像个分析家[4]而不是教条家。他把问题分为四种类型:需要以分类的形式来解释的,需要针对实际问题而做出答复的,需要放在一边的问题(例如,蜡烛的火苗熄灭了,如果问它去了何处,显然没有意义),还有需要详细解析的。[5]佛陀还坚持,我们接受某件事不能仅仅因为信仰、权威、喜欢或不喜欢、大部分人都接受,还要经过自己的理性判断。在佛陀的教导中,理性和沉思是不可分割的。

今天,那些鼓励发展沉思教育的人士认为,除了发展逻辑思维和分析技巧之外,我们还需要发展经验的、内省的和沉思的学习。教师在课堂上讨论沉思教育的价值时需要强调,我们的学习也包括通过沉默、观察来认知,以及体验我们意识的内容。[6]冥想的练习能够将多层面的沉思、内观和教育课程等综合在一起,还能使我们感同身受地理解别人,包括不同群体的人(不同的社会阶层、宗教信仰和种族)。还需要说明的是,学校可以在其课程中加上沉思教育,但不是用来替代现代的理性—实证课程,而是作为补充课程。沉思技巧很广泛,从作诗到冥想,这些技术可以设计为使人的大脑静下来,改变大脑的习惯性思维方式,如此,人能够发展一些新的技术使自己有更深的自我意识,更专注、更了解自我、更自信。另外,有关沉思研究的课程所呈现出的问题没有明确答案,并非能看到的信息或可以计算的数据。其实,这些问题召唤人更深度的专注,或是使人生活在这些问题中。

在佛教里,理解这些问题,像"自我的本质",或无我的概念(以及所有类似的问题),包含了不同层面的理解:有佛陀的讲经布道,这是通过阅读经典能获得的智慧,是某种书本上的智慧;有基于僧人的佛经讲解,从而进一步反省自己,即闻所成慧(suttamaya-ñāṇa);然后通过理性层次的分析和探讨得到智慧,即思慧(cintāmaya-ñāṇa);最深的层次指通过经验和修行才能得到的智慧,即修慧(bhāvanāmaya-ñāṇa),而这一层次需要通过老师的指导和系统的冥想修习来达到。这一层次的反省能够反映在日常生活中,使人在遇到道德问题时,能够清楚地了解自己。在另外一处,佛陀还加上了一个维度:"有关存在的知识"存在的不安——生命的痛苦。[7] 理解自己的脆弱,自我接纳、自我开放,会使人在四种爱——慈善、慈悲、助人为乐和平静——中游刃有余,以上是经验冥想的层次。还有一种冥想层次——洞察冥想,包括了心灵和情绪的升华。在这个层次,人也会对其他宗教开放,能够消除不同群体之间的隔阂;这种开放能帮助人超越问题,并将问题变成获得升华的资源。默观的方法不寻求快速的答案,而是鼓励人通过问题来生活:

> 对所有你心中没有解决的问题都要有耐心,去爱它们,就像爱关着的房间或用外文写的书。现在不要去寻求答案,因为你可能还不能接纳这些答案。关键是,体验所有的事,体验问题。也许渐渐地,甚至在无意识中,你将在问题中生活着。[8]

沉思知识的一个重要方面是具有自我反省的特质:就如克里

希那穆提（Krishnamurti）所观察到的——聆听自己心灵的运作。我们认为，自知之明是自由的开始。当人在聆听自己心灵的时候，也会对别人开放。他还指出，如果一个人被不断积累的知识、事实或理论所累，那么，这些知识可能会意外地成为自己和别人心灵之间的阻碍。[9]

盖·克拉西顿（Guy Claxton）区分了"兔子大脑"和"乌龟心灵"。生活在现代快速的社会里，我们的心寻求确定的、快速的、商业的思维方式，他称之为"兔子大脑"。而为了描述"乌龟心灵"，他引用了印第安人的一个比喻，让我们生动地明白了冥想的程序：如同乌龟将它的卵（思想）埋在沙子里，让太阳去孵化它们。如同乌龟产卵时坐在卵上，我们可以坐在我们的愤怒、焦躁、焦虑、压力、张力和害怕上，不去消灭它们——而是去拥抱它们，用学习的态度看它们，这会让我们静下来并充满活力。

默观洞察的心理学新领域

在心理学的一些新的领域里，佛教的一些方法，尤其是默观的方法被运用着，比如在正念心理治疗中那样。这点我们会在第12章详细探讨。

最近，很多有科学和医药背景的心理治疗师，开始探索在心理治疗的过程中使用佛教的技术。我认为，这一点与心理治疗的目标，即克服痛苦及提高幸福是完全契合的。佛教冥想的练习帮助练习者们了解人心灵的运作和本质，这是一门关于内在的科学，它能够帮助我们理解身体的世界。[10]

马克·爱泼斯坦综合并写下了佛教的沉思传统以及他称为"全然专注"（bare attention）的价值，在本书第12章我将详细阐述。爱泼斯坦认为，弗洛伊德的"平衡的终止注意"以及咨询师在聆听来访者时区分他们的关键机能,与佛教的方法很相似,虽然弗洛伊德从来没有接触过佛教。除了本书所介绍的几种正念心理治疗之外,还有一门学问——"沉思心理学",由纳罗帕大学所研发。这是学术界首次接纳由佛教——尤其是藏传佛教——所启发的沉思传统。我很幸运能成为纳罗帕学院(被升格为大学之前)的访问学者,并很早就认识到这门学问的潜力;这所大学有默观研究和心理治疗专业。在美国和英国的多所大学内,正念心理治疗与其他学术项目和课程被结合在一起;用以培训心理治疗师。本书重点强调了佛教的默观方法对心理学和心理治疗的影响,我现在要引导读者去关注一门学问,我们可以称之为"沉思的伦理",这也受到了佛陀教导的启发。

探索佛教沉思伦理的基础

与现成的冥想教育、哲学和心理治疗等不同,冥想的伦理还在发展之中。最近,我探索了诸多可能性,这使得我相信发展一套佛教的冥想伦理是很有可能的。以前,我在伦理学方面的写作受到西方伦理学的影响。[11] 现在,我仍然欣赏这些文章的内容和价值,但开始尝试开辟一个新的领域,因为这些新的分析更适合现在这个充满混乱、冲突和矛盾的世界。有人曾如此比喻说,如果你手中只有一把锤子,那么你需要关注的问题就是如何将墙上的钉子钉进去!冥想的伦理能够帮助我们应对一些新的挑战。

伦理学可被分为元伦理(meta-ethics)和规范伦理。所谓"元伦理",是指那些我们没有实际参与的伦理,它们是观察和反省伦理的实践。它就像观众,而非运动员,在看一场足球比赛,知道比赛的规则,也知道怎么才能踢好足球。规范伦理则是通过判断对错好坏来影响自己的行动。如果有人就是否杀死一只动物,或是否在生意中使用欺诈手段而作出判断，那么他是在进行规范伦理的判断。在评估这些行动时，需要看这个人的动机、行动的结果、对规则的破坏、是否侵犯别人的权利等。对此，有些理论可供人在作判断时参考。

对西方的伦理教师们来说，还有第三个层面。他们尝试促成不同团体之间的对话，尤其是那些观点截然相反、有冲突、不能聆听对方的人之间的对话。标准的伦理教学强调前后一致的推理，强调信息和事实的真实性，然后根据个体所信奉的理论，如亚里士多德、实用主义或康德的伦理学等，推论出结论。在课堂上，占主导地位的是证明有或没有，而不是沟通交流；重点是培养批评的能力，而不是理解对方所表达的内容。有关伦理上两难选择的讨论，如彼得是否该偷药来拯救他的妻子，是这种教育模式的典型：想象一个场景，通过叙述、讲故事或编剧等方法运用于伦理学教育。实际上，存在主义的伦理学也被应用于课堂，如使用克尔凯郭尔的《非此即彼》来引导学生着眼于不同的生命哲学。[12]

道路曲折的伦理学

> 我们越是仔细地去考察实际的语言，它和我们的要求之间的冲突就越尖锐。（因为逻辑的晶体般的纯粹性当然不是研究出来的：它是一种要求。）这种冲突渐渐变得不可容忍；我们的要求现在已有变成空洞之物的危险。——我们是在没有摩擦力的光滑的冰面上，从而在某种意义上说这条件是理想的，但是，也正是因为如此，

我们也就不能行走了。我们想要行走,所以我们需要摩擦力。¹³①

前面所说的摩擦是指我们生命里的不确定和混乱因素。在维特根斯坦的时代,哲学的世界观以理性—实证模式为主,这种模式尝试用清楚的、整理好的问题来寻找答案。如此,那些存在两难选择、多种选择甚至彼此冲突、不确定和混乱的伦理问题——所有曲折生命之路上的问题——则失去了发展空间。伦理学是自我反省的、经验的和默观的,所以它更适合人生的曲折道路。为了应对那些明显的冲突和矛盾悖论和辩证的问题,沉思的方法更有帮助。在逆境中,我们需要正念和反省的心灵,而不是使用逻辑公式来作选择。这个观点,就如詹姆斯所说的,是"判断、个性和意志的基础"。这并非否定规则和戒律的重要性,这些对于佛教也是很重要的;但我们也需要关注伦理上的问题,特别是当下每时每刻的流程。

艾瑞斯·默多克(Iris Murdoch),西方著名的哲学家,现代沉思伦理的最佳代表,她比较了伦理旅途和朝圣旅途。默多克说,除了我们作选择时需要伦理之外,伦理的观点持续地、无时无刻不存在于我们的生活中:"我需要每天、每个小时、每分钟都尝试清洁我的意识,这是核心的也是基本的伦理。"¹⁴ 这不会否定伦理原则、戒律、理论观点以及判断好行为和坏行为的标准——我们还需要用反省和冥想来探索这些伦理内容的深层次根源。伯纳德·威廉姆斯(Bernard Williams)说,在日常生活中我们并不会总是使用理论来生活,但反省的伦理同样重要。所以,除了清楚明

---

① 引自维特根斯坦:《哲学研究》,李步楼译,陈维杭校,商务印书馆1996年12月版,第70页。

白的抉择,伦理还包含了基本的和深层次的反省。

戈德斯坦,著名的冥想教练,在哈佛大学演讲时,谈了他的一个观察:

> 当我们看到能改良我们的道德时,真正的醒悟才会发生。它来自于训练,而不是被赋予的。我们理解这点时——不管我们在什么地方,不管我们是否承诺不伤害别人——我们的伦理意识都会得到改善。这使得伦理实践变得非常强大。[15]

戈德斯坦认为,佛教伦理是一种实践的伦理,也是灵性生命的基础。关于冥想,他提出的一个观点在今天很重要,因为商业化已经将冥想从滋养它的伦理基础中去除了。他指出,那些想获得灵性洞察而不扎根于伦理的行动,就像人在一叶小舟里,费尽力气划过一条激流,但却没有将小舟拴在码头上。在西方哲学家中,亚里士多德的观点和佛教最为接近,他认为美德是性格的建构,是人转化和改善的过程。与西方主流的伦理传统不同,在佛教里,伦理是灵性的基础,两者使得彼此更加丰富。

佛教沉思实践的灵性层面

在这一点上,就沉思层面的意义而言,佛教的观点和现代的哲学、心理学和伦理学系统很不一样。在灵性的背景下,巴利语"随观"(*anupassati*)这个词传递了冥想的思想:这个词是从动词"看"(*passati*)发展来的,它的前缀 anu 意思是"重复地看,贴近地观察和冥想"。佛陀的讲经中还用了沉思的词汇来表达一种特别的冥想方式或立场:沉思自己的身体是无常的(*aniccānupassī*),

所以它不能够给予人长久的满足(*dukkhānupassī*),甚至它也不是我自己(*anattānupassī*,无我观)。这些立场比出色的心理咨询更深刻。在心理治疗中,无我观帮助来访者摆脱那些他们一直纠缠着的事物,例如悲伤,然后从远处来观察它;习惯于分离和丧失,拥抱痛苦而不排斥它。灵性的转化超越于心理治疗带来的转化。

卷二
正念心理治疗的途径

第十二章
心理咨询的本质和心理学的理论取向

心理咨询师和来访者进行深度的实质性交流是心理咨询的核心本质。虽然咨询师或许能够用心理学理论来理解来访者的困扰，或者用一系列的方法，以自己的方式来处理这些困扰，并帮助来访者克服它们，但现实情况是：理论和技术都是通过咨询师——作为人的临在——而展开的。咨访关系一直是所有咨询师所共同关心的。虽然不同的心理咨询理论对咨访关系有不同的理解，但它们都同意有效的心理咨询取决于咨访关系如何运作、咨访关系是否出了差错及如何修补。[1]

即使是只有几个小时的短程心理咨询，咨询师也需要从来访者的观点看待问题，用尊重和关怀来治疗他们，并严格保守来访者的秘密。例如卡尔·罗杰斯（Carl Rogers）所设置的来访者中心疗法，聚焦于对来访者的无条件关注、同理心和真诚，这些都是咨访关系的核心内容。[2] 来访者会因为觉得出现了问题——体验到多种情绪困扰、焦虑、压抑、工作上出现困难、家庭关系紧张、悲伤或瘾症——而来求助于咨询师。随着咨询的进行，咨询师帮助他们解放那些被压抑的思想和情绪，帮助他们面对这些问题，发展自我意识并允许自己碰触内在的自我。有时候，心理咨询会探索来访者的过去并回忆创伤经验。咨询师倾听并与来访者对话。

大多数的咨询师不会直接给来访者建议,这种非指导性治疗能帮助来访者自己作出决定。每周1次、每次50分钟的咨询是标准的设置,不过在心理咨询过程中我也用过一些其他的设置。为使心理咨询有效,温暖而富有同理心的态度是关键;同时,咨询师对自我的了解——了解自己的优势和劣势,了解自己的成长历史,对内心出现的不同思想和感受保持开放的心态——对心理咨询也是很重要的。在对心理咨询进行介绍之后,我会进一步介绍正念心理治疗。培养心理咨询师,关键是要培养他们的自我觉察和自知之明,学会不作判断,接受来访者所有的一切,这是成为合格咨询师的关键;另外,适应性、自发性、自我评估的能力、洞察力、同理心等能力是判断一个咨询师是否成熟的重要因素。

心理咨询和心理治疗

"心理治疗"(therapy)这个词来源于希腊语 therapia,意思是治愈。心理治疗指接受过训练的、有执业资格的咨询师对人心理的一种治愈。心理治疗和精神治疗往往与医学有关,而心理咨询则与医学关系不大。心理咨询更接近人的正常生活,常常可以延伸到人的发展和教育问题,比如子女问题、家庭受到天灾人祸的打击等。心理咨询师所要面对的问题包括压力管理、悲伤、瘾症、抑郁、家庭或工作上的其他问题。一般来说,培育心理治疗师或临床心理学家所需要的时间要超过一般咨询师。心理咨询师一般会运用某一种理论,有时也会使用多种理论。最常用的理论有:弗洛伊德的精神分析/心理动力,行为疗法,认知疗法,来访者中心疗法,存在主义疗法,以及最近的情绪聚焦疗法(EFT)。

在简单地介绍心理治疗之后,在下一章我会清楚地阐述:1.冥想的本质和冥想练习;2.正念如何整合于治疗之中;3.不同方式的正念疗法,包括我个人发展的正念情绪聚焦疗法。最后,读者会意识到,佛陀不仅是一名导师,同时还是一位咨询师。经过这番分析之后,我会阐述心理治疗的应用,尤其是使用基于正念的 EFT 疗法来解决一些实际的心理问题。我会用一些案例来解释这些心理治疗技术的运用:压力管理、悲伤心理咨询、瘾症,以及如何管理某些特别的情绪。最后阐述的是佛教有关慷慨(generosity)这一积极情绪的观点。

弗洛伊德的精神分析(1856—1939)

在西方,弗洛伊德被视为心理治疗的鼻祖。他起初接受医学训练,专注于脑的研究。渐渐地,他开始对心理活动与心理问题之间的关系感兴趣。起初他运用的是催眠技术,在对几个来访者进行研究之后,他发明了"自由联想"的方法,由此与来访者对话。他开始更关注心理疾病的"意念"层面,而不是躯体因素。他提出了具有革命性的论点,即"歇斯底里的行为仿佛在证明解剖学并不存在"。这种意念根植于那些发生在人正常意识阈限下的内容。前意识包括那些容易回忆起来的思想和记忆,而潜意识则是被压抑了的内容;在咨询过程中,咨询师会尝试把来访者的潜意识内容带到意识层面来。有时候,过去的一些创伤会被深深地埋在人心里,弗洛伊德称之为"有动力的创伤"——因为它虽然被压抑了,但仍会对来访者的问题造成影响。有时候,来访者会"重复体验"这些经历。弗洛伊德引用亚里士多德的"宣泄"来描绘病人在经过咨询之后感到轻松的过程。亚里士多德认为,当人去剧院看演出时,他们自己的内心冲突、张力、羞愧感、罪疚感和恐惧在舞台上也同时展现了出来,当他们离开剧院时,便会感到释然。

弗洛伊德用两个概念模式描绘了人格的本质：意识、前意识和潜意识；本我、自我和超我。本我代表原始的冲动和激情，时刻想要挣脱束缚，自我平衡本我与超我，而超我是人良心和道德的声音。人的心理还代表人的动力本能的相互作用；渴望感官的满足，追求自我中心和自恋的驱力，这些驱力会演变成攻击和自我破坏。在我的《佛教和弗洛伊德心理学》[3]一书中，我将这些驱力和佛教的一些概念作了比较，包括欲爱、有爱和无有爱。而卡尔·荣格(1875—1961)与弗洛伊德分道扬镳，创立了分析心理治疗学派。[4]

行为主义和治疗

在20世纪60年代，"内省的"心理学和弗洛伊德心理学受到了挑战。华生(J. B. Watson)是第一个行为主义者，而斯金纳(B. F. Skinner, 1904—1990)则发展并完善了行为主义。[5]现代的行为疗法在很大程度上综合了巴甫洛夫的经典条件反射、斯金纳的操作条件反射以及班杜拉(Albert Bandura)的社会学习理论。

埃利斯和阿朗·贝克(Aaron Beck)很巧妙地把行为疗法和认知疗法结合在了一起。行为疗法的最大贡献就是发明了一些行为矫正的方法：聚焦刺激控制，防患于未然，避免一些特定的场所。如酗酒者需要远离酒吧，消除刺激条件和纠正有问题的行为与习惯。按照考利(Corey)的观点，行为主义对心理学的贡献主要表现在这些方面：强调心理治疗的科学方法，聚焦来访者当下的问题，而非过去的问题；鼓励来访者主动参与心理治疗的过程；传授一些管理自己的独特技巧。这些往往都是根据来访者的具体需要而私人定制的。[6]

第十二章

阿尔伯特·埃利斯的合理情绪疗法

埃利斯创立了"合理情绪疗法"（REBT），基于该理论，后来贝克发展了认知疗法。我个人最感兴趣的是他对于融合情绪与传统心理治疗所作出的贡献。他的理论始于1955年，那时他发表了一篇文章，谈到人的思维和情绪是密切相关的，两者都与自我对话有关，或可称之为心灵的"内在闲谈"。这种内在对话能使我们产生不健康的情绪，也阻碍我们获得长久的幸福。鉴于此，保持情绪和生活挑战之间的平衡是很有必要的。例如，难以忍受的焦虑和毫无根据的恐惧是不合理思维的结果。愤怒会传递一个信息，即有问题需要解决，但只有情绪反应而没有别的只会让情况更糟糕。负面情绪有时会传递信息。合理的信念是健康的、有益的且与现实相符合的，不合理的信念则是僵硬的、教条的以及不健康的。我们的信念会产生优先的思维，而这些思维往往与一些强迫性词汇有关，如"必须""应该""一定"等。埃利斯用斯多葛哲学的一句名言说，影响我们的不是事情本身，而是我们对事情的解读。埃利斯坚持认为，我们的情绪与我们的思维、解读及评估密切相关，因此，他发展了一套认知情绪疗法。在心理治疗过程中，埃利斯会试图与来访者的不合理和有害的思维作辩论。我们会不断地给自己消极的自我暗示，这些暗示会形成破坏性思维并让我们受伤。认知疗法和正念认知疗法都会特别重视自动化驾驶（auto-pilot）思维。对于佛教的正念练习，正念的思想是关键。

在"ABC理论"里，理解或分析情绪的方式是：A. 事情本身；B. 信念；C. 情绪和行为结果。自我破坏的想法有："我不能找到工作""我是一个失败者""将来没有希望"等，这些会强化负面情绪。D则代表着与这些不合理信念所作的辩论，以及对它们的纠正。心理治疗师会尝试帮助来访者改变不合理信念；心理动力的理论强调过去的经历，而认知疗法强调的则是现在。除了在咨询室与来访者的不合理思维作辩论之外，咨询师还会给来访者许多作业，帮助来访者不断练习，以克服他们的负面信念。

贝克的认知治疗体系

认知疗法（CT）形成于1960—1963年。与埃利斯一样，贝克也拒绝心理动力疗法。他把注意力都集中到了当下，识别并改变消极、不适应的思维和信念。贝克还发现其他一些错误的思维，如任意推理、选择性抽象、过度概括、过度夸大和过度缩小、归己化（将一个事件与自己绝对挂钩）、极端化思维，理解事物或将事物归类为要么全有、要么全无，非黑即白。贝克的认知疗法和埃利斯的合理情绪疗法有所不同。合理情绪疗法直接说服来访者，往往会与来访者对质，而认知疗法则常用苏格拉底式的对话形式。还有，合理情绪疗法视咨询师为教师，而认知疗法则强调咨访关系。认知疗法的目的是将来访者训练成他们自己的咨询师。贝克最出名的是他对抑郁症治疗的贡献。

罗杰斯（1902—1987）的来访者中心疗法

1951年，卡尔·罗杰斯创立了他的心理治疗理论，即以来访者为中心的心理治疗，该疗法的核心是咨访关系。真诚的温暖、准确的同理心、不判断、无条件接纳，以及建立信任是来访者中心疗法的重要组成部分。罗杰斯的理论还被称为非指导性治疗，鼓励来访者去探索令他们不幸福的原因，寻找自我引导与建设性的改变自我的方法。在这一过程中，咨访关系是关键，咨询师不会将自己的理解强加给来访者，但会鼓励来访者去探索他/她自己的成长潜能。这种治疗还被称为人本主义治疗,它对传统的心理治疗流派产生了影响。罗杰斯反对把他的治疗模式发展为学院派的研究,不想使其成为一套特别的心理治疗理论,而只是将其作为治疗的方法。他还准备用实证/临床研究的方法来验证他的假设。罗杰斯理论的"无条件积极关注"、同理心和真诚(一致性)是他对心理治疗的突出贡献。

存在主义疗法:维克多·弗兰克;罗洛·梅;欧文·亚隆

存在疗法与我们所介绍的其他疗法不太一样,它起源于哲学。克尔凯郭尔[7]、德国哲学家马丁·海德格尔(1889—1976)[8],法国哲学家保罗·萨特(1905—1980)[9]为存在主义疗法提供了哲学背景。存在主义疗法经由维克多·弗兰克(1903—1997)[10]、罗洛·梅(1909—1994)[11]和欧文·亚隆发展了起来,其中,欧文·亚隆的理论最为完善。

杰拉德·考利(Gerald Corey)总结了存在主义疗法的六个要素:自我意识的能力;自由和责任;寻求自我身份及与别人的关系;寻求意义;以焦虑作为生活的条件之一;意识到死亡及其意义。存在主义是一个邀请,邀请来访者认识到他们并没有真正地活着,要求他们作出选择,使自己成为他们可能成为的人。存在主义疗法不仅关注心理治疗,还关注人类的一些困境,如焦虑、罪疚、孤独、隔离和死亡。存在主义疗法帮助来访者认识自己、作出选择并致力于真正的生活——反对机械的、自动的、欺骗的生活,投身于他们的自我认同中。

以上所有这些派别都与佛教的努力不谋而合。佛教也尝试诊断人类痛苦的根源并探索如何摆脱痛苦——或是过出世的生活,或是过平衡的又有宗教信仰的世俗生活。

第十三章
正念心理治疗的取向

佛教的正念概念

　　佛教的基本教义可谓是教人从痛苦中求得解脱。因此按当下的观点来看,佛陀的基本目标不是提供"一种心理健康治疗",虽然我在讨论健康和疾病的那一章里认为,完全可把佛陀当作一名心理学家和治疗师。现代西方主流心理治疗用正念来帮助人消除痛苦,这与佛陀所谈的从痛苦中解脱是很不一样的。佛陀所谈的是彻底摆脱痛苦,修成正果。其次,"正念"这个词在不同的正念心理治疗流派中的概念也不一样。作为一个佛教徒和心理治疗师,我认为这两者是相互补充的。当然这只是我个人的看法,但也请不要认为这两者只在这一层面能够融合。

　　也有一些治疗师在心理治疗过程中使用正念技术时,会从他们和来访者的观点中小心翼翼地屏蔽佛教的教条。不同的佛教流派,对于伦理生活的投入、对正念的修习以及对最终解脱的见解是不一样的。但必须强调的是,小乘佛教所实行的正念修习与现在心理学里所流行的正念是不同的。《正念:佛教和临床心理学之间的对话》[1]澄清了佛教的背景:对心灵的训练能够使人在修行的道路上产生强大的自信,这表现为在佛陀及其教诲中、在僧侣团体那里寻求庇佑。出于深度自信的自我训练使人践行伦理、培养有益健康的思想，并能避免有害的思想，这种训练能使人产生心灵的自由和光明。开始练习时，最重要的是每天都要控制感官和心智。深度警觉和正念修习能够使人带来内在的满足，这又会进一步强化人的正念修习。因此，作为正念心理咨询师，除了接受专业心理咨询师的训练之外，还要结合正念的修习，就如我本人这样。但是，有一些正念心理咨询师却拒绝做以上这些训练。一个典型的例子就是接纳和承诺治疗（ACT）："在临床心理学中，对正念的理解和修习来源于与佛教的对话，但 ACT 则不是如此。"[2] 对此我们会进一步进行反思。

解脱路上的正念

无论是通过平静冥想或是启迪冥想，以脱离苦海为目标的正念修习要求人付出更大的努力，并对不同阶段的冥想产生系统性的理解，这与心理治疗中采用的冥想技术是不同的。同样，启迪冥想技术尤其复杂且充满生气，比其他定制的治疗方式能激发人更大的活力，后者只能在短期内帮助人恢复正常的生活功能。

正念是将人的心思带到当下活动中的过程。当我们尝试把思维带到当下时，我们能看到它的本质——它是如何习惯性地漫游、做白日梦和幻想的。我们的心总是被过去或将来的事所占据。我们的心思很少放在当下。

当我们在一段时间内专注于某样东西时，我们就能发现思维的漫游。在专注于我们的呼吸时，刚开始会感觉很肤浅，但一种进阶的和持续的正念过程就会渐渐出现。在注意和观察到自己的呼吸后，人会感到自己能够掌控自己五官的欲望、愤怒、懒惰、迟钝、疑虑、担心和不安，这些被视为五种阻碍。因此，完美的伦理行为是人能继续进步的先决条件。净化过程看起来更像技能训练,是在一个精细的过程中发展起来的。之后的冥想专注会比普通治疗中的正念练习更复杂,更专注于解脱。

当冥想者能完全专注于自己的呼吸,就会渐渐察觉到自己的呼吸变得更短、感觉变得更敏锐。此时他必须持续保持正念,使之准确、精确和充满活力;然后,他能够看见**全身都在呼吸**,当身行(kāya-saṅkhāra)都安静下来之后,一个崭新的阶段将会开始。当人进入到一种新的状态,即心行(citta-saṅkhāra)都安静下来之后,人能够看到自己身体和心灵的边界。**这是一个真正能引导人走向冥想洞见的交叉口**。心理治疗中的正念和引人解脱的正念有着重要的区别,之后我将分别解释不同的正念心理治疗取向。

心理治疗中的正念

关于现代西方心理治疗对于正念作用的理解,克里斯托弗·K. 吉莫(Christopher K. Germer)如此分析道:

> 它不是一种理论——它是一种意识,而非专注于我们的思维过程;活在当下,总是关注当下的活动;不判断;有意识的;主动地关注;没有语言;探索的;解放的;从受制约的痛苦中获得自由。在正念的每一个行动中,这些都会同时发生。[3]

基于一项统计研究,神经学家席格阐述了正念的五个方面和它们的作用:对内在体验不作反应(例如,觉察到自己有什么感觉或情绪,对它们不作反应),观察/注意/关注感官的感觉、知觉、思维和感受(例如,让自己活在当下,即使感觉到某些不愉快甚至是痛苦的感觉),有意识地行动/非自动的反应,专注/不受打扰/不疏忽,用语言描绘/贴标签,不评判自己以及不指责负面情绪。[4]他还引用了反省和"元认知",即对认知的认知。

基于正念的压力缓解项目(MBSR)

卡巴金是首次使用冥想、正念、治愈的方法来帮助人缓解压力的先驱。他的著作《多灾多难的生活》(*Full Catastrophe Living*)阐述了如何利用我们身体和心灵的智慧来面对压力、疼痛和疾病。这本书可以被视为正念心理治疗的里程碑。[5]之后,他和他的搭档在正念医学、健康学和社会学领域所做的工作促进了正念认知疗法。人的态度因素是他们研究的重点,这些因素包括:不评判,忍耐,初学者心态,信任,不争的接纳,以当下状态看待事物,以及放下。它们都是互相联系的。

> 不评判:无任何偏见地对待我们的体验。我们需要意识到,我们会持续对内在和外在的经验进行判断和反应。判断和归类的习惯仿佛将我们锁在一个有坚硬外壳的机械反应系统内。为此,对自动判断(来自我们的自动化思维)的觉察是很重要的。
>
> 忍耐:这是一种智慧——接纳事情按照自己的节奏来发展,接纳它的每一次运动,完全地去接纳。
>
> 初学者心态:对冥想中看到的每一个阶段,都如同第一次看到。
>
> 信任:信任自己的直觉。
>
> 不争的接纳:我们冥想不是为了得到什么。
>
> 以当下状态看待事物。
>
> 放下。

他还加上了承诺、意向性和自律。卡巴金对正念的定义被许多使用正念技术的治疗师所采纳:"当我们关注一个目标时,意识出现了,就在当下和对事物不加判断的时候。"[6]

正念认知疗法(MBCT)

席格、詹姆斯和戴斯德(Teesdale)以及卡巴金的研究启迪并促进了现今的正念认知疗法的发展,这种疗法是专为抑郁症患者创立的。[7]这种心理治疗的创立始于《改善情绪的正念疗法》[8]。与贝克和埃利斯的认知疗法相比较,MBCT尝试改变人与认知的关系,而非认知本身。不用辩论模式,引导来访者聚焦于当下,观察自己的内心正在想什么,不去解读,也不要投射。事实上,马克·爱泼斯坦指出,这就是弗洛伊德所说的"悬置注意"或暂停我们的判断功能。[9]这是深度聆听,与此前认知疗法所谈的"辩论模式"很不同。"去中心化"技术也很重要:能够"退一步"来观察一个人的思维和感受,不要陷入自己的想法和感受中。例如,心中出现愤怒时,告诉自己,它不是你的也不是我的,不是好的也不是坏的,而是一个非个人化的过程。他们用"自动化驾驶"的比喻来说明我们的大脑容易陷入一种习惯性的机械化思维。例如愤怒时,人会自动地认为:"他没有遵守承诺""他应该做这事""我不理解他为什么要这样",如此的思维会不断地反刍。面对情绪,正念认知疗法则用"临在"来替代"做什么":与问题同在,放下解决问题的需要,同时也意识到自己趋利避害的倾向。不以解决问题为导向,而是使自己更能活在当下。尽管有许多方法,但关键的技术是能够使自己从不断反刍的念头中"退一步"。

正念认知疗法最有助于我们的是:通过正念练习,我们能够培养自我意识;养成一种不争和接纳的态度,并对自己的体验保持真诚的兴趣;能理解佛教的核心主题、人类的软弱和痛苦;能以自己独有的方式应对自我批判、自我中心、反复的消极思维、对过去经历的逃避等;在面对难以处理的思维、情绪和感官感受时能使自己置身事外;能够关注当下,感受到世界和身体处于连接状态;能理解"临在模式"和"做什么模式"之间的区别。

佛教与行为矫正理论:帕德玛·德·席尔瓦

受正念认知疗法和正念减压项目的影响,佛教对行为矫正疗法的贡献在以往被忽略了。而行为主义,作为心理学的一个理论流派,在认知心理学之前就已经诞生了。德·席尔瓦首先提出把正念修习和行为的改变相结合的观点,同时他还研究了佛教的相关技术,在临床实践中也使用了这些技术。关于这点,我稍后再加以阐述。行为纠正有七个方面:非常强调要通过基于可见的外在行为来诊断问题;治疗技术改变的是来访者的当前环境,帮助来访者能更好地生活或工作;理论和方法可以被精确阐述;方法可以在日常生活中找到;技术主要基于学习原则,尤其是操作性条件反射和经典条件反射;能够改变人行为的方法是可以被科学证明的;强调每个参与行为纠正项目的人都有责任。[10]

德·席尔瓦说:"这种改变人行为的策略在早期佛教里就有,而且有很多种;有意思的是,有些技术与现代行为心理学所使用的技术如出一辙。"他引用了下列技术:例如,示范是影响别人改变自己行为的重要方法;用交互抑制的方法来控制恐惧情绪;用多种行为方法纠正需要改变的习惯;用控制刺激源的方法来应对不想要的行为;控制不想要的闯入性思维;用可衡量的奖励来发展善行,这是一个结构化的行为策略;针对一些错误的信念,用比喻和寓言的方式反复让人们体验到那是错的。[11]帕德玛·德·席尔瓦的早逝对正念心理治疗的发展是一个重大的损失。

接纳和承诺理论(ACT)

最后我要探讨 ACT,它引起了一些有关正念心理治疗的重要讨论。早前我就提到过,ACT 是独立于佛教而发展起来的,与佛教的关系有些模糊。马尔科姆·胡克斯特(Malcolm Huxter)观察到,有些 ACT 的心理治疗师们刻意使用佛教的伦理和智慧,这是传统佛教的核心内容。他认为这对 ACT 来说是一个问题。[12]他强调,将正念从佛教中剥离会降低其临床应用的深度和广度。他还举例说,ACT 理论体系作为一个现代科学的模式是唯物论的,不太关注意识现象,因为后者只是人的主观经验。在第 1 章,我谈到了现代神经学和冥想体验的发展可以结合佛教形成一套新的系统。但 ACT 以其独特的方式,为心理治疗作出了贡献,它们的方法非常有效。我还发现,它们对人类痛苦的普遍性的反省很"佛教化",其理论与佛教有很深的关系:"很多心理障碍的表现形式其实并不构成临床性的问题",在第 16 章讲到悲伤和抑郁时,你会发现这一点。

总的来说,ACT 的重点是他们聚焦在"经验的回避",为了应对这个问题,他们发明了一些不同的正念方法。ACT 把"疼痛"和"痛苦"分得很清楚。当遇到痛苦的事时,我们会习惯性地想去解决或是摆脱它。但这个过程有时候反而会让问题变得更严重、更难以摆脱。接纳痛苦不是被痛苦打败,它是一种忍耐,最终会使我们达到洞察和智慧的境界。

在此所说的接纳,不是无可奈何的自我打击,也不是忍耐或无可奈何地忍受痛苦。它与那些完全不同。不是沉重的、悲伤的、无望的"接纳",而是主动地、充满活力地拥抱当下的每一刻。[13]

辩证行为疗法(DEBT)

辩证疗法是由美国心理学家马莎·林内翰(Marsha Linehan)所创立,起初只是为了治疗边缘性人格障碍患者。在此疗法中,她结合了佛教禅宗的一些方法。"辩证"这个词,指调解两种相冲突的立场或两个极端的思想,比如协调接纳和改变之间的矛盾。一般来说,禅宗对于应对那些似是而非和自相矛盾的事物是一个理想的体系,因此,在受佛教影响的疗法中,辩证疗法很独特。这个疗法的关键因素是情绪管理、关系技巧、压力容忍和正念:

> 正念是学习的关键,也是运用压力容忍技术来防止自我伤害的关键。正念还是一个重要的技术,能允许来访者接纳自己的感觉而不是单纯地作出反应。正念还能防止人变得情感麻木,是一个应对痛苦回忆的有力工具。另外,正念对于鉴别和理解破坏性思维的进程,以及接纳将要发生的事都很有用。[14]

心理动力疗法:马克·爱泼斯坦

吉默(Germer)认为,心理动力学的治疗师们比他们的对手——行为疗法的治疗师更早使用正念,因为弗洛伊德的精神分析和正念修习很相似。[15] 马克·爱泼斯坦观察到,虽然没有证据显示弗洛伊德曾受佛教的影响,但"他对人注意力的建议和佛陀的建议是非常相似的,这点毋庸置疑"[16]。爱泼斯坦强调了弗洛伊德的一些咨询方法,如刻意暂停我们的批评功能、简单聆听的状态、"均衡的暂停注意"、不反应、不判断和开放的聆听。[17]

埃里希·弗洛姆是新弗洛伊德主义流派中杰出的心理治疗师,他也受到佛教的启发。首先,他在其著作《禅和心理治疗》以及去世后出版的《聆听的艺术》中清楚表明,他将正念作为心理治疗中的重要技术,而且他与斯里兰卡的德籍尊者向智长老也互有通信。爱泼斯坦认为,佛教在理论层面回答了"身份困惑"的问题。从心理治疗的角度,他发展了正念心理治疗的观点。爱泼斯坦的论文《没有思想家的思想:从佛教角度看心理治疗》最早将佛教和西方现代心理治疗联系在了一起。他说:"当我们处理我们的心理和情绪时,请将佛教的一些重要取向放在心里。那就是公平、开放、不判断、兴趣、忍耐、无惧和无私。"[18] 爱泼斯坦强调,冥想者有能力把困扰他的心理问题转化成他冥想的对象。他引用了禅宗大师铃木俊隆(Suzuki Roshi)的话:"当你拔出杂草并把它们埋在庄稼旁,杂草会成为养料。所以你应当感恩杂草"。人生充满痛苦,弗洛伊德的研究总是努力使人触及到潜意识的创伤,但爱泼斯坦认为,弗洛伊德的研究可以分为几部分,从潜意识深处到当下的前意识。弗洛伊德的治疗方法经历了三个阶段:第一阶段,他主要采用宣泄的方法,用催眠帮助人们接触到过去的创伤并从中走出来;第二阶段,放弃催眠,而用"自由联想"让来访者毫无阻碍地回忆过去的创伤;第三阶段,弗洛伊德不再寻求遗忘的过去,而是把注意力放在当下。许多批判弗洛伊德的人忽略了他在第三个阶段的发展。这一阶段的观点清晰地体现在他的论文《记忆、重复和探掘》[19]中。这个转变是很有意思的,在我新版的《佛教和弗洛伊德心理学》里,谈到佛教如何看待潜意识时,我提到了弗洛伊德的这个转变[20]。我也不再使用"古老比喻"来挖掘过去的创伤,而是关注当下的"阈下行动",接近人的意识,因此可以翻译成巴利语 anusaya(随眠)(参阅第4章,潜意识)。在认知疗法里,自动化重复思维的模式盘旋在意识的入口。虽然弗洛伊德使用动力学的方式挖掘人过去的创伤经历,探寻人更深层次的潜意识,但他也重视日常生活中的心理疾病。他的这篇有关记忆和探掘的文章表明他的思想很接近佛教的阈下行动思想。正如爱波斯坦所说的,治疗师有时会像桑德尔·福伦茨(Sandor Ferenzi)和奥托·费尼切尔(Otto Fenichel)那样排斥弗洛伊德关于挖掘过去经验的理论——尽管他们并不明白弗洛伊德理论的全貌。我用马克·爱波斯坦的话对这一节作出总结:

> 对很多来访者来说,最终的治疗不是用过去的故事来解释他们当下的问题,而是在咨询室里直接体验情绪、情绪思维或情绪所导致的躯体感觉。当沉默发生的时候,这些感觉会出现并展现出来,如人的需要没有得到满足而感到愤怒、感到受伤且愠怒,或是感到无望和暴怒,这些情绪是人反复地做出伤害自己的行为而不去了解这些行为的根本错误的表征。[21]

情绪聚焦疗法(EFT)和基于正念的情绪聚焦疗法

经过了六年的心理咨询师实践,我在咨询过程中会特别聚焦于情绪,如愤怒、害怕、伤心、悲伤、欺瞒和贪欲等,由此进入来访者的核心问题,然后用正念的方式探索来访者问题的本质以及解决这些问题的方法。这是由于多年以前,在我从事哲学工作时,我喜欢用逻辑来分析各种不同的情绪。心灵哲学与心理咨询的联合是一个强大的资源,这自然对心理学与心理咨询都很有用。我参加过夏威夷大学文化研究学院东西方文化中心一个两年的训练项目——"情绪和文化",这使我对情绪产生兴趣。这个项目的其中一项训练,是收集不同文化和故事里有关情绪的词汇。他们特别关注保罗·艾克曼对达尔文的研究,尤其是有关情绪的。

之后,我逐渐发展了一套以正念为主要技术的心理治疗模式,以此帮助来访者聚焦在他们的情绪上。在实践中我发现,情绪聚焦疗法比认知疗法更复杂。认知疗法只需要关注人的思维,而情绪聚焦疗法同时还要关注人身体的感受。比如,观察到某种情况,评估并作出回应,在此过程中首先会受到欲望、意愿、身体的快乐/痛苦的感觉等影响。除此之外,最近科学家对神经科学的研究进展使人更容易理解情绪。因此,我使用了"情绪分子理论",情绪的任何分子,包括思维、解读、感受、渴望、躯体反应、意愿等,都可以在心理治疗中有针对性地使用。其实,佛教正念修习不但可以关注身体、感觉、渴望和思维的其中一个方面,也可以混合关注,如面对嫉妒和羡慕时,这些方面会一起出现。它们往往是一种阈下的倾向,尤其表现在贪欲、愤怒、欺骗等情况中。贪欲包含了占有、积攒、储藏等欲望,并会导致上瘾;愤怒则是一连串反射的反应。当一个来访者掌握了正念技术,就能够意识到这些阈下的倾向或"沉睡的激情",就能在思维和行为过程中控制它们。已经实践了五年的正念情绪聚焦疗法的报告,我已在专题论文《正念心理咨询入门》[22]中发表了。事实上,本书有几章会专门讨论某些特定的情绪。

第十三章

加拿大心理学家莱斯利·格林伯格是一流的心理学家和情绪聚焦疗法的先驱。通过参加他的工作坊以及拜读他的著作,我完善了我的情绪聚焦疗法。我现在的研究也受到格林伯格的启发,它是基于他在泰国马西隆大学的一个会议上所发表的论文《发展正念情绪聚焦疗法的理论基础》而完成的。

> 冥想可以替代逃避:它包括用一种特殊的方式聚焦情绪。冥想过程包括教来访者以客观的方式描述自己的经验,就像一个外人在描述另外一个人的经验那样。
> 一旦人能够摆脱他们当时的情绪,他们就不会被强烈的情绪,如愤怒、悲伤、害怕或羞愧所淹没。那些能够激起他们情绪火焰的思维就不再吸引他们了。[23]

前奏

通过聚焦于"思维",正念认知疗法已经被纳入了西方心理治疗的主流,现在我需要详细解释我所用的正念情绪聚焦疗法。在佛教心理学的背景内,情绪比思维更复杂:一种情绪会涉及知觉(想),感受(受)和意志(行),而意志又包含了一些更广泛的动机,如意愿和渴望(chanda, rāga)。此外,我们还要加上生理层面的身体。解读和评价在认知层面虽然相互独立,但又密切相关。认知科学和情绪研究已经形成一股重要的合流,现在大家都接受"理解情绪是智力的关键"的观点,并兴起了情绪研究革命,格林伯格就是革命者之一,比如他提出的"情绪大脑"[24];还有情绪和表情生态(保罗·艾克曼);丹尼尔·高尔曼所编辑的《健康和治愈的情绪》[25],探讨大脑的神经塑性[26];以及身体是第二大脑[27]

的理论,所有这些理论都证实了情绪研究的合理性。还需要指出的是,一些心理治疗理论也会涉及情绪:如行为疗法使用系统脱敏;认知疗法认为情绪是认知导致的一种现象,会随着认知调整而改变。

我已经指出,正念疗法有好几种。它们之间,无论是聚焦的重点或是理论技术等,都是有差别的。但在此,我想阐述它们之间的共同点。它们之间在四个方面是很相似的:情绪与"意义"有关,伴随着认知成分;情绪是动机驱动者,以意志和意愿促使人完成某个目标;情绪管理包含很大的情感成分;情绪管理具有注意力的维度——以此改变和调节情绪变化。佛教心理学和这一理论之间有一个明显的区别,即佛教立足于伦理和灵性成分,而格林伯格在其治疗中虽然也关注来访者的身心健康,但主要是从世俗的角度来谈。

情绪改变的原则

1. 在 EFT 中,情绪变化的关键是情绪的发展过程和意义产生的过程,对情绪的感知是改变情绪的基础。我们一旦意识到我们的感觉,就会连接到情绪所要传递的信息,并有动力要满足这些需要。按照格林伯格的观点,治疗师就是"和来访者合作,帮助来访者面对、忍受、管理以及接纳自己的情绪"[28]。接纳情绪而非逃避情绪,是情绪改变的重要一步。

2. 情绪表达:来访者必须要与他们的情绪有所连接,因此需要通过一些有效的方法来探索以前自己所逃避的感觉。必须要激起并忍受情绪,理想的情绪过程包含认知和情感的综合。

3. 情绪管理也包括与某种特定的情绪保持"一些距离",不管是羞愧、害怕或无力,每一种情绪都是很重要的。任何一种阻止自己去体验令人烦恼的情绪的方法,回避、逃避或转移注意力、转化成躯体的疼痛,甚至是故意刺激自己陷入这些情绪中,这些处理方式都是无益的。在这一点上,格林伯格观察到:

> 管理情绪重要的是管理好自己的呼吸和念头——不作判断地观察和描绘自己的情绪状态。基本的情绪管理还包括给自己的情绪命名、描绘自己身体的感觉、澄清自己的情绪、理解自己对激发情绪的环境和行动的解读,即使这么做会激化情绪。[29]

4. 在深度体验的层面反省自己的情绪体验,并以此作为一种巩固。

5. 他谈到的最后的方法是把一种情绪转变为另外一种情绪。他引用了斯宾诺莎的话来展示这个观点:"一种情绪不会被控制或消除,除非用一种与其相反且更强烈的情绪替代。"[30]

佛教的情绪管理观点

在佛教中,情绪是五蕴相互作用的产物,因此它结合了认知、动机、情感及生理反应。它也是一种缘起缘落、互为因果的循环:感官刺激引起了条件反射,条件反射引起贪欲,贪欲又引起执著。贪欲、仇恨和妄念的根源导向人的消极情绪;相反,慷慨、慈悲和智慧导向人的积极情绪。在现代心理咨询的概念里,消极的根源是瘾症、反动和同一性混乱。我所介绍的情绪成分观点能够帮助治疗师使用四念住所谈到的四种体系:身体、感觉/知觉、思维模式及现象。除此之外,治疗师也可以运用心理动力学的因果模式:感官接触引起感觉,感觉引起渴望,渴望引起执著。阈下的活动很重要,如果一个人不习惯对快感"刹车",那么这些阈下活动所引起的行为倾向就很容易使人"堕落"(rāgānusaya)。如果人不懂得对痛苦的感觉"刹车",那么阈下活动引起的行为倾向就会导致厌恶的和扭曲的认知(diṭṭhānusaya),并由此导致负面情绪(paṭighānusaya)。无论是在日常生活还是在心理治疗中,预防问题的产生都比控制问题更重要。

正念修习的第一步是要学习克制(samvara,戒律),然后是放下出现的负面念头(pahāna,舍断),最后是发展新的积极方法(bhāvanā,修习)并使它们稳定下来(anurakkhanā,随护)。佛陀用了数个比喻来描述这些方法:警惕如看门人一般;守戒就像训练烈马一样;坚韧就像军队攻击城堡一样;在懒惰和过度激动之间反复练习平衡,就像琉特琴那样已经调好的乐器,或一个杂技演员的平衡技巧。

与格林伯格的方法相似,佛陀推荐用特定的解毒剂来补救特定的负面情绪:对堕落,采用对身体的丑陋和恶心进行冥想的方式;对于恶意,则是去看一个人好的品质,忍耐、宽容、慈善和平静;对于悲伤,要去敬重和感恩去世的人,在生活中活出逝者的良好品质。佛教,尤其是藏传佛教,处理情绪的基本方法是升华而不是压抑。卡尔·荣格喜欢这种"点石成金"的转化过程,他称之为"情绪炼金术"。最后的方法是观察情绪的无常过程,如愤怒如何出现、持续,然后消失。

情绪体验下的生理反应

在产生情绪体验时,人需要注意自己的生理反应,是感觉到冷,还是感觉到热,是感觉到一个大球,还是感觉到一个小点……所以,如果你能够开始注意并能明确你感觉的强度和方位,如"我感到胸部发烫",要注意它的程度是"轻微的"还是"很强烈",它的样子像是一个"圆球"还是别的,那么这一将要爆发的情绪就能慢慢地沉淀下去。[31]

诸比丘,正如天空中的各种狂风:东风、西风、南风、北风、尘土风和无尘风、冷风和热风、微风和暴风;如此这般,各种感受也会在身体中产生,乐受、苦受、非乐非苦之受。[32]

情绪认知理论能够成为情绪研究的前沿,一部分是由于认知科学的新革命,另一方面也是因为学界重新对关注生理的治疗产生兴趣。情绪研究也很关注生理层面。威廉·詹姆斯曾形象地描绘了情绪中的生理反应:"我们先哭泣,然后感到悲伤;我们先逃跑,然后感到害怕。"虽然这理论有其局限,但人们还是对"直觉反应"和"形象化评估"[33]重新感到兴趣。威廉·詹姆斯将身体描述为心理的可靠寄宿地,情绪信号的回响就如同吉他琴弦的回响。这意味着通过有意识地注意或控制身体的某些自动化过程并转换情绪,我们就可以控制自己的情绪。格林伯格和佛教的正念修习都认可身体和情绪的连接。

情绪平衡计划(CEB):保罗·艾克曼与阿兰·华莱士

我已经强调了情绪平衡的重要性。情绪平衡计划是一个教育项目,带有一些治疗成分。它由情绪研究的知名专家保罗·艾克曼和藏传佛教的学者阿兰·华莱士所创立。这个项目设计如下:本项目的长期目标是向大众倡导健康和满意的生活,而这样的生活是可以通过扎实的情绪调节和心智训练技术获得的。[34]课程基于三种基础技术:觉察情绪按钮、控制情绪行为以及学会应对别人的感觉。这个项目认为,正念修炼是方法论的核心,能使人消除心理问题并培养亲社会行为,这是团体培训的重要成分。通过正念发展自我意识和关注技巧是该项目的核心技术,该技术能助人达到培训的目标,即人类的繁荣和福祉。

第十四章
探索佛教冥想的内容和方法

小如何变成多

虽然正念修习已经被西方主流心理学和心理治疗所接受,而且引起他们极大的兴趣,但真正的正念修习(sati)却有一些不易被发现的特点:

> 其实,正念修习有一些特质,如果用人格特征来比喻的话,就是谦逊。其他诸如奉献、精力充沛、想象力丰富和智慧等人格特质,都是很有特色的人格特质,能够很快给人留下深刻的印象,迅速俘获众人,但这些有时并不稳定,而正念则与之相反。它的特质不那么显眼,其价值是向内显示的。在日常生活中,它往往会把好处都让给其他的人格特质。人必须非常了解和熟悉正念后,方有可能欣赏到它的价值和它无声的、具有穿透力的影响力。[1]

佛陀的天赋使他发现了这个表面上的小——以此解释"小如何变成多"。

需要强调的是,正念与正知(sampajañña)相连,需要通过不断的修习来培养。这个思想也与广义的正念修习有关,包括走路、伸展身体、弯腰、转身、看东西,以及所有日常生活中的行动。因此,如果你参加一个关于正念的高阶静修,你需要放下所有的人际往来、对话、写作或阅读,吃饭时也需要小心等。本章以针对心理咨询和心理治疗的问题为背景,我不会深谈正念的七个启迪因素,只会简单地进行介绍。如果读者想超越心理健康和正念发展,在解脱的路上进一步发展,那么你还需要:正念、探索、精进、欣喜、平静、专注和泰然。班迪达(Sayadaw Pandita)的《在此生》,为那些想追随"解脱召唤"的人提供了很好的指导。[2]

冥想中的呼吸

书店里有各种有关"冥想指导"的书籍。一般来说,首先,我会根据坐姿、使用直背椅子或打坐用的凳子,谈如何审视我们身体的姿势。我稍后会具体谈如何"审视身体"。第二步是"注意到"自己的吸气和呼气,然后感受呼吸,关注点是鼻尖或是上唇。为此,两个核心聚焦点是:1.分清自己的吸气和呼气;2.随着呼吸,观察主要的刺激点。需要关注自己呼吸的质量,观察从粗重的呼吸演变成细致、平稳、平静的呼吸,然后关注呼吸的长度。当我们的注意力沉静下来之后,我们的吸气和呼气会变短,呼气和吸气之间的区别也不那么明显了。我的冥想导师认为,这是进展良好的标志。随着呼吸的逐渐变短,我们会发觉自己整个的身体都在呼吸(*sabba-kaya*)。"冥想本身会找到它自己的势头,你的洞察力会进一步提升。当你获得平衡以后,你的注意力会是精确和持久的,正念就牢固地建立起来了,你的专注力也就发展起来了。"尊者迪哈马基雅发现,如果你更倾向于宁静冥想,呼吸会自动安静下来,不需要心智的引导。

第十四章

在洞察冥想中,不是把呼吸当作"呼吸",而是把呼吸当成是空气吸收器,或空气元素,它也可以被描述为"元素抓手"(ārammaṇa,所缘)。这些元素中,基本元素(dvāra,大门)是接触点——鼻尖或上唇;我们注意到热和冷的感觉,感觉到摩擦和伸缩,这是点火器或火元素。基本元素就是人"坚实"的经验。"水元素"总是处在不同的点上,如嘴唇。聚焦在四种元素上能为洞察冥想修习者提供一种理解"物质的"大自然总是以不同的形式变化的途径。在冥想时,这些变化有时会很混乱,但是当修习者接近初级观禅(vipassanā jhāna)时,会在动态中体验到一种相对的平衡和宁静,这是一种转变。随着冥想对象的转变,我们相应地需要更高级的技术。对此,我们的导师说,宁静冥想就像用箭去射一静止的鹿,而洞察冥想则像用箭去射一只正在奔跑的鹿。一个熟练的冥想修习者会熟悉这两种冥想,也会以不同的方式将它们结合。另外,人还可以通过慈悲(mettā)冥想同时体验这两种形式的冥想。洞察冥想需要从一定高度进行洞察。对于这两种冥想,在第一阶段都必须要"专注"和聚焦。我们的导师还说,在选择何种冥想时,需要考虑修习者的人格因素。但是,**日常生活中的正念**对于所有的冥想都是必要的。对此,作为一个冥想者和心理治疗师,我发现这两者是互有助益的。但是,一个心理治疗师需要有很强的灵活性,需要理解来访者的背景,以及他们在自己的环境里所需要的智慧(upāya-kauśalya,方便胜智),需要发现哪种正念元素能够帮助这个来访者。佛陀会用各种不同的方法和讲经来教导那些前来寻求帮助和指导的人。我想说的是,冥想不是你从某个静修中习得,然后每天仪式般地练习 30 分钟的东西,它需要你真正理解并坚持修行,而这会伴随你的全部生活——然后你才能发现生命的意义和幸福。渐渐地,你的修习会进入更深层次,同时,你也懂得如何平衡各种冥想因素,如正念、研究、精力、喜悦、幸福和宁静等的艺术(参阅第8章)。

冥想修习中的"呼吸"概念

呼吸是生命的基础,且对所有生物都是如此。它是一个自动化的行为,不需要有意识地进行。它同时也是一个能巧妙运作的、有意识的行为。关于呼吸的理论中最重要的,是在冥想的静谧中,通过觉察来调节它,并逐渐使其有节奏并保持通畅。培养我们专注呼吸的意识,能促成一种安静的、有节奏的呼吸模式,这是宁静冥想(samatha)的基础。

当我们意识到自己所面临的压力,感到兴奋或愤怒时,我们平常的呼吸节奏会发生变化。对呼吸的注意能够帮助平静身心,也能帮助我们"退一步"以应对呼吸的急剧变化。例如,如果我们上班要迟到了,前面路口的信号灯却马上要成为红灯,在我们踩油门加速穿过这个路口时,我们会屏住呼吸以准备将要来临的压力。如果我们在身体感官内放置一个制动装置,当我们聚焦在呼吸上时,我们会发现,在充满压力的场合,呼吸会发生变化,同时也会涌现一股强烈的血液流动。呼吸是一种情绪测量器,能告诉我们心情和情绪的变化。最重要的是,我们需要明白,呼吸是一扇耸立在人有意识的意志和无意识的生理功能之间的大门,它能提供一种使人有意识地控制自己身体的途径。正规的冥想,就如四念处中所谈的冥想,当我们闭上眼睛,我们就关闭了从视觉大门中传来的刺激,我们内在的意识就会专注于呼吸和身体的感觉;随着我们持续修习,感觉和思想将成为正念的聚焦对象。将对身体的关注转移到对感觉的关注,这是一个更微妙、更精致的意识过程,能清楚甄别我们的意识对快乐、痛苦和不乐不苦等诸多感觉的反应。在有关情绪的章节里,我们会看到,感觉会提供一个跳板,由此会产生混合着思维元素的情绪。然后,我们转移到对心智的冥想,觉察到感觉的伦理特质,它们在感觉初期就开始形成。当我们觉察到欲望、恶意、懒惰、不安和怀疑时,会提醒自己不要受它们影响。基本上,正念修习开始于身体,然后是感觉,跟着就是思维模式,最后是现象的本质和统治身体及心灵的法律:*kāyānupassanā*(身念处);*vedanānupassanā*(受念处);*cittānupassanā*(心念处);*dhannmānupasanā*(自然现象念处)。

有必要指出的是,与呼吸功能不同,其他感官的功能,如看、闻、听、尝和触摸等,是直接通过我们的经验运作的,但我们并非时常关注这些功能:"人很容易会吃而不尝,错过了雨后潮土的芳香,甚至触摸到别人却没有觉察到我们由此所传递的信息。"[3] 如此,我们会不知道自己的感觉,而正念则会使我们更敏感地应对我们所感受到的世界。

我们的呼吸由自主神经系统(ANS)所控制,除非有朝一日它受到自发控制(CNS)。我们的呼吸系统与情绪和化学行动存在一种战略关系。坎迪斯·珀特的突破性研究显示,"身体是第二大脑"。她认为,化学物质是身体和大脑之间的信使[4],并强调情绪就是我们身体和大脑之间的连接。

基础正念练习——呼吸/身体

开始时,先做三或四个深呼吸。清楚地意识到每一次呼和吸,渐渐地转移注意力,去感觉你吸入的气停留在颅骨的底部(首先),之后通过脊椎慢慢下沉。然后转移到你的右腿(接着),经过膝盖到脚底,然后再将注意力移到你的左腿,经过膝盖到脚底。之后,感受右胳膊,从右肘到指尖;同样再到左胳膊,从左肘到指尖。然后,把吸入的气运到喉咙下面,慢慢地运气,从身体前部往下移,经过肺、肝,直到膀胱和大肠。如此重复练习三次,让所有的呼吸感官扩展,让它们彼此连接通畅。这些练习能帮助你通过鼻孔,与体内传出的能量相结合。你能感到巨大的寂静,并且能够静静地意识到你的呼吸,随着持续地吸气和呼气,你能渐渐地建立起呼吸的节奏。

对知觉/感觉开放

每次吸气呼气时,你要努力保持一种开放的心态,接纳任何传入的信息:知觉、感觉、思维,以及内心的其他各种声音。能够停留在我们的知觉/感觉上是非常重要的,这些感觉可以是生理的,也可以是心理的,可以是压力、紧张或身体的疼痛。当正念修习开展起来之后,它可以在不同的层次起作用:感官通道,身体和呼吸,感觉/知觉,内心的声音/思维,引起行动的渴望和动机。如果存在着否认和压抑,我们就会产生某种形式的防御,或一种懒惰的愚钝($th\bar{\imath}na\text{-}middha$):必定属于五种阻碍之一,就像是浮在水面上的一层绿藻。在一个更高级的层面,心中的思维过程将会是一种欺骗和伪装。正念修习能帮助人突破这些心理上的压抑的障碍,并扩展自知和自控的领域。

结语

对那些计划使用正念技术的咨询师,我有几点提醒,下列是本领域的一个先驱者对此的总结:

> 对那些怀着专业兴趣和热情进入这个领域的人来说,关键是要明白正念的本质和特点是冥想修习。为

此，正念不可以被简单地视为一种行为疗法的技术或练习，也不可以使正念脱离它的背景，不可将它置于行为练习中以期促成某种行为的改变，或修理某种破裂的东西。[5]

第十五章
压力管理与我们生活的节奏

在心理咨询的关键问题中,了解压力和压力管理的方法能帮助我们更好地理解更复杂的心理问题,如害怕、焦虑、失去自信和抑郁、暴怒/攻击行为、由于悲伤而导致的酗酒或吸毒等。而且,压力是我们日常生活的一部分,如果你理解压力中的逻辑,就能避免陷入严重的心理问题。欧文·亚隆如是说:

> 当学者们尝试去定义"正常"时,他们遇到了一个问题,即压力其实普遍存在。他们发现:正常和病态之间的区别不是质的,而是量的。[1]

古德和彼特曼在其心理咨询导论中,也赞同亚隆的思想。他们认为,在生活中的每一个角落,我们都能发现压力,但纷繁复杂的压力事件本身并不是问题,如何应对它们才是问题。"活着,就不可避免地要面对压力。为此,如何应对,在更大程度上决定了压力如何影响我们的生活。"[2] 我的大多数来访者其实都很正常。我发现,帮助他们探索压力的类型和程度非常有用,一个很有效的方式就是让他们谈论压力。佛教知名学者撒尼萨洛·塞洛(Thanissaro Thero)将佛教的苦谛翻译为"应激"(stress)。

这一章将介绍咨询师在心理咨询中所遇到的最初的也是最

基本的问题。压力存在于生活的方方面面,因此在介绍心理咨询过程时,我将首先介绍应激。本书会探讨一些特别的心理问题,如瘾症、悲伤、抑郁,以及一些更接近正常生活的问题,如压力和愤怒管理。这些是心理咨询所关注的部分问题,同时它们也只是问题的一部分。对那些初次接触心理咨询的读者,压力比较容易理解,因为它是生活的一部分,同时也只是一部分。

汉斯·塞耶博士(Hans Selye),在20世纪50年代首次使用"应激"这个词汇。他认为,应激是一种对刺激和应激源的回应。他强调应激反应的无差别性,基本就是指适应压力,而如何适应则是关键。他观察到,我们真正的压力不是来自潜在的应激源本身,而是我们如何看待它和应对它。有时候,我们会对小的刺激反应过度,有时我们能沉着冷静地应对巨大的危机。在正念的压力管理中,卡巴金如此说:

> 在充满压力的环境下,如果我们能清楚地意识到我们的选择,明白应对方法与这些压力事件的相关性及其有效性,我们就能控制应激体验,这能决定我们是否会陷入压力状态。[3]

压力有哪些种类?首先,它是日常生活中的刺激物,如早上被闹钟吵醒、去办公室、带孩子去上学遇上堵车、晚上回家后发现洗衣机需要修理、账单需要结算;还有一些来自环境的压力,如冬天寒冷的天气、噪音、夏天炽热的太阳;工作上的压力,如截止日期快到而任务还没有完成,需要掌握一门新的专业技术,庆祝自己的得意升迁,对新的工作任务不感兴趣;来自家庭的压力,如与亲戚的关系等;生活方式的压力,如节食、戒烟或戒酒等。

在任何压力处境下,应激反应是人在面对逆境时心理和生理的反应,它会激活人体内的应激反应模式如"战斗"或是"逃跑",如果没有,人就会冷静下来,思索此时该做什么。"应激"这个词是一个工程学的比喻,指"物理层面的压力"。一般来说,应激反应由自主神经系统(ANS)所掌握,这个系统掌管着人体不同的功能,如心跳、血压、消化和性反应。自主神经系统的交感神经倾向于使我们的身体处于兴奋状态,而副交感神经则倾向于让身体平静、放松或进入冥想。自主神经系统会自动运转,不需要我们的意识参与。对于冥想修习者,有必要了解自主神经系统的运作,并在导师的指导下意识到它运转的过程。有时候,应激反应对于我们的生存是必需的,因为它会传递给我们一些重要的信息,比如,让我们能应对一些紧急事件。如果你能意识到自己的压力及其发展过程,那么你会发现,很多压力其实是有益的。

总之,压力管理表现在四个重要方面,正念在这些层面都是有效的:1.生理层面;2.情绪层面;3.行为层面;4.认知层面。

1.生理层面:血液循环系统、骨骼肌肉系统、神经系统和免疫系统。惊慌反应、身体发紧、头疼、背痛和高血压。

2.情绪层面:应激反应——愤怒、激惹、烦躁、愤慨、悲伤—抑郁、担心、害怕和焦虑。

3.行为方面:不能集中注意力、不能专注工作、不能维持良好的人际交往、工作滞后以及缺乏灵活性。

4.认知层面:缺乏自信、不能自我肯定、缺乏热情、悲观。

适度的压力能使大脑工作效率更高,所以不是所有的压力都是有害的:"如果没有一点压力,那么大脑也不会运作。大脑就如同肌肉那般越用越强,不用则退化。"适度的压力能使得我们的大脑保持好的状态,保持清醒。这种"有益的压力"能提高我们主管学习的神经中枢的内分泌水平。[4] 与此类似,有些压力会敦促人去解决一些问题,人若顺从了这些压力,反而能解决之前困扰他的问题。在下面的案例中,将会具体体现这个观点,这对于证明压力能使人"防患于未然"是一个很好的例子。无须经过专业心理咨询师的指导,父母在家中就可以指导孩子如何来应对压力并养成良好的习惯。

案例研究

威尔森是一个 17 岁的大学生,学机械工程。他是家中唯一的孩子,父母都很喜欢他。在家中,虽然他们在吃饭或喝茶时,会聊很多的话题,但父母从来不会谈及威尔森的朋友,尤其是女朋友的话题。威尔森容易害羞,和女孩在一起时会很拘束。他暗恋班上的艾米,甚至都着迷了,但他没有和任何人说起过他的感觉,或许他自己也不清楚自己的感觉。艾米隐约感觉到了威尔森对她的柔情,但他们从来没有谈论这些。离毕业还有差不多一年时,威尔森开始变得健忘,经常忘记他的作业和辅导。威尔森的妈妈发现,他的家务活也开始做得很马虎,也不再去饭馆打工了。他的行为和表情也经常显得很疲惫。他在平常做的一些事上常显得犹豫不决。威尔森的父亲约翰隐约感觉到儿子可能爱上了某个女孩。某天傍晚,在他们饭后散步时,约翰以玩笑的口吻问及了这件事。

约翰显得很轻松,用看起来很随意的口吻谈到了这个问题。他简单地告诉威尔森:"好,儿子,你快要毕业了,然后就要开始寻宝了——找到一个好姑娘。"威尔森马上脸红了,想否认,但经过约翰的一些巧妙问询,威尔森打开了他的话匣子,就像开了闸的瀑布一样。他倾诉了在过去这两个月内他想到的一切。约翰的话很有智慧:"我很高兴,儿子,你的心向某人敞开了。现在,你需要慢慢地观察艾米,看清她是一个什么样的女孩,是否适合你,尝试和她交往,但不要轻易下结论。这周你不需要做什么。在你的心感到温暖的当下,你可以用喜悦和坚定的心投入你的学业和其他的事情,相信你的期末考试一定会取得优异的成绩——至于女朋友,你可以持一种开放的心态,或是艾米或是其他女孩,完全由你来决定。"父亲的这些话魔术般地起作用了,威尔森又恢复到了原来的样子。

这个案例显示,和年轻人交流时,智慧、平静和幽默等都是必需的,切忌把自己的想法强加给他们。

作为咨询师的我从我的妻子卡亚妮那儿受到了这些启迪,于是我们能像对待朋友那样对待我们的孩子。她是一名教师,知道许多能使家庭氛围变得轻松的纯真笑话。心理咨询和心理治疗有其独特的应用范围,但有时候,就如这个案例中的威尔森那样,如果咨询师能在家庭中发挥智慧、理解和幽默,那么就能够建立一种"治疗文化"。

现在,关于压力管理,我想说一个更为复杂的案例。现今年轻的专业人士想长期投身于一个领域是一种普遍的现象。这个案例来自诸多遇到类似的压力管理问题而前来寻求帮助的来访者。

阿绍克(30岁)和阿姆丽塔(26岁)是亚洲移民,他们已经在昆士兰州住了5年。他们有两个孩子,一儿一女。阿绍克是一家公司的高管,阿姆丽塔在一家商店工作。作为新移民,他们的日子算是过得不错。阿绍克工作的地方离家很远。每天他很早就要离家,为了身体的健康每天还去健身,回家时都是晚上7点左右了。阿姆丽塔每天带孩子去上学然后接他们回家。阿绍克工作的公司进行了重组,在业务上开始涉及一些新的领域,所有的

第十五章

高管都被高层要求接受一些培训来掌握新的技能。虽然公司没有裁员,但公司人员的流动性变大了,而且公司发展的方向也变得不明确,这让许多人感到顾虑和担心。

在工作上,阿绍克是一个很拘谨的人。他有个习惯,就是压抑他日常生活中的压力和愤怒。在家里他也不愿意谈他的问题,只是偶尔会简单提及他现在必须接受一些培训,明天有个考试之类的。考试前的一个月左右,一位亲戚瑞塔阿姨前来拜访。当阿姆丽塔小的时候,瑞塔阿姨曾经照看过她。瑞塔阿姨要在他们家住一个月左右。阿绍克是一个很热忱的人,十分欢迎阿姆丽塔的亲人来访。但那时显然不是一个好的时机。性格使然,阿绍克对客人非常热情,但同时也压抑了自己的压力。另外,阿绍克工作的部门招了一名新员工,而且老板看起来更喜欢这名新人。正常情况下,这些事并不会使阿绍克感到烦恼,因为他一般不会嫉妒他人。阿绍克是个好人,他压抑了因瑞塔的来访而造成的压力。不久,他的压力开始爆发了,他感到头疼。幸运的是,不久瑞塔阿姨离开了,这不仅缓解了阿绍克的许多压力,同时也使得阿绍克意识到,有必要和妻子谈谈他们之间的问题。他用一种很平静和绅士的方式,与妻子交流了他的感觉和看法。他没有指责任何人,同时也前来接受心理咨询,开始时是他一个人,后来他妻子也参与进来,共同做了咨询。咨询师点出了阿绍克的一些具体问题,并向他介绍了一些方法,包括日常生活中的正念修习。大约两周以后,阿绍克发现,他不再被以前的负面思维模式所困扰,也不再为将来的事而担忧了,而是能够集中精力工作。在思维和感觉上的这些改变让阿绍克感到非常惊讶。这个案例就是典型的心理咨询中的"经验性回避"(experiential avoidance)。现在,在新的工作岗位上,阿绍克得心应手,不再担心和焦虑,他对学习那些新技能也产生了浓厚的兴趣。

为解决与压力有关的问题,心理咨询所给出的指导主要是聚焦于"自我觉察",不去压抑、不去拒绝,也不去逃避。对于我的来访者,我一般采用以下的指导方法:

- 提高自我觉察,不判断、不拒绝、不反应。
- 理解人生的似是而非,意识到并从心底接纳这些问题——这个过程伴随着痛苦——然后改变它们。
- 发展正念使自己能意识到一直困扰自己的思维定势或自动化思维,开放自己,然后觉察到身体的知觉和感觉。
- 对自己的身体和周围的世界有敏锐的觉察力。
- 在家里与家人建立联系。逗家人或朋友开心是建立关系的好方法。在工作岗位上,你也可以逗人开心。
- 遇到压力时,阿绍克没有通过喝酒或其他压抑的方式来应对压力,而是和他的妻子与孩子在一起。偶尔他们也会外出旅行。

应对压力的不健康的方式

压抑;否认;以各种方式来逃避;过度反应或过度工作;贪食;物质滥用:酗酒、吸毒、抽烟;自残以及产生自杀念头。

应对压力的健康方式

向家人或朋友倾诉自己感受到的压力也是一种心理咨询。很多学校、工作单位和咨询中心都会提供心理咨询。但由于压力会涉及许多心理问题,所以最好有一个专业的心理咨询师。还有一些项目,如克莱格·哈斯德博士(Craig Hassed)为莫纳什大学医学院的教授们所创建的减压项目,该项目结合了正念修习。[5]还有一些项目聚焦于身体锻炼、散步、休闲和音乐。对个人来说,有个多样化的日/周计划是最好的。与朋友交流、参加社会活动、常去图书馆等也是一些减压的好方法。

随着时代的变化,我们的工作环境和社会也会不断地变化。面对这一改变时,我们会感到压力,与家人和朋友保持密切而和谐的关系是重要的减压途径。有实证研究的证据显示,耐心和正念修习能有效帮助人们面对和解决与压力有关的问题,尤其能有效面对混乱和不确定的局面。[6]克拉西顿曾用速度来比喻这个世界,目标明确,慢慢地走,以休闲的、安静的和沉思的生活方式来应对生活中的压力。他用了一个形象的比喻"兔子大脑"和"乌龟心灵"。在第11章我们谈了生命的途径,本章则提供了正念修习的图解背景。

第十六章
忧愁的逻辑及其盟友：抑郁、沮丧和厌烦

最近有一个有趣的学术探讨，话题是"把寻常的痛苦错误地当成了疾病"和"把普通的忧愁变成疾病"。[1] 这些探讨反思了生命并尝试给予其意义，拥抱痛苦能对生命和死亡产生洞见，并能区分它们的异同。按照佛陀对第一圣谛的解释，死亡是"转动车轮"。霍洛维茨和韦克菲尔德的著作《忧愁的损失》（*The Loss of Sadness*）是一个突破性研究。他们在其中提出，人们很容易把正常的忧愁转化为心理障碍：

> 忧愁是人内心的一部分，并不是一种心理障碍。这既反驳了精神病学对抑郁障碍的错误定义，同时又肯定了抑郁是我们生命中痛苦但重要的部分。而我们倾向于把这部分放在一边，或把问题医疗化。随着科学给我们带来了更多控制情绪的方法，我们不可避免地要面对一个问题，即人能否从强烈的忧愁中恢复，我们是否应该将忧愁从生活中完全屏蔽。这是一个重要的科学和伦理问题，不应该肤浅地用 DSM（精神疾病诊断标准手册）来解决，因为 DSM 错误地把重度忧愁放在了心理疾病的范畴内。只有当我们能清楚地区分正常的忧愁和心理疾病时，我们才能恰当地面对这个问题。[2]

第十六章

即使在那些接受 DSM 并认为需要设立判断精神疾病的标准的学者中,也存在不同的意见。如保罗·贝格乐(Paul Biegler)认为:"霍洛维茨和韦克菲尔德或许是对的,DSM 的确'过度病态化'了许多人,这些问题本来就是所有人在面对逆境时都会经历的。"[3] 所以,我们赞同弗洛伊德的观点,他发现:"虽然忧愁包含了脱离正常的生活态度,但我们从不认为它是病态的,也不会把一个伤心的人交给医生来治疗。我们相信,过段时间,人会挺过来的,我们不赞成此时去干预,甚至认为干预是有害的。"[4]

接下来,我将会讲到如何帮助那些因失去亲人而忧愁的人,使他们能不通过药物就能调节好自己的忧愁情绪。在这里,我只谈忧愁的框架,同时还会提及与忧愁相连的抑郁、忧伤和厌烦。忧愁很接近我们的日常生活,对我们也很重要,因为它能促使我们反思:"人忧愁,是因为人把所有的注意力都集中在那已去世的人身上,忧愁的时刻同时也是一个反省的时刻。学者们经常把忧愁与社会退缩及抑郁挂钩,却很少提及忧愁的反省功能。人在忧愁的时候往往会对死亡进行反思,同时也会反思自己的生命和死亡的意义,反思时间的流逝。"[5] 霍洛维茨和韦克菲尔德还从非言语性的生物角度谈及了忧愁的本质,强调忧愁的普遍性。忧愁存在于所有灵长类动物、婴儿和成人身上。另外,失去爱人、失去重要关系、失业或失去社会地位,以及长期的压力等给人造成的忧愁是不同的。近些年来,天灾人祸给人类造成了巨大的创伤。在别的地方,我们会探讨"恐慌文化"中的哀伤和忧愁。[6]

这一章,我会聚焦于所谓的"失传的忧愁艺术"。弗洛伊德分析哀悼的本质时,认为它与忧伤不同,哀悼不是一种医学上的障碍。因此,霍洛维茨和韦克菲尔德表示,心理治疗早期就肯定了"忧愁是人类内心的一部分,而不是心理障碍"。需要强调的是,弗洛伊德谈到了两种不同的忧伤:一是"抑郁",另外一种是罗伯特·莫顿的(Robert Murton)《解剖忧伤》[7]里所描绘的"存在焦虑"。波顿(Burton)将抑郁描述为"深入反思,卓越的理解,有见识的、睿智的和机智的"。因此,抑郁有两面,一面是病理性的障碍,另一面就是波顿所描述的。关于这一面,存在主义治疗师欧文·亚隆对此作了进一步的阐释。迈克尔·伊格纳蒂夫(Michael Ignatieff)称抑郁的这一面为"失去范例"(lost paradigm),它是一个值得研究的课题,而不是一个需要纠正的病理问题。[8]基于庞大的临床数据,欧文·亚隆的存在主义心理治疗更巧妙地唤起了抑郁的这一特点。在探讨意义和死亡的问题时,他结合了陀思妥耶夫斯基、托尔斯泰、卡夫卡和加缪的言论。在《探索内在空间》[9]中,我从哲学和心理治疗的角度探索了佛教和存在主义的交叉。之后还会谈到佛教有关调节忧愁的方法,本章会聚焦于失传的忧愁艺术,它关注于忧愁、丧失和哀伤。

另外,忧愁是痛苦的可见前线,痛苦还有一个含糊不清的沉默形式,法语为 ennui,英文则是 boredom(厌烦)。这种形式的痛苦可以称之为"枯燥的抑郁"。与病理性的抑郁不同——它起始于也终了于日常生活的繁琐过程,它是一种被忽略的情绪,我们之后会谈到。佛教和亚洲心理学的观点能帮助我们理解忧愁、悲伤和厌烦等问题。遗憾的是霍洛维茨和韦克菲尔德没有发展出一个可以替代的、非西方的治疗方法。之后,我们将探讨管理忧愁的正念心理治疗。

我个人的心理治疗取向,即我自己发展和使用多年的咨询实践,可以命名为正念情绪聚焦疗法。随着我离开心理咨询实践而转向心理咨询教育,作为维多利亚心理咨询师与治疗师协会(CAPAV)的成员,我能够更明确地将情绪研究融入心理治疗中。我参加了情绪聚焦疗法的创始人格林伯格在悉尼举办的工作坊,我学到了很多,同时也将正念修习和情绪聚焦疗法相结合。近来兴起的对情绪调节和正念技术的实践教育,对于心理治疗也很有价值。另外,研究情绪和表情的心理学家保罗·艾克曼发展了情绪平衡计划(CEB),还有佛教哲学家阿兰·华莱士的理论,都为我的正念情绪聚焦疗法提供了理论基础。

在本章内容的语境中,刘易斯·沃尔珀特(Lewis Wolpert)关于情绪研究提供了富有启发的分析,对我们理解抑郁很有帮助。他认为,抑郁是一种情绪障碍:

> 如果我们要了解抑郁,我们需要首先了解情绪。所谓抑郁,我相信就是忧愁病态化了……抑郁是一种情绪障碍。[10]

人类痛苦的普遍性

有三种重要的情绪有着重大意义,但它们的重要性和意义却被一种强大的、先入为主的观点所淹没,即抑郁是一种临床心理障碍。这三种情绪是:忧愁、存在焦虑引起的忧伤和厌烦。理解这些情绪需要洞察力,心灵必须是开放的和接纳的,就如善慧尊者(Sumedha)在解释四圣谛时所说的那样。在听了佛陀的讲经说法之后,安雅衮丹雅(Aññā-Koṇḍañña)是第一个证悟的,他明白了"所有兴起的物体都是无常的"[11]。冥想不仅仅是为了使我们的头脑平静,更是为了让我们获得智慧的感悟。这也包括让我们的头脑对阈下的行为倾向进行控制,这些倾向会使我们陷入贪恋/迷恋、反感和厌恶、懈怠和无聊以及因灾难而惶恐不安、沉溺于恐惧之中。我们要做的不是通过清除这些倾向而消除它们的害处,而是要明白,一旦这些念头停止了,它们所导致的那些对我们有害的思想自然也就消失了。这就是 *nirodha*——休止,空和放下。这是佛教的情绪管理法,我在心理治疗中也经常使用,认为很有效。经过几次心理咨询后,来访者开始能够看到他们的愤怒、不同模式的厌恶和反应、执迷和贪恋、愚钝和抑郁等情绪模式。他们能像欣赏艺术那般面对自己的这些情绪,不再会因为产生这些情绪而感到尴尬、羞愧、罪疚等。当他们能以放下的心态来看待那些正常的不快乐和痛苦时,这些痛苦就不会变为病态的痛苦,也不会演变为神经症。情绪的清晰、平衡和成熟是心理治疗成功的标记。事实正如弗洛伊德所说的:"我只是努力把歇斯底里转变成正常的不快乐。"杜瑞(Drury)说:

> 弗洛伊德的话换种说法就是,精神分析只是用正常的不快乐来代替病态的不快乐。基于单纯的快乐原则、认为人不需要焦虑和忧愁的精神病学,只不过是一知半解的肤浅学问。我们的任务不仅是帮助人摆脱痛苦,更是要对痛苦进行诠释。[12]

在研究"言语的危害"时,杜瑞批判了时下在描述抑郁时充斥着的医药化语言。

有些西方心理治疗流派也认识到人生充满痛苦:

> 传统观点认为一些本应归属于心理的问题都是病态的。即使有再多的关于心理疾病的研究成果也不能阻碍我们去证明并强调人类痛苦的普遍性。[13]

许多心理障碍,如孤独、自我封闭、无聊、无意义感和自卑心理等,不会构成临床疾病。不管是何种心理问题,只要在正常生活范畴内,都能通过心理咨询摆脱,我的大部分来访者都是这样。[14] 在佛陀的时代,尚没有关于异常心理的临床概念,但佛陀看到了世俗之人被欲求、瘾症、自我放纵、愤怒和攻击等冲动行为驱使着。

悲痛和忧伤

弗洛伊德对悲痛和忧伤的论述非常精彩。其中有许多真知灼见,但正如詹妮弗·莱登(Jennifer Radden)所说,虽然精彩,但其中有些内容显得有些含糊不清,完全读懂这篇文章需要具备解读复杂诗歌的能力。[15] 在精神卫生的研究中,这可能是最早提出悲痛和忧伤并非抑郁的观点的论文,尽管弗洛伊德写这篇文章很可能是受到了卡尔·亚伯拉罕的影响。莱登认为,在弗洛伊德的内心有一个有趣的矛盾,一方面他认为忧郁是少见且病态的,另一方面,他又觉得忧郁很普遍甚至是人之境况的一部分。认为忧郁是人境况的一部分的观点为新的治疗理念提供了基础,如波顿的《忧郁解析》[16]。莱登还声明,忧郁与人的才能、心境和创造力有关。这一观点始于莱登关于"那些受伤、伤心、被忽略、不受喜欢或失望的情景,能够给人际关系注入一种爱恨交织的感觉,或强化某种已有的矛盾心理"[17] 的重要论述。为了试图化解这种矛盾,我将忧伤分为两部分,一种是积极的存在焦虑,另一种就是消极的病态抑郁。就如我们已经提到的,霍洛维茨和韦克菲尔德的研究要归功于弗洛伊德对忧郁的清晰定位。霍洛维茨和韦克菲尔德还提到,伤心能够自我治愈,哀悼者也会恢复到正常的心理状态。[18]

抑郁和厌烦

奥托·费尼切尔(Otto Fenichel)用一句格言来定义厌烦:"当我们必须做不想做的事或做不了我们想做的事时的感受。"他认为,厌烦的特点就是在被某件事所催促的同时又伴随着对这件事的抑制。

埃里希·弗洛姆在后半生与定居斯里兰卡的向智尊者保持着密切的联系。他就佛教中称为"世纪病"(la malaise du siècle)的相关内容提供了一些有意思的见解。所谓世纪病就是一种状态,表现为感觉不快乐、孤僻,仿佛生活没有意义、对生活没有兴趣,有模糊的不适感。[19]他认为,在很大程度上,许多人处于痛苦之中并不是因为他们病了,而是他们与生活中有意思的和美丽的事情隔离了。弗洛姆说,他们的生活需要得到扩展与强化。他认为,"厌烦"是我们这个时代的病。与厌烦情绪密切相关的是孤立及缺少与他人的沟通。厌烦始于我们这个时代机械的生活方式。在提勃尔·西托夫斯基(Tibor Scitovsky)的著作《无快乐的经济》、弗洛姆的《占有还是存在》和《聆听的艺术》中描绘了人类的这种境况。西托夫斯基认为,人应该专注于"为自己而活"。这个概念涉及对"心流"(flow)的体验,这始于米哈里·契克森米哈(Mihaly Csikszentmihalyi)关于工作经验的研究。在经过对包括艺术家、登山者、下棋者、医生、作家和手工劳动者等大量人群进行取材及研究后,他发现了"纯粹快乐行为的主要动机"。人处于心流状态之中,能捕捉到生活中的精彩瞬间,而典型的方式就是进行冥想修习。

如费尼切尔所暗示的,人之所以会厌烦是因为其价值受到束缚,也如卡尔霍恩所言,厌烦意味着人做某事的同时又没有从中获得价值感。[20] 因此，无论是从心理学（费尼切尔）还是哲学（卡尔霍恩）的方面来说，失去价值感都是产生厌烦的重要原因；根据弗洛姆的观点，生活方式也是社会中出现厌烦的重要原因。著名的冥想导师戈德斯坦从厌烦的根源中看到了注意力的危机：

> 厌烦不是来自于我们注意的"对象"，而是我们注意力的"质量"。明白这个道理能够带给我们启迪。弗里茨·帕尔斯（Fritz Perls）是将格式塔疗法带进美国的心理学家。他说："厌烦就是缺少注意力。"明白了这个道理，我们就能为生活带来丰富的改变。[21]

就如米哈里·契克森米哈所印证的，能够完全沉浸于自己所做的事，如音乐、艺术或是烹饪，是获得快乐并成功发展这些能力的关键。在冥想技术里，还有更深层次的沉浸。关于注意力的技巧，华莱士的分析如下：

> 注意力缺陷的特点是不能专注在自己所选择的事物上。其心理变得游离，并且不能投入其内在的思维过程。注意力多动，是指一个人的心理活动被大范围地唤起，导致强迫干扰和思维分裂。另外，当我们以苦恼的方式关注事物时，我们的注意力就会失调，这无助于我们的身心健康。[22]

忧愁的情绪轮廓和情绪处理

鲍勃·所罗门（Bob Solomon）说道："精神创伤不是忧愁的全

部:忧愁的另外一面是深深的爱。为此,我要声明,忧愁不只是为丧失而悲叹。忧愁也是让爱延续的一种方式。"[23] 他还认为,忧愁其实也有纪念的成分。人们会将自己的小说献给自己的爱人、为某建筑物命名,或是以他们的名义创建团体等等。重要的是要明白,就如鲍勃·所罗门所说的,忧愁不是一种孤立的情绪,它往往伴随着一系列的情绪。如库伯勒-罗斯(Kubler-Ross)所言,忧愁是一个丰富的过程,从否认、愤怒、心烦意乱、愧疚到悲痛。深度的忧愁经过了这样的过程的提炼。在研究了毛利人的仪式后,他认为,忧愁不是对生活的干扰,而是生活节奏的继续。

有很多治疗方法能帮人调节自己的情绪,"认知疗法能促进人对情绪过程的深入了解,行为疗法针对想象性刺激所引发的恐惧,心理动力疗法能使人洞察情绪,经验疗法能使人深入体验,交互疗法能帮助人与自己的感受沟通。这些疗法关注到了情绪的每个重要方面"[24]。所有这些方法都为心理治疗作出了贡献。但在本章,我们将主要关注由格林伯格所创立的情绪聚焦疗法(EFT),还有我创立的正念情绪聚焦疗法。虽然我研究情绪多年,而当我在 2010 年参加了格林伯格在悉尼开办的工作坊后,我对情绪研究更有信心,方向也更为明确了。正如第 5 章我们提过的,独立于治疗的情绪研究在近年掀起了一场革命。情绪研究在发展过程中将情感、认知、动机和注意等不同维度加以整合。一种成熟的情绪会拥有所有这些心理维度,同样还包括情绪的生理维度。情绪的生理维度是情绪体验的核心。

调节情绪,采用正念修习是一个好的方法。正念修习的纲领是《念处经》(Satipaṭṭhāna Sutta),它包含了对身体、感觉、思维过程和自然的本质/身心关系的四重指导;[25] 这一基础结构也在《出入息经》(Ānāpāna Sutta)的布道中有所体现。[26] 在我个人的修习中,我发现,在选择了愤怒、害怕或忧愁中的一种情绪后,关注这种情绪的不同成分,这些成分就是你注意的焦点和正念对象:身体、感觉、观察、思维、思维模式和身心关系。我发现,这种"情绪成分理论"很有用,能对来访者进行系统性的指导。调节忧愁时,很重要的一点是首先关注自己的身体,即"体会":注意身体的信号,意识到压力和震动,呼吸,心跳,血液循环以及身体的警觉。对于心理治疗师来说,一些表层的现象也能成为重要的线索。当我们的五官和心成为接受外界信息的通道时,会产生佛教所说的"第六感",这感觉包括我们所有的感觉:四肢的感觉、身体的运动、身体的松紧,内部的器官如肺、心脏、肠胃,躯体方面的肌肉、四肢和脸部。我们用"内感受"这个词来表达这个状态,巴利语就是 *anindriya-paṭibhattha-viññāṇa*,指一种与感官没有关联的感觉/独立于五感的感觉。在冥想中,所有感官都关闭了,但仍然会有内感受。在启迪冥想中,这种聚焦被描述为通过身体来了解身体。通过关注四种元素——空气、物质、水和火的不断转换,逐渐进入冥想启迪。让身体安静下来之后,聚焦在"感觉"上,就如前几章谈到情绪时所说的,人如果能熟练地关注自己痛苦的感觉、反感或困惑,并能"踩刹车",就能使自己不至于陷入过度的愤怒或忧愁中;在认知疗法中,很关键的一点就是聚焦于"自动化"思维过程,并阻断人自动和重复的思维过程。

当我们分析忧愁的情绪轮廓时,最主要的忧愁来自分离体验、丧失、抛弃感与沟通困难。沟通是决定性的,压抑自己、不谈论自己的真正需要对沟通是有害的。失去亲人、梦想破碎、失业、失去安全和舒适的生活环境,如因天灾人祸而失去家园,都会导致人的忧愁。"第二层次的忧愁"如伤心、受伤、创伤、被忽略、不被认可和被拒绝等,更为复杂。[27] 尤其是发生一些无可挽回的损失时,人会产生一种情绪上的需要,想要获得同情及与他人分享自己的感觉。有创造力的人则会用音乐或写作来表达。而最重要的治疗步骤是**接纳**。

正念心理治疗的目标是帮助病人用不同的方式将他们的情感生活与所有经历联系在一起。这并非是为了消除人的忧愁、担心或焦虑，而是帮他们从另外一个角度来看待事物。思维和感受不受我们控制，它们来去自如。[28]

情绪聚焦疗法

在格林伯格的情绪聚焦疗法中，意识和接纳是第一步。心理治疗师"与来访者一起，帮助他们去面对、容忍、调节以及接纳自己的负面情绪"[29]。

情绪表达：来访者必须体验到自己的情绪，并能有效地剖析自己曾想逃避的感觉。我们需要唤起情绪、忍受情绪，最佳的情绪调节过程是认知和情感整合。

情绪调节：当来访者被某种情绪，如忧愁、羞愧、害怕或无力感所淹没时，需要帮助他用跳出情绪的方法来调节情绪。面对那些令人困扰的情绪，许多人会用一些方法，包括阻止自己去感受这些情绪、退缩、逃避、干扰，或把情绪转化为躯体症状，甚至是用寻求快乐刺激的方式来调整情绪，这些策略都是有害的。在佛教的修习中，面对忧愁的调节方法是放松自己的身体，视忧愁为人际交流的过程，感受它，然后让它过去。

其实，在这一点上，格林伯格已经将正念的一些技术融入情绪聚焦疗法中了。情绪调节很重要的一点就是调节自己的呼吸和意念——不判断地观察并描述自己的情绪状态。情绪调节的基本技巧包括：给情绪命名、描绘感受到情绪时身体的感觉、明白引发情绪的事件、理解自己对这个事件的解读以及该情绪会驱使自己所做的行动。[30] 命名和贴标签是佛教正念修习所常用的技术。佛教也建议在深入体验的水平下反省情绪经验。

格林伯格最后的方法是将一种情绪转化为另一种情绪。他引用了斯宾诺莎的观点,"一种情绪不能被另外一种情绪所限制或取代,除非是相反或更强烈的情绪"[31]。

佛教管理负面情绪的方法

抑制的方法是预防负面情绪的第一步。"退一步"然后作出一个成熟选择的能力很重要。因为在情绪管理中,选择扮演了一个很重要的角色。熟练掌握正念修习在许多方面都是很有帮助的:若出现愤怒,他就能感受到愤怒正在出现,然后迅速让它沉淀下去;愤怒变得有攻击性时,他能预料到由此产生的行为会有破坏性的后果;他根据情况,运用不同的解决方法,如宽恕或是慈悲,来应对这个让他愤怒的事物。这一过程,就是所谓的"见于未萌",这是一种抑制的方法。对于感官的欲望,坚持进行抑制的练习是最好的方法。在下一章我们将会讨论一些调节忧愁的特殊技术与个人案例。

补救方法。本章之前所引用的斯宾诺莎的话揭示了一种方法,就是使用对抗性手段。佛教中的四无量心(四梵住),慈、悲、喜、舍,都是有效的良药,在之后的章节我们将对其进行详细的分析。毫无罪责地完全接纳自己及与别人保持连接的能力,能够帮助人摆脱自我中心的困境。在佛教文化里,痛苦和丧失是大家所共同关心的。四无量心除了能促进人的慈善行动外,还有冥想层面的功能。佛教的舍能使我们平衡现实生活,还能使我们克服生活中的种种艰辛。

升华负面情绪而不是将它们妖魔化,这需要技巧,每种特定的情绪都有其特定的办法。向智尊者说,不要抛弃负面情绪,因为它们能够转变成积极的东西:"如果你们扔掉一样东西,它将不复存在。你失去了你曾拥有的东西。当你两手空空时,你什么都做不了。然而,你扔掉的几乎所有东西都可以通过一些小戏法而变成与之相反的东西。"[32]

启迪使人从负面情绪中获得解脱。在此,我们可以用情绪成分理论将情绪视为由身体的知觉、感觉和思维模式所组成的,如果好好观察,你渐渐就能看到情绪的出现及消失,它们从虚无中来,又归于虚无。在此,无常的概念适用于这些"表面上看来坚若磐石的现象"。

有些方法会在下一章提及,届时我们将主要关注忧郁和丧失,也会探讨与此相关的忧愁和抑郁问题。

佛教与抑郁:一种人类学研究

霍洛维茨和韦克菲尔德在研究过程中发现,有些人类学家否认抑郁是一种跨文化的普遍性问题。斯里兰卡的人类学家加纳纳什·奥贝赛克拉(Gananath Obeyesekera)宣称,斯里兰卡人视无望、无意义和哀伤为一种受文化影响的生命哲学,而不是一种疾病:"西方用以诊断的词汇'抑郁'怎么可能在一个深受佛教思想影响的社会中应用呢?因为佛教的主题思想表明,生命就是痛苦和哀伤,而这痛苦由贪恋和欲望所造成,只有一个方法(就是通过冥想)可以予以理解和克服。"[33]霍洛维茨和韦克菲尔德强调,奥贝赛克拉所谈的显然是正常的忧愁,而不是慢性的抑郁,或者某种临床的心理障碍。[34]凯瑟琳·鲁兹(Catherine Lutz)对伊法鲁克(Ifaluk)文化的著名研究发现,这一文化以类似的方式处理哀悼和丧失中的忧愁情绪。在该文化中,*fago* 这一个词就包含了慈悲、爱和忧愁等情绪。"*fago* 的大意为生命是脆弱的,与别人的联系非常珍贵但会因死亡或旅行而中断,爱与死亡是平等的。"[35]霍洛维茨和韦克菲尔德认可该研究的价值,他们表示:"鲁兹准确地描述了伊法鲁克文化中正常范围内的抑郁情绪。她的批判同样表明西方的精神病学对抑郁的定义过度泛化,并错误地把它们归类为功能障碍。"[36] 我认同这两种观点:抑郁障碍具有普遍性,以及对抑郁的过度定义会导致一般的忧愁被归类为疾病。必须要说的是,鲁兹的突破性研究展示了一种文化的力量,我称之为失传的忧愁艺术。在斯里兰卡或许也是如此,尽管现代化、社会变革或自然灾害如海啸等可能会使痛苦、忧愁和抑郁的含义产生一些变化。

霍洛维茨和韦克菲尔德研究的一个局限是,虽然他们探索了关于抑郁和忧愁的跨文化观点,但对于调节抑郁的问题,却仅局限在西方的心理治疗范围内。近年来,正念心理治疗在西方的兴起要归功于东方文化尤其是佛教的贡献。这很重要,因为它们带来了更多理解和调节抑郁情绪的心理方法。在第13章我已经讨论了这些心理调节的方法,在此不再赘述,只是想指出这些疗法都是想让那些伴有抑郁情绪的来访者回到日常的生活。席格等人[37]研究了针对抑郁的正念治疗方法。他们的方法与艾伦·贝克的认知疗法不同,不是去和负面思维进行辩论或对其进行分析,而是"以意识把握思维和感觉,而非改变它们"。后来贝克也将正念技术融入到他的认知疗法中。为此,对于我们的主题"复兴失传的忧愁艺术"来说,正念忧愁心理咨询和正念抑郁心理咨询为我们对霍洛维茨和韦克菲尔德研究的探讨提供了一个新的平台。此外,席格等人的研究[38]用的是客观、科学的研究方法,摩根(Morgan)[39]的研究则是用主观的和现象学的方法。因此,除了主流的医学和精神病学之外,这些方法为抑郁的研究和治疗进行了新的展望。

我个人的正念情绪聚焦疗法不是把"抑郁"具体化为"某物",而是视情绪由几个要素构成,包括对境遇的观察、身体的知觉、感觉、思维模式和行动意愿等。[40]另外,这个"成分理论"能帮助我们将忧愁从(有临床症状的)抑郁中分离出来。正如沃尔伯特(Wolpert)在其著作《有害的忧愁:抑郁剖析》中所说的,抑郁源于对忧愁的不当应对,或忧愁的病态演变。[41]总结我们所探讨的这些争论,可以说霍洛维茨和韦克菲尔德的研究为忧愁重新正名,认为它是一种自发的情绪,或者就如保罗·艾克曼所说的是一种"基本情绪"。

根据艾克曼的观点,抑郁也可被看成一种"情绪的混合物":

如果忧愁主控抑郁,那就是一种退缩的抑郁;如果苦闷是其主要成分,那就是一种不安的抑郁。感到抑郁的人不仅觉得无法改变他们的命运,同时也感到绝望。他们不相信未来会好起来。除了忧愁和苦闷之外,他们还强烈地感到罪疚和羞辱,感到自己没有价值……对自己或对别人感到愤怒,还常常感到害怕。[42]

厌烦

厌烦本身也有其情绪轮廓。如果你能很好地理解厌烦,通过某个维度,就不仅能调节忧愁,还能通过发现它积极的一面来克服忧愁。就如卡尔霍恩所说,价值和意义是理解厌烦最重要的因素,因为价值受到约束是厌烦的主要成因。[43]从另外一个角度来说,厌烦也是一种注意危机。

第十六章

作为注意危机的厌烦

如果你能沉浸在一件令生命更美好更兴奋的事中,那么厌烦将不会在你的头脑里有一席之地。无论客体是什么——它可以是音乐、艺术、花园、烹饪或阅读,你内在的主观状态才是最主要的。人调节忧愁的一个维度是扩大和强化对生活的兴趣。人的生命必须由价值和兴趣来充实,逝去的亲人或许就是给这人带来启迪和追求人生积极目标的重要来源。马丁·塞利格曼强调正面情绪的价值在于替代病态的情绪。他对未来的积极愿景可以概括如下:

> 病人需要知晓,药物和心理治疗只是暂时消除了症状,当治疗结束后,是有可能复发的。所以,在心理治疗的过程中,必须包括能有效处理症状以及在症状伴随的状态下正常生活的练习。
> 其次,即使痛苦消除了,治疗也不能马上结束。病人需要学习一些积极心理学的专业技术:如何能有更多的积极情绪,更主动地参与,更有意义、更有成就、拥有更好的人际关系。与那些消除症状的技术(基于症状)不同,这些技术能够自发维持。[44]

良好的注意聚焦能力有助于发展积极情绪。在教育和心理学领域,米哈里·契克森米哈是心流体验心理学的专家。他认为,那些享受生活和工作的人对生活怀着好奇和兴趣,坚持不懈、不以自我为中心,以内在报酬为驱力。[45]

为了能理解因为丧失和哀伤而产生的厌烦,我们需要更仔细地观察注意危机的本质,这是因丧失而产生的自然后果,但需要以平衡的心态来好好管理。华莱士和夏皮诺对心理健康的多个方面(认知、意愿/欲求、情感、注意)进行了研究。与此相关的,我在第8章曾分析了注意危机的三个方面。

生命的情绪节奏

罗伯特·所罗门启发了我在心灵哲学领域里研究不同的情绪轮廓的逻辑。在他英年早逝之后,为表彰他对情绪研究所作的贡献,出版了相关纪念著作。[46] 我很感谢该书的编者凯思林·希金斯(Kathleen Higgins)与大卫·谢尔曼(David Sherman),以及该系列的编辑普鲁肖塔玛·比利莫里亚(Purushottama Bilimoria),他们收录了一个与当前的章节稍有不同的版本,尤其专注于"生命的情绪节奏",这节奏与由丧失、哀伤、哀悼、忧伤、抑郁和厌烦等组织起来的新兴网络有关。我还参考了所罗门所做出的不可思议的"转变":在对哀伤、丧失和反射性性格作出深思熟虑之后,又论述了欢笑与幽默。库伯勒-罗斯在其书《论死亡和濒临死亡》中认为,情绪是从一种网络中浮现的。[47] 我认为情绪生活的这种节奏性仿佛是在互相连接的情绪网络中流动着(常常是处于阈下水平),并且会在心理咨询的平静、静谧的设置中呈现出来。在透彻的哲学分析后,我在心理咨询中会为情绪轮廓加上新的维度。正念情绪聚焦疗法使我看到了我们生命情绪节奏的一个更丰富的维度。情绪研究是我长久以来的兴趣之一,本书关于情绪的那一章就是这一兴趣的产物。

第十六章

情绪的整体性和灵性

为了整合情绪与心理咨询方法,除了所罗门关于情绪完整性的观点外,还需要加上另一个深远的维度:

> 情绪整体性是良好生活的基础,完全接纳自我,协调我们的需求与价值(包括自身的价值及他人的价值)。[48]

顺着这个情绪完整性的思路,所罗门说,无论不同的灵修传统的本质各是什么,真正有价值的灵修都会将它与我们情绪生活的节奏相融合,将其视为关注的核心问题,并将思想、反思和智慧等融入其中。正是由于所罗门的这些思考,使我投入很大的精力去了解佛教是如何看待生命中的情绪节奏。佛陀告诉他的儿子罗睺罗如同照镜子般去观察自己的心理:自知之明与自我理解是伦理和心理成熟的基础,也是佛教修习的必经之路。日常的心理咨询工作使我对情绪的兴趣更为浓厚,本书主要聚焦于情绪轮廓:愤怒、害怕、贪欲与瘾症、欺骗与傲慢、哀伤、忧愁与抑郁,还有慈爱、慈悲心、慷慨,害怕、焦虑和嫉妒。[49]幽默是心理咨询中的一个重要方面,我在其他地方已经讨论了这个主题。[50]为此,可以很恰当地说,本书有一个潜在的主题:我们情绪生活的节奏。

第十七章
理解悲伤与悲伤管理：当沙漠之花盛开

本章与上一章是亲密伙伴，都是有关失传的悲伤艺术。尽管有些问题会与上一章重复，但本章有一个特殊的使命，即叙述我自己的一段经历——从哀悼、悲伤还有轻度抑郁的状态，到充满生机、辽阔和丰富的"新的自我感"唤起的状态。如果来访者或咨询师经历过这种从丧失、悲伤转变为博爱与恻隐之心的过程，那么我们能够很容易地共享这种感受。另外，在本章中我将从与上一章不同的维度来叙述，并对上一章的内容进行补充和巩固。

我们需要意识到自己的悲伤情绪，而不是忽略它或否认它，同时，我们还要理解到底是什么使自己感到疼痛。只有这样你才能够做回自己或成为你想成为的人。换句话说，通过正念体察自己的悲伤，能使你更接近生命里最在乎你的人，能改变那些使自己无法活得充实的习惯和思想。充分体察自己感觉和行为的模式——尤其是在悲伤的时候——能使你从苦恼和不满的生活中解脱，带着开放和激情的态度生活。[1]

库玛尔（Kumar）说，我们完全能够将一时的悲伤转化为自我醒悟的旅程。托尔斯泰说，悲伤可以被视为爱的延伸，或是佛教

第十七章

中所说的慈悲。在本章中,我们将会从一个新的视角看待受天灾人祸所威胁的惊恐文化中的悲伤。

悲伤心理咨询聚焦于如何通过丧失和伤痛使人的情绪得以成长。这对于我们理解悲伤和丧失是一个非常积极的途径。对悲伤的反思能扩展一个人对爱的理解并升华其灵性,并由此理解生命的意义。而悲伤的升华力量能使人对生命进行深层次的反思,产生令人惊异的复原力,这些都是对悲伤进行了清楚恰当而成熟的调节的结果。

在《失传的同情艺术》[2]中,拉德纳(Ladner)表示,在应对悲伤和爱时,我不能只专注于病理学的角度。长久以来病理学主导了西方心理学。拉德纳引用了美国心理学会前会长马丁·塞利格曼的观点说道:"只关注病理心理学的研究范式主导了我们这个专业的发展,导致我们总误以为人类缺乏那些能使生活变得更有价值的积极特征。"[3] 拉德纳还发现,按照这种病态的模式,我们只是在设法弥补损害,而不是指向积极的心理健康。但由于正念心理治疗的冲击,一个微小但真正的心理革命正在西方兴起。

如同在上一章所指出的,凯瑟琳·鲁兹的突破性研究发现,在一些文化圈,如伊法鲁克文化圈里,人们总是能自动地将自己承受的痛苦和从他人处获得的"养分"联系起来。在我个人穿越悲伤与丧失的旅程中,在斯里兰卡的佛教文化中同样有帮助一个悲伤的人与别人保持连接的内容。鲁兹说,西方关于爱和悲伤的观点有一个显而易见的矛盾:表面上看,爱是积极的,而悲伤则是消极的;但从更深一层看,爱和慈悲类似于避震器,我们能看到从悲伤到爱与慈悲的积极转化。这是因为在东方文化里,悲伤和慈悲之间有一种自动的联系。

厌离心(saṃvega)这个词是指从悲伤中产生的一种灵性的情绪,这种情绪的基础是四无量心:慈、悲、喜、舍。因此,在佛教文化中,悲伤这个词没有压抑和逃避的含义,而是如洞悉生死般指尝试去理解、反省和改变。

叙述

我通过运用第一人称的叙述手法,使故事变得更真实、对悲伤咨询的反思更深入。本书的核心是对情绪的研究。为此,当我们关注悲伤时,也会关注与此相关的其他情绪:爱、慈、悲。如同发生在我生命中的一样,当你受到悲伤突如其来的打击,你将被一大批情绪缠绕:害怕、焦虑、忧愁、罪疚、自贬、绝望、无明怒火以及无声的抱怨——"这为什么会发生在我身上?"玛尔塔·努斯鲍姆的著作《思想的巨变》记录了她在母亲去世后所做的关于人类情绪的大量研究。[4] 该丛书能帮助我们了解悲伤的反省功能,在悲伤和忧愁引起的混沌中寻求光明、启发和智慧。我的灵感就是来自觉察悲伤的反省、奉献和默观/冥想的维度。

1994年2月,我去了斯里兰卡。没想到在那期间,我妻子卡拉(卡亚妮的昵称)在科伦坡她妹妹的家中病倒了,我们立刻送她去了医院。她患有严重的心脏病,在医院坚持了两天后去世了。在新加坡,2月10日是中国的春节,而此时在斯里兰卡的我却经历了有生以来最大的悲剧。如果她能有幸在感到不适之前赶到澳大利亚,那么还能有机会接受完善的治疗,事情或许会不一样。我们在新加坡时,她因最后一刻的搬家而筋疲力尽,但她是一个意志坚强的人,集中了所有精力来应对移居澳大利亚一事所导致的焦虑。

当我们决定与孩子一起在澳大利亚定居下来后,卡拉不但要准备所有的移民手续,还要收拾我们在新加坡的家,然后把所有

第十七章

东西都寄往澳大利亚。刚到斯里兰卡时，我们过得很好。事隔多年再次造访名胜古迹、走亲访友，令我们感到惬意。我们还拜访了寺庙，在里面祈祷、冥想，那段时间我们很平静，一切如故。现在看来，这都是为了让我准备迎接即将来临的情绪风暴与混乱。

虽然我妻子去世时只有56岁，但她的生活丰富多彩。她是一个认真负责的教师，是三个孩子的好母亲以及可爱的妻子。我们结婚32年了。在她的葬礼上，主持葬礼的毗耶达西法师（Piyadassi Thero）说道："一个生命的价值不在于活了多少年，而在于其生命的质量。"这句话我已经思考很多年了。第二天，我们举行了另一个仪式，将她的骨灰撒到河里。当她的骨灰在河里旋转着然后渐渐地消失时，依恋和无常在我的心中回响。

反省性的平静使我度过了不幸的最初阶段。在我去澳大利亚之前，我在新加坡和几个亲近的亲戚一起住了几天。在那段时期，巨大的空虚感和荒芜感压倒了我。事情过去了将近18年，现在我能成熟和冷静地面对这一切了。从哲学家到职业心理咨询师的积极转变——为移民提供免费咨询至今已达5年——对我产生了魔法般的影响。

18年前在新加坡的那种空虚感和荒芜感我至今记忆犹新，这感觉就像在学校学到的艾略特的诗所描述的那样，仿佛像是一个在河中漂流的空香烟盒，又像是咖啡勺的余音——象征没有意义和目标的空虚人生。但随着我对这种心境的深入研究，我逐渐感觉到，卡拉和我过去经历过的生活其实是有意义和作用的。

当我接纳了这种挥之不去的空虚感之后，我发现我的周围一片沉静，就如同在昏暗的夜晚闪烁着灯光，身心的喧闹渐渐沉寂。即使是在沙漠中也能有治愈之花盛开。这让我想到格式塔疗法的创始人弗里茨·帕尔斯曾说过："有时候沙漠也会盛开鲜花。"

我们常常想掌控日复一日的浅薄生活以及单调日程对我们

的影响,但是那些对贫乏、浅薄的感知却使我们有机会改变自己,使灵性觉醒。髻智法师(Nyanamoli)认为,对空虚的体验是开悟的台阶。

悲伤不会由于几周的冥想练习而消停。就如库玛尔所说,悲伤更像是螺旋而不是一个直线过程,它对我们的影响会持续一段时间。如果出现轻微抑郁的倾向,这很正常。我的一个心理医生朋友帮助我逐渐恢复到正常的状态,一个迷人、活跃以及慈悲的自己,对未来充满信心和激情。我还和梵种尊者(Ajahn Brahmavamsa)进行了一段富有启示性的对话,他半开玩笑半认真地告诉我,"抑郁是一件很有意思的事",观察并从中学习,你能重获失去的精力。现在,我改变了我的环境,在我的孩子曼尼什、阿迪什和钱迪什的协助下,我搬到了莱克星顿花园,一座位于斯普林韦尔区的静修公寓。这里空气清新、绿意盎然、花开遍地,还有许多出色的朋友。至今我已经在这里住了将近十年,我最近完成的有关佛教心理咨询的研究都是在这个阶段积累的。我很感激莫纳什的哲学家们为我提供了阅读和写作的场所,还要感谢康斯坦特·缪斯(Constant Mews)和伊安·马贝特(Ian Mabbett)多年来让我在"宗教探究"的课程中讲授佛教课程,在那里我结合亲身经历,成功地总结了一套佛教教学的新方法。该课程更像是为我表达自己的思想和感悟而设。后来,我转向了新的领域。受帕特丽夏·舍伍德(Patricia Sherwood,索菲亚心理咨询学院院长)的盛情邀请,我加入了他们的教学团队,讲授有关"情绪"的课程,这进一步开阔了我的视野。她鼓励我开发佛教心理治疗技术并指导我如何去训练学生。此外,我还在社区中心为移民提供免费的心理咨询,他们都恢复得很好,很多人成了我的朋友。我开办了进行情绪治疗的"薇薇卡中心"(Viveka Centre),同时也发展了正念情绪聚焦疗法。另外,莱克星顿花园还委派我负责了三个月的心理咨询服务,并根据我的理论取向为他们的通讯做了三年编辑。这样的转变很美妙,专业心理咨询的从业经验使我开辟了一个新的领域,本书的部分核心内容取自这些令人鼓舞的经历。此外,最重要的是,学习心理咨询技术使我在面对生活和工作时在以往的基础上增加了人文视角。

开悟的四种方法

1. 发展洞察力及理解力

管理悲伤比起管理愤怒、害怕和压力更为复杂。原因之一是我们大部分的关心是非常自然和寻常的,就如我在悲伤时那样,我们不会像给愤怒和贪欲那样也给悲伤贴上"消极"的标签。但是,过度的悲伤对我们调节因失去亲人而产生的疼痛没有任何帮助。当迦沙·乔达弥(Kisā Gotami)拜访佛陀,希望佛能施法让她死去的幼子复活时,佛陀告诉她,如果她能从一个没有逝者的家庭中取得芥末种子,那么他就实现她的愿望。在村庄中挨家挨户拜访的过程中,她发现死亡其实是人类无法回避的现实,这使她开悟了。天有不测风云,突如其来的不幸随时会扰乱我们原本平静的生活,但这也会使我们充分认识充满变幻和不确定性的世界,这就是所谓的 *dhamma-niyāma*——事物的本质。你不必消除悲伤,但可以转化它并把它视为止息之法的一部分——诸行无常。这是安雅衮丹雅证悟的经历,他是第一个领悟止息之法的僧侣。

> 安雅衮丹雅到底明白了什么?他领悟了什么使得佛陀在开示的最后称赞了他?那就是:"不生不灭。"[5]

2. 四无量心（四梵住）

四无量心指的是：慈（mettā）、悲（karuṇā）、喜（muditā）、舍（upekkhā）。"慈"指对一切众生保持亲切，因为我们都是生命循环中的过客，都会承受同样的痛苦。"悲"与"慈"不同，悲特别关注生命的苦，无论是人类或是动物，都期望助其解脱。佛陀的《应作慈爱经》(Karaṇīya-metta Sutta)是对人践行善念的指导。爱的践行会产生使人改变的强大力量，它是愤怒和嫉妒最好的解毒剂，并且还能改变周围的人。尊者布达哈拉克黑大（Buddharakkhita）在其著作《博爱的哲学与实践》中说道，《慈爱经》对于心理治疗的转型而言是一座金矿。[6] "慈"首先是针对自己，然后是自己的亲人，接着是所有人，包括你不喜欢的人。对自己的"慈"指完全接纳自己、没有愧疚和自责。另外，它能产生一种让我们能与别人保持连接的能力，这对于"分离"妄念是最好的解毒剂。"通过'悲'，痛苦的现实会生动地呈现在我们的心中，即使在我们个人已经摆脱痛苦的时候也是如此。'悲'能够给予我们丰富的痛苦经验，所以当它们来临的时候，我们能有力量来应对。"[7]

"喜"，指的是与别人分享自己的幸福时所获得的快乐，与嫉妒相反。这种"喜"表明一种高贵的心灵。"舍"是心灵的一种完美而不可撼动的平衡，它根植于洞察。在天灾人祸、生灵涂炭的时期，有些救治受难者的治疗师们出现了"同情心疲劳"的现象，"舍"能够帮助他们面对现实并接纳痛苦。在第8章探讨安宁的维度时，我们已经对"舍"进行过全面的分析。

3. 感恩的回报（kataññū katavedī）

在佛教文化圈里，如泰国和斯里兰卡，感恩的回报是一种渗透于家庭关系的文化价值。这种价值特别表现在孩子对父母的感恩上，尤其是当父母年老以后。父母或其他亲人去世后，为他们举行的仪式也显示出这种特质。例如,海啸期间,很多斯里兰卡海外侨胞为海啸基金捐款,这是一种感恩的泛化。这种情绪融合了"慈"的善念。

4. 善生

在痛苦和危难的时期,最好的保障就是好好活着;在高道德规范下,其他一些个人品质如同情与感恩将会闪光,这些都会为人的生命注入活力。正念的修习,尤其是做善念冥想时,能使人对善念产生信任和信心,它不是一种一闪而过的情感,而是根植于人格的特质。悲伤显示出我们在面对变幻莫测的命运、遭遇和变化时的脆弱,但它可以是一种使人更接近真理($dhamma$)的升华体验。

第十八章
愤怒:心理动力学及其管理

我们怎能忘记那些在我们各个种族起源之时的古老神话?神话中的那些恶龙在最后一刻都变成了公主。或许我们生活中所有的龙都是公主,她们伴着美丽和勇气在等待我们行动,一次足矣。或许,每一件让我们害怕的事物,在其最深处,正无助地等待着我们的爱。

所以,不要害怕……即使你面临远胜以往的忧愁;即使你面临的焦虑如同闪电和乌云般遮住了你的手和所做的一切。你必须明白,在你的内心发生了什么。生命没有忘记你,它把你捧在手里,使你不会跌倒。为什么你要把生命里的艰辛、困惑、抑郁等排斥在外,在你不知道它们能为你做些什么之前?[1]

大多数人都生活在束缚中,无论是在物质层面、智力层面或道德层面。这些束缚使他们无法完全发挥出自己的潜能。他们只运用了意识潜力中很小的一部分……每个人都有能够从中汲取能量的生活经验的宝库,但我们可能并未意识到。[2]

愤怒的概念

每个人都会愤怒——尽管有些人可能并不认同这一点。当有事物威胁到我们的自尊、人身安全、财产、世界观或欲望时,我们就会感受到愤怒的情绪。让人愤怒的事因人而异。有些东西，在某人看来是威胁，而另一个人则毫不介意。人对愤怒的反应也很不同。有的人能利用愤怒的情绪有效并理性地解决问题，而有的人则让愤怒演变成伤害自己或他人的行为。有的人在感到愤怒时会表达出来，有的人则不愿承认自己的愤怒——或以受伤、害怕等其他情绪蒙混过去。[3]

愤怒来自多方面的原因。但如果深入反省，你会发现愤怒其实是一种苦的状态。愤怒这种心理状态会损害我们的身心健康。近年来的医学与健康研究结果表明，愤怒、敌意、焦虑、压抑和否认会对免疫系统造成损伤，并削弱我们的心血管系统。相反，平静、乐观、喜悦、慈爱则对我们的身心健康很有益。从伦理学的层面来讲，愤怒是一种污垢（kilesa），会阻碍人的修行，在佛教中被视为五盖之一，如嗔恚盖（vyāpāda）。从社会学的层面上讲，愤怒会孕育冲突。当这种状态恶化后，就会产生对抗和暴力。按照佛教对心理的分析，愤怒有一个阈下的基础，也可以称之为嗔恚随眠（paṭighānusaya），它会在思想和行动层面浮现。进行自我分析的修炼能使人清楚地意识到自己的思维模式，从而在思维层面对愤怒进行管理，防止愤怒表现在行为层面。甚至是完全受躯体支配的、躺在床上的婴儿也会因为噪声或肢体接触而产生愤怒。需要指出的是，暴力的来源往往是某种形式的愤怒，人们常常忽略了这一事实。

在准备论述愤怒管理之前，我们要先理解情绪的轮廓。当愤怒在道德高地被合理化后，它将会焕发新生。哲学家亚里士多德将合理化的愤怒称之为"义愤"。他写了一篇颇有见地的关于道德情感及"中庸之道"的文章。他推崇的"义愤"，指的是因正当的理由、在恰当的时机表达愤怒。我曾在圭纳拉特恩纪念演讲（V. F. Gunaratne Memorial Trust Lecture）[4]中对道德义愤的伦理进行了综合的阐述。对于"道德焦虑",我仅就与本章内容有关的重点进行论述。

愤怒的情绪轮廓

在进入愤怒管理之前,我们很有必要看清愤怒的情绪轮廓。当我们的计划被某事所干扰时,愤怒将是我们的自然反应;又如,当我们受挫时会跺脚。正常的愤怒基于一种信念,正如受到了某种侵犯,因而渴望纠正这种侵犯,甚至对其进行报复。愤慨是指由于自己所珍惜的伦理原则受到践踏而产生的愤怒,比如没有遵守承诺或破坏了建立友谊的关键要素,或者看到一个从客观角度来看完全无辜的人受到不公正的待遇,如被剥削等。愤怒情绪有不同的程度,从轻微的厌烦到暴怒等,如愠怒是一种消极的愤怒,而激怒是一种忍无可忍的愤怒。报复心源于一定时间的反思,怨恨则是一种持续的愤恨。

和愤怒相比,仇恨则持续时间更长,也更为强烈。它是一种累积的状态,且可能是无意识的。当愤怒具备潜意识层面的元素时,它会演变为嘲讽和愤世嫉俗。在向自己憎恨的人表示厌恶与蔑视时,愤怒会占据优势地位。仇恨和情绪不同,情绪仅仅是片段式的,而仇恨则更具有意向性。愤怒还会和害怕、怀疑等其他情绪掺杂在一起。嫉妒和羡慕是混合的情绪,并非基于愤怒情绪而存在。恶意的嫉妒是一种指向他人幸福的不当仇恨,希望别人不幸,即使这对他毫无益处。羡慕是一种纯粹的渴望,希望能像别人那么好。嫉妒是一种由愤怒主导的混合情绪,其中也有一种担心失去自己珍视的某人如女友的恐惧;当一个人的利己主义观念受到第三者的挑战时会产生羞愧感;当失去自己非常珍视的人时会产生悲伤的情绪;其中也有矛盾或盲目的爱,如对女友的爱恨交织。我们已经探讨过厌烦的本质,而愤怒也能够作为某种厌烦的一部分,比如监狱中的囚犯。简单地说,愤怒就是对厌恶之物的反应,在厌烦之外,它往往还会混合抑郁及贪欲。

愤怒有一种微妙的形式,它位于抑郁心境的最深处。有意思的是,该现象在富人中很多见。在阿兰·德波顿(Alain de Botton)的电视节目《身份的焦虑》中描述了这样的现象:在富人中,有那么一种不安的因素,尤其是在一个过度重视外在物质财富的社会里,彼此之间充满妒忌和竞争,而非同情心。他发现"一种奇怪的悲哀经常困扰着那些民主国家的中产阶级"[5]。

符合道德的愤怒与基于正义的愤慨

亚里士多德表达了这样一个观点,即一个不能就不义之行表达愤怒的人,是懦弱、愚蠢及缺乏道德敏感度的。但问题在于,正如我在其他地方所说的:"具有讽刺意味的是,愤怒的感觉有着强烈的伦理根基,具有真实和温暖的滋味,但也能转变成一种奇怪的暴力形式。"[6] 对于赞成还是反对"义愤",关键在于事件的背景以及"义愤"是以何种形式呈现的。愤慨有三种形式:对于他人受到不公正的对待而产生的愤怒,对于自己受到不公正待遇而产生的愤慨,以及因自己的过错而对自己产生的愤慨。愤慨可以是针对人与行为的,或是非人的对象,如大自然或世界秩序。愤慨的感觉也会在一个复杂的环路中通行,这个环路由伤痛、怨恨,由是非观引起的愤怒、失信及对正义的理解等等构成。就如悲伤的核心是"丧失",害怕的核心是"威胁"那样,义愤的核心是"不义",它还与人类动力的核心——意愿和责任相连。为此,这种情绪往往位于高尚和可耻的分界线上,而报复和怨恨将很容易使之堕落为暴力。

不公正的体系,与道德上的堕落行为一样,会成为各类暴力行为的对象。如威廉·尼布利特(William Neblett)所观察到的,愤慨能转变成单纯的消极情绪,并在不知不觉中陷入自己不想进入的状态。[7]如果愤慨是针对某人而非某个行为,那么它是不健康的。在那些非暴力的游行中,怨恨和报复的种子或许已经在潜意识中埋下了。愤慨的感觉需要以进行谈话的心态及现实的方式进行表达。在我之前提到的一项研究中,我尝试修复愤慨的价值,"使我们能够捕捉愤慨的真实声音,使之避免因为潜在的愤怒和怨恨而导致错误的行动,也要恢复道德**责任**的观点"[8]。

愤怒及其心理动力

> 当不开化的俗人被痛苦的感觉折磨时,他会悲哀、悲伤和哀悼;他会捶胸哀哭,甚至发狂。他有两种感觉——身体的和心理的。就如一个人被两只飞镖所击中。当他感受到疼痛时,他会抵抗,同时厌恶习性(嗔毒)也会在内心浮现。这样的人不知该如何摆脱这些疼痛,转而逃避去寻求感官的快乐,如此又点燃了潜在寻求快乐的欲望(贪毒)。[9]

动机的循环对我们理解愤怒的产生很关键。感官的接触产生感觉,感觉产生欲求,欲求产生贪恋。快乐的感觉会因为潜意识的贪毒而得以强化,痛苦的感觉则因为潜意识的嗔毒变得更强烈。贪欲是动机的根源,这为执著提供了基础;仇恨为厌恶情绪提供了基础;妄想为自我中心的情绪提供了基础。随着这个心理动力的分析,我们可以看到,愤怒、害怕、悲伤/抑郁是厌恶的情绪;感官的贪恋与贪婪、财富与财产是贪欲的根源;欺瞒、傲慢、空虚则基于以自我为中心的妄想。

愤怒管理

曾经,有一个丑陋的魔鬼——夜叉(yakkha)坐在了护法主神沙咖(Sakka)的宝座上。神灵们(三十三天,忉利天)被这种怪异而不寻常的现象所困扰,内心充满了愤慨。神灵越困扰越愤慨,这个夜叉却相应地变得更英俊、更像样、更迷人。神灵们很困扰,把这事报告给他们的主神沙咖,沙咖说:"各位,这是一个以愤怒为食的魔鬼吗?"

然后,沙咖来到这个魔鬼面前,把袍子披在一边的肩上,弯下右肩,右膝着地跪下,紧扣双手弯曲在胸前,连续三次对其自报姓名:"您好,我是沙咖,三十三天的天主。"

随着沙咖这么做,这个夜叉相应地变得越来越难看和丑陋,直到他从这个地方完全消失。沙咖向神灵建议道,不要被愤怒占据内心。[10]

既然我们已经就愤怒的概念、愤怒的轮廓以及它的心理动力进行了阐述与分析,那么,在这坚实的基础之上,接下来我们可以探讨佛教中愤怒管理的技巧。就像上面的故事那样,当你抱着端正的态度时,你就能对愤怒进行颠覆并以谦卑姿态应对愤怒情绪——彻底改变对愤怒情景的看法,使愤怒情绪完全蒸发。就如著名的冥想教授约瑟夫·戈德斯坦观察到的,我们常常不会准确地意识到我们当前体验的是什么情绪,不知道它是有害的还是有益的。他提供了作为指引的几个步骤:[11] 由于出现在心里的情绪并没有清晰的界限、也无法准确定义情绪是怎么开始又怎么结束,因此,我们首先需要在情绪产生时就仔细对其进行辨别,并细致地区分不同情绪之间的差别;负面情绪是不愉快的体验,我们总是试图否认它们的存在,但由于情绪往往是以非单一的一系列情绪的形式出现,因此第二步我们在对情绪进行准确辨别后还不得不接纳情绪;第三步,也是最困难的一步,接纳所有的情绪,不对它们做任何鉴别(不要去区分正面情绪与负面情绪),感受情绪的同时与它们保持一定的距离,再进行观察。我们需要意识到,在这段话中有一种悖论,即收集负面情绪能为启迪冥想提供原始材料。重点在于,首先你要为自己的情绪负责,然后不要机械地进行情绪鉴别。因为,正面情绪和负面情绪都能为观察我们的心理提供依据。

向智尊者在讨论正念的价值时说道:"世上由人导致的痛苦大多不是来自蓄意的邪恶,而是来自人的无知、掉以轻心、轻率、鲁莽与失控。时常进行短暂的正念或智者般的反省,能阻止混乱或罪疚感迅速蔓延。"[12] 练习自我控制和减速能帮助我们从因不愉快的境遇和经验而产生的持续情绪反应中解脱。

愤怒管理的冥想技巧

佛教中的术语"止"指的是一种心理状态,人处在安宁之中,将注意集中在呼吸上,并且只专注这一点而不分心走意。随着人不断练习"止禅"这种冥想并逐渐熟练后,他将能够达到专注的第一个阶段,在巴利语中称为定(samādhi),然后能够进入更高级的阶段;下一个阶段是一种安定和透彻的状态。观禅的第一阶段与止禅相同,而在观禅中,修行者开始将呼吸视为气流,聚焦于触觉的感知,并能逐渐以四大元素——即风(空气)、地(固体)、水

（液体）和火（热感知与温度）——来识别感受的模式，这为内观（*vipassanā*）提供了基础。观禅者可以以专注来应对妄念的干扰，而这些妄念会阻碍人认识现实。如此，他能够逐渐摆脱关于"我"或"我的"的观念，而将愤怒仅仅视为一种体验：这种体验浮现后，会存留一会儿，最后就消失了。为此，如果冥想者能够在自己与当下的愤怒情绪之间创造一段"距离"，他就能直面自己的情绪状态，而不是隐藏、纠结、置若罔闻或以其他回避和逃离的方式应对。就如向智法师所指出的，有一个由受挫的渴望、被压抑的愤恨、优柔寡断和矛盾心理构成的暮光世界——这些都会从巴利语随眠所描述的"潜伏的倾向"中汲取营养。七随眠中，有三种与愤怒/仇恨（嗔）、欲贪和有贪（贪）、傲慢自负（慢）等负面情绪有关。熟练掌握内观修行之后，冥想者就能够摆脱这些潜伏的倾向。在解脱的过程中，愤怒和欲贪最先得到解脱，傲慢自负则要到最后阶段才能得到解脱。

如果在冥想的过程中出现了干扰冥想的想法或感觉，对它们进行命名和鉴别便是有效的应对技巧。我们也可以将它们视为"观"的对象。四念处是指发展正念的四重技术，为处理愤怒情绪提供了几个切入点：身体与呼吸，痛苦的/欢愉的/中性的感觉，思维模式和与之相关的欲望，现象。

愤怒中的身体和呼吸

呼吸由自主神经系统控制，所以一般不会进入我们平时的意识水平，除非我们将对呼吸的关注作为一种特别的技巧。中枢神经系统的任务是在接收、处理信息后作出有意识的选择。当我们感到有压力，或感受到突如其来的愤怒时，我们的呼吸模式会发生变化。遗传和进化使我们人类发展出了调节逃跑（因为害怕）

或战斗（因为愤怒）这种"应激反应"的方法，这种应激反应传递了很多重要的信息。知名神经学家约瑟夫·勒杜说，当这一警钟响起的时候，我们的情绪脑会劫持思维脑。根据他的观点，在冲动反应下，大脑中被称为杏仁核的部分会变兴奋，并会在新皮质层中处理这些信息并在作出理性反应之前就开始作出反应。

对正念修习来说，在冥想的静默中关注自己的呼吸，能帮助我们养成有节奏、宁静、平稳及流畅的呼吸模式。这种模式对我们的健康有益。为此，与其事后再去控制因为冲动行为而造成的损害，还不如事先培养正念进行预防。就如情绪研究的代表之一保罗·艾克曼（他也受到佛教的影响）所说的：当人在愤怒的时候，更难以集中注意力及保持正念，但是如果坚持正念修习，我们就能在愤怒时退一步，然后更客观地作出选择；例如，一个人可以尝试去理解冒犯自己的人并宽恕他。[13] 对于佛教伦理与佛教心理学而言，正念的意愿是很重要的。随着正念的修习，你会变得更透彻，开放、接纳、宽恕与慈悲会使你的内心更为开阔。

感觉

在第 5 章，我们探讨了感觉的本质，在此我只简单介绍愉悦、痛苦与中性感觉，这些感觉受到阈下的愤怒、贪欲、妄念等倾向的滋养，会导致情绪的产生。对于那些想深入探究佛经中对感觉的论述的人，建议阅读以下三部经文：(Bahu-vedeniya Sutta)，《有明小经》(Culla-vedalla Sutta) 和《分别六处经嗔》(Salāyatana-vibhanga Sutta)。[14] 在应对负面情绪时，我们的思维扮演了关键的角色。出家人需要首先发展正念，如此他能够分辨有贪欲的想法（贪）和没有贪欲的想法（离贪），分辨有仇恨的想法（嗔）和没有仇恨的想法（无嗔），分辨谬见（痴）和智慧（无痴）。在之前的章节中我提到过《想念止息经》,它被视为佛教中认知疗法的纲领,它教导我们:着眼于与愤怒不同的对象(宽恕、共存、理解),着眼于愤怒的危险后果,忽略导致愤怒的思想。如果这些方法都没有效果,那就需要采用更强有力的手段。为了有效控制反复出现的想法,正念认知疗法有一套完整的体系,愤怒就是一个很好的例子。在四念处的最后环节,处理的是现象的本质(法),其重点就是将愤怒作为沉思的对象,观察愤怒的出现、兴起和消失,认识到这是一个妄念,尝试放下对愤怒的认同,将愤怒视为一种形式上的痛苦。如此,你会聚焦在关于无常、无我和痛苦的教义上:这能使你逐步将愤怒转化为冥想的对象。

愤怒与防御机制

"防御机制"这个概念来自弗洛伊德的学说。修士和普通信徒都被建议要像照镜子一样关注自己的心理,以此发展清晰的自我觉察。但是,人常常将他们内心的冲突和欲望压抑在潜意识中,而应对由这种压抑导致的挫败感就是所谓的机制。那些与贪欲、愤怒、执迷有关的冲动都与此类机制有关。虽然还没有对此类机制的系统性分析,但对于愤怒的防御机制,典籍中有所涉及。

引起我们极大兴趣的是,在 2600 多年前,佛陀在对僧侣进行愤怒管理的劝诫时就已经提出了基本的防御机制:[15]

1. 压抑:当一个和尚责骂另一个犯了错的和尚时,这个被骂的和尚会用遗忘为自己辩护:"我不记得了。"

2. 攻击:当一个和尚责骂另一个犯了错的和尚时,这个被骂的和尚会发脾气,说:"你有什么权利对我这么说话?你这个傻瓜。"

3. 投射：当一个和尚责骂另一个犯了错的和尚时，这个被骂的和尚会说："犯错的是你。"

4. 退化：当一个和尚责骂另一个犯了错的和尚时，这个被骂的和尚会逃避问题并表现出儿童般的无秩序行为。

5. 补偿：当一个和尚责骂另一个犯了错的和尚时，这个被骂的和尚会试图喋喋不休地讲话，并伴随着大量的手势。

6. 隔离（意识层面）：当一个和尚责骂另一个犯了错的和尚时，这个被骂的和尚会试图忽视这些责骂并使自己与问题隔离。

7. 否认：当一个和尚责骂另一个犯了错的和尚时，这个被骂的和尚会说他没有错，所以不需要在意什么。

8. 物理层面的隔离：当一个和尚责骂另一个犯了错的和尚时，这个被骂的和尚会说，"你们根本不需要为我操心"，然后就放弃了做和尚。

第十九章
瘾症、自控及自我毁灭的谜题

吉恩·黑曼（Gene Heyman）的著作《瘾症：选择障碍》为研究瘾症的本质和自我毁灭行为提供了崭新的启发性思路。[1] 莉兹·希恩（Liz Sheean）在对该书的评述中，着重强调了该书中黑曼的这一观点："各种形式的人类自毁性是关于人性的文学创作的核心。"[2] 一般认为，瘾症患者表现出强迫与非自愿的行为。但黑曼的主张与此相反，他认为瘾症患者成瘾是自己作出的选择，他们同样能够选择摆脱瘾症。在这样的背景下，我希望阐述我对瘾症心理咨询的观点，这一观点基于佛教心理学，尤其是正念心理治疗。

自控与瘾症的佛学观点

想要按照自己的价值观生活，自控是必不可少的美德，为此，人需要践行基于明智、动机和正念的勇气与坚持。缺乏自控力被认为是缺乏意志力。这种缺乏可能是偶发的，也可能是习以为常的，有时它仅局限于在特定的问题上缺乏控制力和注意力。而真正的问题在于："为什么人类要刻意去追求弄巧成拙式的行为？"我们能看到，在赌博、吸烟、吸毒、酗酒以及不负责任的性行为等问题上成瘾的人深陷其中、难以自拔。虽然无法控制的愤怒不属于瘾症,但它同样属于道德软弱与缺乏意志力的范畴。本章的焦点是道德软弱与瘾症,尤其是酒精成瘾的基本性质。

这一部分我们将探讨佛教是如何从认知、动机、情感及注意力层面进行瘾症的心理治疗的。接下来,我会介绍我如何试着发展一套关于瘾症来访者的心理治疗方法。而我的这些反思所基于的案例研究,在我的专著《正念心理治疗入门》中有详细的叙述,该研究部分地用于帮助来访者。[3] 本章最后将提到一个经过改进的研究。该研究所用的案例以短文形式呈现,为保护隐私,去除了一些敏感信息,并用其他的名字来替代,情节也做了一些修改。

有一点非常重要,需要特别提及,这与我心理咨询效果的实践相关。我有许多来访者不是佛教徒,在这种情况下,我使用正念认知、行为、心理动力疗法及情绪聚焦疗法时,不会使用任何会影响咨询的佛教教义。罗杰斯的来访者中心疗法也同样有效。举个例子,我有一个来访者安娜,她是个虔诚的天主教徒。她因为对社会地位的担忧而有些轻度抑郁。尽管实际上她有一个美好的家庭,丈夫诸事顺利,过着简单而知足的生活,但是当亲戚来拜访他们时,她会产生由"地位焦虑"触发的心理困扰。我让她明白,她的至亲们其实更愿意看到安娜最真实的样子,她不需要用昂贵的地毯装饰他们的房子,也不需要去追求最时髦的服饰。之后安娜彻底改变了,她与丈夫幸福地度过了他们的晚年。通过运用去除宗教教义的正念技术,我让她意识到知足、愉悦的休闲与工作是她康复的关键,使她的自动化思维模式逐渐消退。这方法非常实在,也很有效。她顺利康复,并感谢我使她更坚信:知足能够缩小任何不同组织、信仰间的距离。在本章的稍后,我会提到我帮助一位瘾症来访者进行了成功转变,其转变的关键就是知足、平和与简单喜悦的生活哲学——它能使人远离酒瓶。我以此帮助了许多来访者,这被总结为我心理咨询专著的副标题——"平凡的魔力与小事的优雅"(参阅本章最后的案例)。[4]

学术议题:酒瘾与毒瘾的本质

想要按照自己的价值观生活,自控是必不可少的美德,为此人需要践行勇气、坚持或简单的纪律。缺乏自控往往表现为意志无力,如我们认为自己应该做某事、也有能力去这么做,但却没能做成;而当这种判断明确处于道德层面时,便被称为道德无力。[5]

迈克尔·斯托克(Michael Stocker)观察到,当人处于冷漠、疲惫甚至绝望的心境下时,即使他们明确知晓做某事能给他们带来的益处,却对此缺乏兴趣、欲望及动力。[6]这种"无力"可能会以一种戏剧性的形式出现,如一个人意识到自己不久后将会陷入悲惨境遇;也可能以一种平凡的形式出现,通过偶发性的或是习惯性的方式。这种"无力"也可能局限于特定的领域,例如一个学生就是不能遵守他的学习时刻表,但他在生活的其他方面都没有表现出这种散漫,比如他能够很好地遵守承诺,也没有不负责任的性行为、吸毒或是酗酒等行为。在生活的方方面面都能做到自控是一项很了不起的成就。另外,每人都有自控力,只是程度不同,而不是"全或无"的问题。以自控为中心的议题,可以以纯粹心理学或心理治疗学的形式展开。总的来说,在佛教中,道德的维度是很重要的。虽然在禅修的设置中,根据情景,人可能要排除道德顾虑:"我的愤怒不是好的也不是坏的,不是我的也不是你的,它是一个与个人无关的过程,出现、持续一会儿,然后就会消失。"但当情景发生改变,这种情况也会改变,如佛教五戒的最后一戒要求人不能饮酒。在实践中,我经常会将正念认知疗法与聚焦情绪疗法结合使用。在就瘾症及其他创痛进行咨询时,必要的情况下我都会十分谨慎,有时视情形会完全避免涉及道德和精神的话题,尤其是对于非佛教徒。

希腊哲学家们在探讨自控的话题时,用 akrasia 一词指代意志无力,用 encratia 指代自控。亚里士多德在他关于伦理学的著作中就 akrasia 进行了综合性的研究论述。他认为,对贪婪和欲望的意志无力应该被谴责;而在发脾气时的无法自控则不同,比如愤怒情绪,那是一种普遍的人性弱点。需要强调的是,亚里士多德认为,相对于具有道德原则但无法完全履行的缺乏自控的人,那些没有道德原则的恶人更难调教。实际上,我们可以看到,akrasia 是美德向恶行支付的代价。苏格拉底提出了一个流传久远的谜题与矛盾。具有正确道德知识的人注定会产生好的行为,这包含在其命题"美德即知识"之中。但其中的矛盾在于,很多人具备道德规范的知识,却仍然输给了诱惑。另一个关键点在于,这个命题有一个不合逻辑的地方:一个人的道德规范知识只能说明他当前的知识状态,并不代表这个人一定会遵守这些规范。

难以抗拒的瘾症已经成为行为科学和心理学调查的课题,如乔恩·埃斯特、乔治·爱因斯理(George Ainslie)、阿尔弗雷德·米尔(Alfred Mele)和斯坦顿·皮尔(Stanton Peele)都发表过相关的文章。人们会选择去做这些明知道自己事后会后悔的事,如吸毒、酗酒、吸烟以及嗜赌等行为。因此我们很有必要去理解这些"搬石头砸自己的脚"的行为模式的逻辑及心理学机制。为什么人会刻意去寻求灾难?苏格拉底认为,如果知道是道德上正确的事,人就会去做。亚里士多德则不同意这种观点,他认为具备自控能力的人能够控制自己的激情,而那些意志薄弱的人则因无法控制自己的激情并最终成为激情的受害者。因此,亚里士多德突出的是瘾症的动机因素以及认知因素。我从心理咨询及正念技术的实践经验中发现,苏格拉底和亚里士多德的观点都有明显的局限性,他们将自控等同于理性,而佛教还关注人的"注意力因素"(正念)。这些年来,阿伦·马拉特(Allan Marlatt)[7]以及彼恩与彼恩(2002)[8]运用正念技术进行瘾症的治疗,取得了巨大的成功。而米尔则认为,亚里士多德的分析虽然看到了动机因素,但主要还是聚焦在人的理性上。

米尔通过观察指出,古希腊哲学家们对理性的强调,使其在对瘾症的理解上存在局限:

> 我同意亚里士多德认为自控和 akrasia 是一枚硬币的两面的观点。但是,在形而上学方面我不同意他的观点。亚里士多德将自控的"自"定义为人的"理智"(能力)。而我将从人的整体性上对其进行界定。人的欲望和情绪往往与人最好的判断背道而驰,它们并非与自控毫不相干。(米尔,1996,100)[9]

对于瘾症的管理,佛教有其独特的方法。佛教对认知、动机、情感和注意等因素进行整体性关注。最重要的是,首先你要明白,一个人是否陷入成瘾或者是否要摆脱瘾症,都是他自己决定的,即使他的心理被瘾症的魔咒所驱使也是如此。正念、迎难而上的品质、沉着镇定、对设定目标的追求……这些心理品质,能够帮助人摆脱瘾症的恶性循环。自由意志是一个重要的先决条件,正如佛教伦理及道德心理学都把意愿和意愿的施行作为核心一样。只有由意愿引发的行为才能够从道德上判断它是健全的还是不健全的。对此,黑曼的理论认为,瘾症不是疾病而是选择障碍,这也是佛教治疗瘾症的核心。

彼得·哈维(Peter Harvey)就基于责任、义务或主观意愿来对行为进行分类,提供了一个很有用的方法:

1. 非故意的行为,如不小心踩死一只蚂蚁,这样的行为不会招致非难,也不会导致因果报应。

2. 知道是恶,但在非全情投入或并非出于完全自控的状态下犯下的过错,比如一个人处在被煽动的或无意识的状态下(*visañña*),这样的行为是一种小恶。

3. 一个人在不了解行为的后果时所犯下的恶行,这样的行为要受到一定的指责。

4. 一个人完全知道自己在做什么,也知道这是恶行却仍蓄意为之。这是最明显的错误行为,尤其当这种行为是有预谋的。

5. 一个人蓄意地去做一件罪恶的事情,而且清楚知道自己在做什么(如同4),但却不认为自己做的是一件恶事,这是最恶劣的行为。

这种分类方式能让我们从是否出于自己的意愿/意志、是否知晓行为的后果等维度来进行行为的鉴别。这些行为与人的道德无力及意志无力都有很大的关系。对于上面的第五种行为,我们可以有不同的解读,如真的不知道自己正在对某人造成危害,或一个在精神上更明目张胆的观念——没有意识到或从来不认为伤害一个同样有知觉的生物是错的。同样,一个人知道伤害有知觉的生物是错的,但还是这么做了。缺乏正念有许多表现形式。比如,亚里士多德认为,我们会去刻意控制自己不去做上瘾的事,但会突然屈服,他称之为"last-ditch *akrasia*"(无法坚持到底);我们也会没有经过仔细思考而"急匆匆地"去做某件事,亚里士多德称之为"impetuous *akrasia*"(对冲动的无自制力)。

除了理性的深思熟虑之外,情绪同样在成瘾与摆脱瘾症的过程中扮演了关键的角色:愤怒、急躁、愧疚、欲望等情绪会助长人的无自制力,而自我接纳、关爱他人、耐心、坚韧和自知则会强化人的意志,使人更能节制自己,认清自己的处境。有时候,在谈话中我们会用这些词,如"被愤怒所驱使""被诱惑所侵袭"和"受到愧疚和懊悔的煎熬",这些都描绘了人的负面形象。正如埃夫里尔发现的那样,这为人放弃自己的责任提供了很好的借口。[10] 本书关于情绪的那一章,在某种意义上也可以说是佛教道德心理学的一部分,在该章中,我已经诠释了情绪在人作出决定的过程中所扮演的角色。我详细地论述了责任与意志无力的议题,因为就佛教如何应对无自制力的问题,西方学者存在明显的误解,例如乔治·爱因斯理。他在《意志的崩溃》(*Breakdown of Will*)一书中,对佛教及道德无力进行了如下评论:

> 佛教关注的是如何从"世俗欲望的束缚"中获得解脱,它阐述了清净的五种策略,从本质上来说指:有清醒的头脑、通过对心智的控制以避免贪欲、透过现象看本质、"忍耐"和预防诱惑。但若从可操作性的角度来看,非西方宗教就自我毁灭行为所列举的成因与解决方法是混乱的。[11]

爱因斯理所提及的佛教教义源于日本佛教传道协会(B. D. Kyokai)出版的《佛陀的教诲》[12]。关于这一佛教教义,有很重要的几点需要指出。首先,他的引用并不准确。如果有人读了《中部经》中关于"漏"的论述,那么他会发现这些方法不只是针对世俗的欲乐(欲漏),也针对存在的贪恋(有漏)和对错误观点的贪恋(见漏)。其中提到,我们可以用以下的方法来摆脱"漏":用眼光、控制、使用、坚韧、避免、涤除以及发展。由于这些方法的目的并不仅仅是应对自我毁灭行为,所以看起来爱因斯理并没有完全理解这些方法的背景。关于爱因斯理所认为的佛教方法没有可操作性,我会在接下来的分析中展示,正念技术已经被纳入了心理治疗的主流,包括对瘾症的治疗。例如,彼恩与彼恩的著作便是基于几十年来的临床研究和实践的产物。[13] 另外,在作为专业心理咨询师的执业过程中,我已经在瘾症的治疗中运用了正念技术。[14] 斯坦顿·皮尔对彼恩与彼恩的著作如此评论道:

> 正念修复将原本两个彼此无关的世界——现代认知治疗与佛学思考——连接在了一起。这样的连接发人深省,佛教其实并非传统意义上的宗教,而是指引人们思考、体验的方法论。通过活在当下的生活体验,瘾症患者们将不会产生幼稚病、懊悔以及做徒劳无功之事的情形,而这些都是自我毁灭行为的基础。[15]

如今,正念不仅仅被用于心理健康领域,它同样也被用于积极心理学中,以一种更积极的方式点亮人的生活。

我希望传递的第三个观点是,尽管在关于佛教对瘾症研究的贡献方面存在误解,爱因斯理还是作出了一项重要贡献。事实上,他指出,即便承诺要做到自控,人还是会深受瘾症之害,人会很容易成为当下片刻快乐的猎物,而忽略了由此产生的长期痛苦。然而人类不需要受短期回报的摆布,而应该追求长期的满足。这种见解与佛陀的主张一致,即我们不该被稍纵即逝的快乐所迷惑。

第十九章

降低酒精成瘾危害的模式

在心理咨询的过程中，有时我会处在两个不同的目标之间：彻底戒酒或是饮酒适度。我曾与阿伦·马拉特有过通信，他向我介绍了他称之为"降低危害模式"的方法。当没有其他可用的方法时，这是一个很实用也很人性化的方法，能使酗酒者变得有节制。另外，我们可以将饮酒适度作为彻底戒酒的中间点，希望完全戒酒的来访者能先朝着这个方向努力并且更有信心去做到。[16] 马拉特意识到，强迫来访者立刻戒酒，往往会使他们脱离心理治疗。所以，需要以慈悲心帮助来访者，根据他的情况逐渐减少饮酒，而不是一下子完全戒酒。虽然马拉特着迷于佛教哲学与正念技术，而佛教也将戒酒作为主要的道德戒律之一（他并没有因此要求来访者一下子完全戒酒），这种实用的方法能够带来好的结果，有时还会得到佛教徒的称赞。但在瘾症的治疗与研究上，马拉特还是引领了一条全新的道路，他的降低危害模式体现了深度的共情与恻隐之心。其实，彼恩和彼恩也阐述了一套佛教的瘾症治疗模式，在可能的情况下朝彻底戒酒的方向努力，但也同样赞同这种饮酒适度的中间点模式。

从佛教的观点来看，意志无力现象背后的因素有很多。我们真的很有必要对那些恢复健康的瘾君子们进行教育。但只让他们意识到酗酒或是赌博是有害的还不够，还需要增强他们的动机，这会强化他们对瘾症的信念与判断。正如心理学家约翰·阿特金森（John Atkinson）所指出的："强烈的回应与行为的坚持能强化人的动机，动机的强度决定人是否会采取竞争性行为。"[17] 米尔坚持认为，在我们试图去做一些我们强烈希望去做的事时，良好的判断力并非动机的来源。人很容易受到那些能轻易实现的满足欲望行为的诱惑,因此佛陀告诫人们回避某些场景与人物。在日常生活中,人的注意力是很重要的,每日的正念修习是防止陷于诱惑的最好方法。就像米尔所说的,我们需要意识到,人对所渴望的事物的评估与欲望的动机强度是两回事。这能够化解苏格拉底的悖论"美德即知识"。当然,这种分析是有限制的:佛教认为有一种超过世俗生活的、更高层次的智慧及精神高度,能够完全排除恶行。但在这里我们并不是在谈论那些圣人们(arahat)的生活,而是谈论那些普通人。即使是在追求完美的道路上,他们的知识与美德也会有所参差。与一般或传统的知识水平相比较,更高层次的知识能使人从更高的认识水平看待问题。

酒瘾的预防

罗纳尔多·鲁登(Ronald A. Ruden)在他的著作《渴望的大脑》中说道:"佛陀的智慧之处在于,他并非在渴求的反应出现后与其抗争,而是在渴求反应开始之前预防会产生该反应的认知模式。"[18] 佛陀强调,预防比修补创伤要好得多——见于未萌。这建立在人不断克制自己、回避某些场景或人物的基础上。鲁登还建议将生理平衡和正念练习相结合。埃斯特也将渴望视为引起瘾症的一个很重要原因:"享乐与非享乐的感受共同影响人的渴求状态,这是在对瘾症及其后果的行为研究中最具阐释性的变量。"[19]

弗洛伊德和佛教对自我毁灭行为的理解

佛陀解释了人类三种形式的渴望:渴望感官的愉悦(欲爱),渴望对自我的追求(有爱)和渴望攻击、破坏令自己不快的东西、情景、人甚至是自己（无有爱），这些渴望的根源在于愤怒/厌恶（嗔）。在《佛教与弗洛伊德心理学》一书中，我将佛教的这三种渴望与弗洛伊德的快乐原则、自我本能和死本能进行了比较。[20]所有这些渴求的模式都与瘾症有关，死本能和无有爱能共同帮助我们理解某些形式的自我毁灭行为。弗洛伊德在其著作《超越快乐原则》[21]中所阐释的死本能概念内容非常丰富，弗洛盖尔（J. C. Flugal）对其中的一些内容进行了界定。[22]他发现死本能有六种明显难以理解的概念。到1915年，弗洛伊德开始意识到仇恨的元素，之后他称之为攻击本能，将其从性中分离出来。但后来他感到困惑，因为他发现有一种本能会威胁自我中自爱的天性。

> 自我中的自爱是如此之大，以至于它成了人的首要状态，生命的本能都是由此而生；在生命受到威胁时，害怕的我们释放出的自恋欲力又如此之多，以至于我们无法想象自我为什么会允许自我毁灭。[23]

在死本能的不同组成部分中，带着仇恨去毁灭使自己不快的东西，或我们所称的"强迫重复"，对于我们理解瘾症有所帮助。有些瘾症患者会屈服于复瘾，并陷入一种愧疚和憎恶自己的恶性循环中，由此导致了一种倾向，即为消除当下痛苦的感觉而再来一杯——这是强迫性重复的例子，是人企图控制自己不愉快的重复思维模式。这是一种恶魔般的强迫。用佛陀的话来说，就如同一个人想通过挠痒来消除皮肤病。自杀研究专家埃德温·施耐德曼认为，那些企图自杀的人心中都有一种矛盾心理，一方面想自杀，但同时也渴求帮助。对于瘾症患者来说，也有相似的矛盾倾向——喝还是不喝。亚里士多德说，当一个人沉迷于酒精或毒品时，他仿佛是既知道又不知道他的行为的后果。

根据埃斯特的观点，依赖暗示（cue dependence）是一种被维护得很好的机制："由于条件反射机制，瘾症患者仅仅因为看到与成瘾行为相关的环境，就可能产生兴奋与渴望的体验。"[24] 这些有关依赖的暗示是重要的，它是引发渴望的启动装置，在佛教分析中它被认为是瘾症的重要因素。

虽然亚里士多德没把对愤怒的无自制力看得如同对贪欲的无自制力那么重要，但我个人帮助瘾症患者的工作经验告诉我，愤怒往往也会造成酒精成瘾，尤其是对复瘾的患者。一旦你帮助他消除了愤怒，尤其是对配偶或孩子的愤怒，他会放松下来，并逐渐适应瘾症倾向的起伏。一般经过几次对瘾症患者及其配偶的治疗，我们能清除所有障碍。重复、强迫性行为的出现往往是因为在家中或职场受到的挫败感所致，而这种挫败感又是由于潜意识的愤怒逐渐累积而引起的。厌烦、缺乏乐趣的生活，被强迫做不喜欢做的事，没有找到合适的工作、工作时间过长、日常生活太枯燥……这些因素都会导致人陷入某种瘾症，如酗酒、吸毒、吸烟、赌博等。他们的生活中弥漫着愤怒和抑郁。

最后，尤其是从佛教的角度看，个体作出选择的能力与选择的自由很重要。斯坦顿·皮尔认为，用过于医学的观点来看待吸毒者会使人觉得，毒瘾源于一种特殊的生物机制，这种机制将人的身体锁在一种恒定的行为模式之中。[25] 当然，由于长期的物质滥用，人身体的化学成分发生了重大改变，为此戒毒等手段是必需的；但皮尔的观点是对的，我们需要帮助瘾症患者恢复自控感、承诺、坚持以及生活的方向和目标，这不仅仅是为了预防复发，更为了让他追求健康和幸福的生活。简单地说，这也和吉恩·黑曼主张的一致，瘾症不是病，而是一种选择障碍。

意志无力的社会维度

虽然个体的努力很重要,但一个人能否摆脱潜在的瘾症而走向健康的生活,或一个瘾症患者能否恢复健康,社会也在其中扮演了关键的角色。阿梅利·罗蒂很好地分析了意志无力的社会病态心理和规律,同时她还发现:

1. 对愤怒的意志无力与对欲望的意志无力,两者结构不同,但它们的顽固性和强度却很相似。
2. 对愤怒的意志无力和对贪婪的意志无力都是持续而不间歇的,两者都表现为根深蒂固的习惯之间的冲突。
3. 因为很多的意志无力都会受到社会政治和经济的影响甚至强化,所以很多意志无力的模式是社会病态的普遍形式。
4. 改变意志无力最有效的方式是改变它的流行病根源——它的社会政治及经济根源——而不是试图改变个人当前的信念或欲望。这是对意志无力的社会根源的诊断。

在佛陀的时代,瘾症的社会病态并不以当代这样的形式存在,他也看到某些社会模式会助长人的贪婪。在接受阿梅利·罗蒂分析判断的同时,目前还没有其他治疗模式能够替代针对瘾症的个体心理咨询和团体心理辅导。当然,我们需要一个道德上生气勃勃的社会意识,也需要严格评估瘾症患者所面临的逆境以及通过酗酒、吸毒和赌博所带来的商业利益。

瘾症中身体因素的地位

对酒瘾和毒瘾最有说服力的批判来源于健康科学的最新发现。一位身体中心论的心理治疗师克里斯汀·考德威尔（Christine Caldwell），用非常形象的比喻描述了我们的身体对健康的呼唤：

> 当我们向体内注入大量的毒素时，这会严重威胁我们的生命。瘾症损害了我们的生命，并引发各类慢性疾病，破坏了我们的家庭和社会组织。当我们无法获得成长，变得低迷、混乱，无法为他人作出贡献时，我们的生命受到了限制。我们追求的应该是既肯定自己的幸福，也同样确保他人的幸福生活。从威胁生命的瘾症中移开并转向提升生命的行为是很了不起的一步。[26]

应对酒精成瘾的佛教方法

既然我们已经从理论的、也可以算得上是治疗学的角度对意志无力（尤其是毒瘾）进行了大体上的检视及讨论，接下来，我将介绍一些我作为专业心理咨询师经常用到的办法：

1. 瘾症患者的康复取决于他们改变当前生活的决心。首先他们需要为自己负责。
2. 来访者必须承认瘾症对他们是有伤害的并且有克服瘾症的愿望。他们也必须要意识到，瘾症给他们带来了病痛与痛苦。

在认知疗法中,通过帮助来访者观察自己的那些自动化思维模式,治疗师改变着瘾症患者对自己周围无尽诱惑的认知方式。著名的《想念止息经》是我在正念训练中经常使用的。

3. 一旦瘾症患者的认知框架有所改善,接下来的动机强化便是关键。来访者要有信心,在戒酒期间,自己有能力管住自己;治疗师需要找到强化来访者动机的方式和方法;在此过程中,家人和朋友的支持也很重要。这一阶段,小步进阶是成功的秘诀,这时,也许有人会感叹:细节决定成败。

4. 正念与注意力立场。来访者以正念技术进行简单的练习,这种练习是专为打破瘾症行为的刺激—反应机制而研制的。当然,如果他们可以找到其他打发空闲时间的方式,摆脱工作的忙碌,能够使自己在寺院或家中享受夜晚的沉寂,那么这样也能使瘾症患者克服在夜间向他们袭来的空虚感。音乐、园艺、散步能让他们充满精力,使心灵得到安宁。如果一个瘾症患者无法找到合适的打发时间的方式,他们将很容易受到厌烦感的侵袭,尤其是在工作之后的夜晚。"你看,你决定不吸毒了,但你的生命却因此缺了点什么。你不知道如何去填补这个突然出现的空缺。"[27]

5. 随着生活节奏的加快,追求速度与准确度的电脑、统计及各种项目支配了我们的生活。而在职场中遇到不确定的、意料之外的阻碍时,我们会产生挫折感、暧昧感甚至混沌感。盖·克拉西顿提出,那些习惯于兔脑思维节奏的人需要让自己慢下来并习惯于乌龟的思考方式。[28] 现在,除了需要适应快与准的要求之外,我们还需要使自己慢下来、聆听自己身心的方法。

6. 为应对这种困境,契克森米哈提出了一种全神贯注与愉悦的学习模式,称为"心流"——一种全神贯注、心无旁骛的状态。[29] 通过对艺术家、登山运动员、运动员、音乐家以及其他不同领域的专业人士的研究发现,那些完全沉浸在自己所做之事中的人,不会给那些廉价的享乐行为或酒精任何可乘之机。

7. 还有一点,我称之为"平凡的魔力与小事的优雅"[30],这个概念来自一行禅师启迪性的散文《吃一个橘子》——就像泡茶与喝茶一样,享受简单的小事。善待自己,学会从生活中的简单小事中获得幸福感。知足常乐的哲学对心理治疗很有帮助。善待自己,建立在与他人,尤其是自己的亲朋好友发展联系感及支持性关系的基础之上,因为孤独也是向瘾症患者侵袭的恶魔。

以上这些都是摆脱瘾症并回到健康生活之路的重要路标。

案例研究:"平凡的魔力"

安东尼不赌博,不吸烟,也不酗酒。他对家庭全心全意。他很享受上层社会的生活,并且也很慷慨。不幸的是,他和他的老板发生了冲突,被调到了公司的另一家分公司工作,这使得他在地位及收入方面有些下降。工作氛围不如人意,他开始喝酒,比以往多得多。不知不觉间,他染上了酒瘾,这使他的家人、尤其是妻子开始变得焦躁不安。妻子对他酗酒的反应让情况变得更糟。有一天,他酒后驾车,差点出了车祸。

幸运的是,安东尼在镇上一名社工的帮助下,开始接受心理咨询。咨询使他意识到了瘾症的危害,他感到疲惫和抑郁,但对此束手无策。咨询师与他的妻子进行了交流,建议她对安东尼体贴一些,如当他到家时,给他泡一杯茶,让孩子们多和他聊聊。渐渐地,安东尼听从了咨询师的建议。安东尼曾复发了一次,但最终从中摆脱出来了。对此咨询师告诉他咨询的目标并不是完全戒酒,而是饮酒适度:他不需要把家里的酒都藏起来,在感觉良好时也可以喝一杯,但在聚会时必须要意识到自己饮酒的限度。同时,咨询师为他设计了一个多样化的日程表,包括园艺、烹饪、晚间散步、音乐以及每月一次的外出度假。另外,咨询师还帮他找到了一份新的工作,工作氛围积极,前景光明,并且他被公司选中去接受专项培训。

在日常生活中,他很擅长正念的修习,做事投入且充满创造力。他还在寺庙做了一个卫塞节(Vesak)灯笼,在此过程中他感到非常喜悦与满足。我告诉他,他最终发现了我称之为**平凡的魔力**的东西:过去他总是从冰箱中找酒,如今他开始享受妻子准备的蛋糕与咖啡。我还告诉他,按照著名的佛教思想家一行禅师的观点,幸福和知足的人对于像"吃一个橘子"这样简单的事也能完全享受其中。

第二十章
骄傲与自负：有关自我评估的情绪

罗伯特·所罗门是近代第一个对情绪进行全面、广为人知的研究的学者。他认为，情绪的核心特征就是"自我卷入"[1]。很多情绪都包含着对自我的判断，或含蓄或直接。这意味着自我会对诸如敬佩、愤怒及嫉妒等情绪产生影响。"愤怒往往包含一种判断，即一个人自身受到了冒犯或侵犯，却将自己强烈的情感指向别人。不满，虽然也是一种明显的、基于防御的个人立场的自我卷入情绪，但却是以客观现实的武装来保护自己。"[2] 他说，在任何情况下，自我都是情绪判断的中心。所罗门甚至认为，如果没有自我的理论，我们不可能理解情绪的本质。[3] 但最终，自我在情绪中只是一个表明情绪主观性的参考。即使现在，探讨情绪和自我之间的关系时，很多学者会不愿深入探测其中的问题，诸如**自我到底是什么**，以及**情绪的道德批判**。

再谈谈另一项研究，蕾拉·托夫拉奇（Leila Tov-Ruach）对嫉妒进行了非常充分及有趣的分析，在此研究中也涉及到了自我，她发现：嫉妒是一种情绪，其情绪核心是对自我的威胁，所有的嫉妒都是基于"在不同情境下自我的状态"[4]。但即使已经对与自我有关的嫉妒进行了分析，我们还是犹豫着是否要进一步分析和验证"自我"的概念："自我所唤醒的'自我统一'或是'自我保护'是否只是一种错觉，这问题需要留待以后解决。"[5]

第二十章

　　加布里埃利·泰勒（Gabrieli Taylor）的著作《骄傲、羞愧与罪疚：自我评估的情绪》也对情绪研究作出了重要贡献。[6] 在这本著作中，自我和情绪的关系是她分析的核心对象。她区分了人的两类情绪体验，一类是愤怒和害怕，另一类是骄傲、羞愧与罪疚。比如，我们可以用彼得相信这条蛇有毒来解释他为什么害怕，但这种解释对弗雷德却不适用，他的害怕可能是因为他小时候有过不愉快的经验，如被蛇咬过。但对于骄傲与羞愧，它们往往与一个人对"自我"的感觉连在一起：因为人会体验到某种情绪不仅仅出于对状况的评估（这条蛇会伤害我），他还会以其主观判断将他所重视或轻视的内容纳入到他的成败体系内。比如，在评估形势时，骄傲的情绪可能会使他改变对成败的评估，也会转变他对自己的看法。虽然如愤怒/害怕的情绪与骄傲/羞愧的情绪间的区别并非总是那么明显，对人产生的影响不会总是很清楚，但一个人对自我的看法会影响有关自我评估的情绪。

　　对各种与自我评估有关的情绪进行分析是很有意义的，而对于这种分析，自我的概念又相当重要，但没有人对自我的概念进行过任何关键性的分析。泰勒顺带提到，不存在可称之为"自我"的恒定的意识客体，只不过道德主体的概念需要不同意识状态间持有一定程度的连接感。[7] 在此，除了这些一笔带过的评论之外，该议题还没有整合到研究的主干内。泰勒的研究主要关注的是大卫·休谟对骄傲的阐释，这是一个更聚焦于自我实质的研究，对我们的情绪研究会很有帮助。由于休谟把自我看成是一个"虚像"，不存在的事物，因此关于他对骄傲的探讨需要进行更多审视。佛教认为，错误的自我感是许多负面情绪的焦点，而从中解脱是产生、发展积极情绪的途径之一。泰勒的分析涉及特定情绪的反省本质，如骄傲、羞愧、罪疚，以及与导致这些情绪有关的信念，但是关于休谟所关注的自我实质则没有像休谟或佛教那样进行探讨。不过,公平地说,她的确涉及到了这个问题的边缘——认为意识中没有一个不变的东西叫"自我",人需要能够将不同的意识状态连在一起。她的观点如反省式的自我评估,以及作为一个道德主体,行动和自我反省需要一致等等,与佛教的观点是一致的。特别需要指出,佛教"更高伦理"(higher ethics)的思想警告那些虔诚的修行者,小心不要产生类似"我比他人更纯净"的"自负"。我们要进行持续的自我批判,因为"自负"直到修习的最后阶段才会得到解脱。其实,泰勒已经提到了休谟所主张的"过度的骄傲是剧毒",并且她对此也进行了探讨,认为这就好比是一个人的骄傲(与实际能力相比)不成比例、根基不稳、表现过度。她还认为,这种有毒的过度骄傲源于"过度的自我中心"。这些论点有助于我们认清这些关于自我评价的情绪的逻辑,泰勒开辟了这样一个被忽略的情绪研究领域。接下来我们要从佛教、休谟以及特伦斯·佩内尔哈姆(Terrence Penelhum)的理论研究出发,更深入地探索非现实的"自我"与负面情绪的关系。

在心灵哲学与心理学中,为便于情绪分类的研究,人们倾向于反对将"自我"这样的概括性词汇作为概念工具使用。但不得不说的是,我们其实可以从不同的概括水平上去理解情绪,而且我们也不需要特别明确地区分这些不同的概括水平。其实,如果有人认同萨特的观点,他可能会认为情绪涉及人的整个世界观。我们可能无法找到一种绝对的法则或确定的方法去为情绪分类,某些情绪会有一些反复出现的痛苦残留,对人产生深远的影响,并可能发展为更为严重的问题。对于情绪的解读,我们有两个研究方向,一个是寻找引起不同情绪的特定条件,另一个是建立一个更大的框架以将所有的观点进行整合。另外,不同的情绪轮廓会有不同的逻辑特征,比如,骄傲、羞愧和罪疚等都与自我评估有关。无论是东方哲学还是西方哲学、古代哲学还是现代哲学,都很关注自我与情绪的关系。

特伦斯·佩内尔哈姆的《自我认同与自尊》一文提出了有关情绪生活中的自我概念的问题。[8] 他说,这个问题与休谟的解读有关,并且他也感兴趣于这些问题的一些更广泛的含义——"自我概念在我们思考情绪生活的某些问题时起着作用,而这种情绪生活是休谟所关心的。"[9] 在这篇文章的最后,他写道:"做一个有趣的历史性对照,如果休谟发现的话他一定会感到吃惊……据说佛陀曾坚决反对印度人将自我的概念与宇宙灵魂画等号,就像休谟摒弃那些对自我的剖析。"[10]

特伦斯·佩内尔哈姆为我们提出了一些重要的问题:在我们的情绪生活中,自我到底处在一个什么位置?如果如同休谟所言,自我是虚构的,那么它在我们的情绪生活中有作用吗?最后,如果佛教和休谟的观点是相同的,那么佛教是如何应对这些问题的?佩内尔哈姆还认为,休谟尝试把骄傲的情绪与自我感联系在一起,这产生了一个问题,就如同我们在用**骄傲**或**谦虚**这类词时,会有许多地方暧昧不清:

> 我们经常在神学的背景下谈论关于骄傲的话题,它似乎包括了所有形式的过度自我关注或自我专注,而不仅指那些高估自己的人。例如,自我专注有一种非常常见的表现,总是关注自己的不足之处,这样他就能使自己展现谦卑。[11]

在对骄傲及其与休谟的自我概念之间的联系作出这些批判性评论之外,佩内尔哈姆还指出休谟在其著作的"思维与想象""自我与热情"这两部分中对自我的分析存在矛盾。他从中又引出了三个话题:骄傲与谦卑,自我与热情,休谟与佛教之间的对照。在感谢佩内尔哈姆关注到一些关键问题的同时,我还是要对他的一些论点提出批判。其分析的价值在于提到了核心的问题——如果像休谟所言,自我是虚构的(在他系列著作的第一册中),那么我们可否认为热情也是虚构的?当我们感到骄傲或谦卑时,是否也在自欺欺人?

休谟对自我与骄傲的理解

提到大卫·休谟就一定会提到他的著名观点:自我其实就是各种感觉的集合。休谟基本上将自我与心理联系在了一起。而心理对他来说是一个剧院,你可以在其中不断兴起和消灭各种印象。休谟感到困惑的是,人们的一些习惯是自相矛盾的:尽管人是不断变化的,但我们还是习惯把人当成是独立、单一的生物。用休谟的话说就是:"是什么让我们倾向于认为自我具有这种连续的感觉,让我们假设自己在一生中不会被改变、不会被干扰呢?"[12] 在此,休谟拒绝形而上的观点,他没有完全认同、也没有简单地接受自我的概念。但是,休谟觉得这种错觉对人的影响是如此之大,而唯一的方法就是"不关心和不在意"。这是他的著作《人性论》第一卷的主要思想,第二卷的重心则稍有转移。第一卷是根据思维与想象来探讨自我的概念,第二卷则是根据情绪。[13] 用休谟的话说:"我们必须对个人特征进行区分,这关系到我们的思维与想象,同时又关系到我们的热情与自我关注。"[14]

在《人性论》的第二卷,休谟对热情进行了分析,其中最重要的是**骄傲**和**谦卑**,它们与我们对自我的看法相关。休谟还将"心灵的知觉"分为两种,印象和观念;又把印象分为原始印象和次级印象两种。原始印象或感觉印象,来源于"躯体机能"或"对外部事物的看法"。次级印象或反省印象是从原始印象而来的。

它或是立即产生或是由观念的介入产生:(1)原始印象是由感官印象引起的,是身体上的疼痛或快感;(2)次级印象由情感或其他类似的情绪引起。他说,身体上的疼痛或快感可以引发特定的情绪,比如在痛风导致疼痛时。但是,休谟更关注反省印象,反省印象又可以分为平静的情感与激烈的情感。前者具有审美意味,如对诗词或音乐的赏析(行动、创作及外部事物的美)。对应的情感包括爱与恨,伤心与喜悦,骄傲与谦卑。其中,骄傲与谦卑是休谟情感分析的关注核心。而且,对情感的研究为理解虚构的自我提供了一个新的并具有启发意义的途径。正如阿梅利·罗蒂所评价的:"情感为构成自我的虚构观念提供了一个独特的元素。"[15](罗蒂,1990,257)

深入研究骄傲情绪对我们很有帮助。休谟对骄傲与谦卑如此评论道:"骄傲与谦卑的情感是简单和一致的印象,无论用多少言语我们也不可能对它们进行恰当的定义……最多只能对其进行描述。"[16]因此,在试图描述情绪时,他说虽然骄傲和谦卑好像是相反的,但它们有**同样的对象**,这个对象就是自我。骄傲使我们得意洋洋,谦卑使我们郁郁寡欢。如果没有自我,那么也不存在骄傲或谦卑。骄傲也有其来源,如果一个人夸耀他的房子或他建造的房子有多漂亮,这种情感的对象是自我,而引起情感的来源是房子。这个来源有两个方面:引发情感的特质(漂亮),以及具有该特质的对象(房子)。这些特质会引起快乐和痛苦,具备这些特质的对象与自我有关。漂亮房子所引起的最初快乐与骄傲的情感无关。房子要引起骄傲的情绪,要满足的最基本的条件是这是"我的"房子。在上述的分析中,自我是骄傲的对象。所以,我们可以如此总结:"骄傲由指向自我的快乐所组成,这种快乐有别于源于'我的'东西的快乐。"关于"喜悦"和"骄傲"之间的区别,他认为喜悦可以转化为骄傲,但并非一定会转化为骄傲。休谟还提出了骄傲与虚荣的特征:自我与令人愉悦的对象间的关系很近;它涉及与其他人的比较,而非该对象本身的内在价值;值得骄傲的对象必须相对持久;当别人认为我们完美无缺、品德高尚时,我们会更觉得骄傲;最后,在不同的习俗和观念下,同样的事件可能会导致不同的情感。

对休谟观点的批判性验证

> 休谟的研究并没有很好地呈现个人动机结构的同一性,而大众对于自我概念的认识需要转变为一个连贯的叙述。[17]

罗蒂的解释看起来好像很有道理,并且很好解答了佩内尔哈姆对于《人性论》第一卷和第二卷之间矛盾的疑惑。[18] 事实上,罗蒂说道:"我并不奇怪为什么德里克·帕菲特(Derek Parfit)将休谟视为捍卫个体连续性理论的前辈,而不是以一个人的兴趣、动机特征来准确定义个人同一性的前辈。"[19] 史蒂文·科林斯(Steven Collin)的著作《无我》也是一项有关情绪的优秀研究,与休谟、佛教研究和帕菲特的研究并驾齐驱。[20]

在第二卷里,休谟描绘了自我的概念是如何从情感中兴起的。骄傲和谦卑是两种同等重要的情绪,与自我概念密切相关,虽然它们也是虚构的:"所以,这并不奇怪,情感提供了组成虚构自我概念的独特元素,这有别于构成外部物体的印象和观念的重组。"[21] 休谟承认,也有情感以外的其他因素,会产生不可抗拒的虚构的自我概念。但在此处,我们只关注休谟有关情感和自我的理论。

在与虚构的自我本质有关的问题之外,还需要谈另外一个问题,即佩内尔哈姆所提到的对情绪的道德批判问题。骄傲和谦卑在道德上是好是坏,在休谟的理论体系内是很难回答的。有时,休谟认为骄傲在道德上是中性的;有时,他觉得骄傲和自负是不同的。在这个问题上,佛教和休谟之间有明显的区别。佛教很清楚地区分了积极情绪和消极情绪,同时也强调,消极情绪源于对无常自我概念的执著。负面情绪和虚构的自我概念之间的这种执著是佛教伦理心理学的核心。

我们如何来认定某种特定情绪是否正确合理?我们可以说一个人过度骄傲了,他的成就并没有他想象的那么大;或许是因为这个人对事实的评估错了,比如高估了财产、低估了学识,我们可以质疑他到底有多大成就;我们还可以说,**自我和情绪之间其实没有关系**。佩内尔哈姆觉得,最后那种说法最重要。按照他的观点,这会产生三种情况:可以说,如果孩子的优秀只与我有关,与邻居无关,那么我孩子的优秀是不会使邻居感到骄傲的;如果我以为孩子的优秀是基于一个错误的报告,那么我的骄傲与现实的关系实际上是不存在的;或当我感到很骄傲,后来却发现那个优秀的孩子不是我的孩子。佩内尔哈姆说:"这些情况都不排除骄傲和谦卑的发生,但不可避免的是,这些骄傲都是没有基础的,因为他们所以为的东西是否优秀与其事实是不相符的。"[22]

佛教对于"自我"和骄傲的观点

佩内尔哈姆觉得佛教的观点与休谟的观点是相互照应的,如果休谟知道的话,他一定会感到惊讶。佩内尔哈姆发现,休谟对实体论者的自我概念的反对,与佛教对当时印度形而上学对自我认识的分析,两者是相通的。佩内尔哈姆认为,佛陀不仅仅反对自我永恒存在的观念,甚至"反对传统观点认为的个体的同一性是持久稳定的"[23],但他并没有考虑佛陀在使用"人"这个概念时的谨慎及意味深长,佛陀注意到了"人"概念的陷阱。正如佩内尔哈姆所说,休谟宣称只有大意和漫不经心是消除有关自我妄想的万能药,佛陀则提倡用另一种方式来消除这种妄想。

不过,佛陀也使用了一些意味深长而且严谨的逻辑与词汇来谈论情绪,也谈到了"个体连续性"的观点而非明确的同一性。佛教不接受实体论者基于永恒和快乐的自我概念,而是使用有意义的"个体连续性"的概念。虽然反对有一个永恒存在的灵魂,但佛陀不反对有一个持续存在的人,作为一个道德行为的主体,一个人能够做出有价值、有目的的行动,有记忆和思想并且能够表达情绪。基本上,人的存在是一个动态的心理过程,在更大的体系中保留着相对的个体性。尽管没有根据,但每个人的心理过程都是独特的。无我的教义,并不意味着一个人只是一堆原生质,没有任何意识或意愿。必须强调的是,在现代的佛教冥想修行中,与自我分离并不意味着减弱一个人的协调能力。**在混乱、虚无主义与身份错觉的陷阱之间有一条狭窄的小路,犹如刀锋,人只能由此进入以探索这临时但关键的身份。当我们走过时,我们会溶解它们;当我们打断它们的内在辩论时,我们会超越他们。**[24] 对于人身份的理解,"幻觉论者"和"综合者"显然有矛盾,为解决这些矛盾,人需要进行冥想修行、反省,以及佛教所说的如理作意(*yonisomanasikara*)。

另外一个要点是,所谓对自我的"错误"理解也有着某些"现象学的真实",用休谟的术语来说,就是"持续与力量"。还有,我们要记得所谓的"身见"(*sakkāya-diṭṭhi*)是一种与自我有关的错误观念。解脱的第一步就是摆脱身见,但它所引起的自负(*māna*)却需要等到修行的最后才能消除。当然,随着修习路上的精进,人会产生骄傲,而这骄傲与世俗人因发达而产生的骄傲不同。自负中的"我"比"假我"中的更微妙。

关于积极情绪,德里克·帕菲特提出,无我的观念能引出人的慈悲,他认为,在由持续感与他人的"自我"构成的以前的"自我"和后来的"自我"之间,有一种同源性。用史蒂文·科林斯的话说:"佛教不提倡纯粹的利己主义,也不提倡自我牺牲式的利他主义。它要求对所有的'个人',对过去的或将来的自己,或过去的将来的他人,都怀有同样的慈、悲、喜、舍。"[25] 在此,我们触及了一个悖论——我们对虚构的自我的意识越强烈,所产生的积极情绪就越有力,比如,佛的同情心由于广阔无边而被称为"大悲"(*mahā-karuṇā*)。这或许能解答佩内尔哈姆的问题:积极的情感如何能产生于虚构的自我?

佛教中的骄傲、自负和谦卑

佩内尔哈姆说,在神学的背景下,骄傲这个词被用来涵盖所有自私自利和自我陶醉的情况,不仅包括对自己的高估,也包括纵欲。相反的,佛陀在定义骄傲和谦卑这类词汇时则很小心,会尊重其具体情境。那些被认为是负面情绪的东西在佛教语汇中都用巴利语词 mana(慢)来表示。我将这个词解释为"自负",而不是更通用的"骄傲"。因为"骄傲"这个词不仅在英语文化中,在其他文化里也有更健康的含义。事实上,我曾为夏威夷的东西方文化研究学院做过一个关于"斯里兰卡的情绪分类学"的研究,在当地人的用法中,与骄傲有关的情绪包括:自尊(*abhimāna*)、自负(*ahaṅkāra*)、傲慢(*mahantatvaya*)、自卑情结(*hīna-māna*)。这里的自尊指的是一种成就感,如为你的国家取得的成就,而其他词则有负面内涵。[26]

随着休谟对骄傲的分析不再基于道德的视角,对骄傲的看法也由消极变为中性。我们可以看到,骄傲更像佛教伦理/心理学中的自负。其次,佛陀没有用自负这个词来覆盖所有的自我关注类型。关于它的根源、本质、持续以及可根除性等特性,会在接下来的分析中展示。佛陀曾表示,自我中心的人会有三种表现形式:渴求、错误的自我认识、自负。因此,像佩内尔哈姆那样随意地扩大骄傲的覆盖范围在佛教中并不适用。第三,佛教视谦卑为品德,显然它和自卑情结是有区别的。自负好比是"摇旗助威",暗示为自己宣传的欲望。[27] 从词源上说,这个词来自尊敬(māneti)或衡量(mināti),言外之意就是形成了一些错误的观念。[28]

在人的内心有一种指向自我中心的偏见(根植于"存在永久实体"的错误信念中),这种偏见会从各种水平呈现:语言的、智力的、情感的、道德的等等。按照佛的讲解,人可以获得并保有的人格结构有三重:渴求、自负和谬见。在语言形式上,渴求表现为"这是我的",自负表现为"这就是我",谬见则是"我就是这样"。我们要意识到自负与身见是不同的,后者暗示对自我的假设的明确看法。身见是佛教十使烦恼中的第一使,当人修成须陀洹果位时,这些就会消失了。而自负,属于第八使烦恼,人只有在修到阿罗汉果位时,才能将最初的自负感觉转化为更微妙的独特感。因此,人的感觉比人对自我的看法更微妙。以上具体的分析显示,在佛教中,自负并没有用来涵盖所有形式的自私自利。

自负有三种形式:优越感,"我比别人优越"(seyya-māna);基于优越感的自满,"我和别人一样好"(sadisa-māna);基于自卑感的自负,"我不如别人"(hina-māna)。重要的是,我们要意识到这些自负处于阈下、潜伏的水平(mānānusaya,慢随眠),会在特定情境下被唤起。优越感和自卑感是同一种根源的两种表现,源于过度膨胀的虚荣感(māna-mada)。佛教认为,这些形式的自负

第二十章

是有害的。虽然自卑是有害的,但谦卑是伟大的美德。谦卑并非基于无能感,相反,它基于自信和领悟——人不能因为自己的成就而忘乎所以。在佛教的许多社会伦理教导中,谦卑是受到赞扬的。不过我们也要注意,休谟对谦卑给予了消极的评价:

> 因此我们可以看到,这个属于我们的漂亮房子,使我们产生了骄傲;而同样是这座房子,在它因为某个事故受损而变得畸形后,会使我们感到谦卑。由此,原来与骄傲相关的快乐感觉,现在变成了与谦卑相连的疼痛。[29]

立花俊道(Tachibana Shundo)对佛教伦理学中的谦卑进行了反思,他发现:

> 佛教作为崇尚自控和知足的宗教,很自然地会高度评价谦卑的品质。这是佛教中另一种重要美德。我们认为一个僧人在走路时,眼睛看向地面,不仅他的外在表现得体,他的心理状态同样如此。外在表现只是内在心理的部分呈现;得体的举止体现了谦卑和自控的心灵。[30]

在著名的《善生经》中,佛陀同样将谦卑视为家庭伦理的核心。《善生经》讲述了家庭关系的伦理道德,并将尊重、尊敬、温馨的关怀、慈悲、感恩和谦卑巧妙地融合在了一起。佛还强调说,一个人即使达到了更高的灵性境界,仍然不能因此觉得自己高于其他僧人而变得自负。其实,尊者舍利弗说,在达到了第二禅(jhāna)的境界时,他从"我达到了第二禅"的想法中脱离了出来。他能保持不受"我做到了"或"我的境界"等倾向的影响。

现代心灵哲学中的谦卑

我以上所阐述的有关佛教对谦卑的观点,现代西方对其也有一些反思。诺文·理查兹(Norvin Richards)谈到谦卑的美德时说,重要的不是去否认一个人值得称赞的行为,而是不要认定谦卑的人值得称赞。[31] 他引用了加布里埃利·泰勒的分析,并表示这种观念需要得到纠正。泰勒说:"一个能够接纳自己的卑微的人,是谦卑、谦逊的人。"[32] 理查兹认为,泰勒的分析排除了具有较高地位的人(通过努力工作而获得的)具备谦卑品质的情况。"然而,这种看法特别令人反感。通常,我们不但愿意看到那些提高了社会地位的人保持谦逊,并且我们会因而更敬佩他们。"[33]

情绪,谦卑与自我

虽然休谟对骄傲和自我的讨论是一个有意义的尝试,但他并没有把分析专门用于对情绪的道德批判上。在这一点上,斯宾诺莎的情绪研究更为全面,关注了情绪的道德立场。就如斯图亚特·汉普舍尔(Stuart Hampshire)所解读的,斯宾诺莎的观点如下:"人的激情与负面情绪基于错误的自我中心与短视。在看待外部世界时,将自己的周遭以及兴趣作为世界的中心。"[34] 这些年来,艾瑞斯·默多克提出,自我中心会使人在道德上难以保持客观性。她对谦卑的理解很有见地:

> 谦卑是一种不多见的美德,也是一种不流行而且难以发现的品德。我们很少会看到一个人积极地展示他

的谦卑,因为自我的贪婪触角在其内心没有可乘之机……由于没有把自己太当回事,因此谦逊的人能够实事求是地看待外界的事物。[35]

道德客观性的问题与自我中心及幻想的扭曲有关,约翰·凯克斯(John Kekes)对此进行了探讨。总体上他同意默多克的观点,但不完全认同其"无我化"(unselfing)的概念。凯克斯认为,默多克"接受自己的微不足道"的观点会减少他活跃的道德行为。凯克斯对他们的观点进行了修饰,提出所谓"无我化"可能只是一个比喻,默多克指的或许是一种习惯的养成过程,即不让自我中心扭曲我们的认知习惯。[36] 他还认为,在达到"无我"之前,我们需要首先构建一个"坚定的自我"或"强大的自我"。当然,佛教对此的观点乍看起来也有些矛盾——我们对无我教义的领悟越深入,自我超越的情绪就越充满活力。

一些当代的思考

在你变成小人物之前你必须成为大人物。

——杰克·恩格勒

在开始无我的行为之前,首先我们要建立一个"坚定的自我",最近的心理治疗已经对此有所涉及。恩格勒说,心理治疗可以被视为灵修的前奏,因为他觉得西方学生"在毫无准备甚至怀着痛苦情绪的情况下直接跳入禅修阶段"[37]。这个问题需要在一定背景下来理解:对一些人来说,心理治疗可以被视为灵修前的有益铺垫;对于其他人,如那些从事心理咨询的人,有一种双向的相互作用:心理治疗的领悟能促进禅修,禅修也能促进心理治疗的领悟。马克·爱泼斯坦说,他作为心理治疗师的成长过程如下:"禅修帮助我在进行真正的治疗前处理了自己的各种自恋问题,使我成为了某人。"对于这个问题,折中的观点是,必要的人格组织水平对禅修/治疗是有帮助的。但是,如果你关注于佛教解脱修行中自负的干扰(这也是本章关注的重点),你会发现马克·爱泼斯坦的如下评论与此非常契合:

> 由于自恋的残留会在我们生命中回荡,影响我们的目标、愿望、人际关系,因此它也回荡在我们构建人格结构的禅修道路上。这种幼稚的体验必须在不同的时期,被满足、被正视、被放下。[38]

爱泼斯坦还说,佛教的阿罗汉境界,代表了禅修的成果,这提供了能消除并扭转自恋残余的方法。围绕这问题的辩论有很多,我认为我们需要在恰当的背景下进行理解。

基于佛教立场的第二个批判如下:恩格勒认为,这种对"无我"理想的防御式追求会让人"害怕个性化",因此会阻碍人承担责任,不利于人果断行事并泰然胜任。在教义层面上,"个性"(atta-bhāva)是从无我教义中延伸出来的,它本身没有问题。每个人,作为独特的存在,其心理上的完整性和一致性都是多样化的。无我的思想并不否定每人都有其个性特征。佛尊重这一点,所以在教人禅修时因材施教。

我的禅修教师,德哈玛吉瓦尊者(Uda Eriyagama Dhammajiva)说,被推荐的禅修法"没有处方,无法获得",但却基于佛陀的处方。在观察五盖时,佛陀意识到情况会因人而异。佛陀甚至根据贪婪、仇恨和谬见等根源进行了人格分析。修得圆满的人之间也有很多的不同之处。佛的讲经说法多种多样,很注重人的不同背景,不同性格,不同观点。比如,佛说,对于有些人,愤怒会在其内心停留,就如同刻在石头上的记号;对有些人,愤怒则如同沙地上的脚印;还有一些人,愤怒对他们则如同留在水面上的印记。无论是愤怒和冲动、贪婪和利欲心等弱点,还是镇静、平衡、慷慨、情绪稳定等积极品质,不同的人在其中的表现都是不一样的。理解负面特质的根源和发展过程,使其逐渐减弱并最后消失,是内观禅修最深邃的部分之一。

逃避责任和义务是恩格勒所提及的第三个问题。他说,摆脱自我中心欲望的目标可能会使人逃避那些可能导致焦虑的情景,这又会使人逃避责任、无法对自己的生活负责。在佛教的教义中,自由、因果报应和"连续的个性化"等教义都为责任的概念赋予了意义和方向,此外,在自己的日常生活中保持正念也很重要。在我个人的正念心理咨询实践中,尤其是面对瘾症这样的问题时,促使来访者"为自己的生活负责"非常重要,在咨询的过程中,不断向来访者传递责任的概念。对此,有些人存在很大的误解。比如,鲁宾说:"在泼掉澡盆里的自我中心的脏水时,佛教也把人的能动性这个婴儿一起泼掉了。"[39] 在此,鲁宾没有区分掌管人机能的"守旧的自我"与一个更高层次的、能够接纳所有无我教义的自我。其他几个与恩格勒的批判观点有关的问题,我已在其他地方讨论过了[40],在此处我只将讨论限定于佛教对自我的分析。

第二十一章
慷慨的文化与利他的伦理

在本章,我们将对佛教关于"布施"(*dāna*)和慷慨(*cāga*)的哲学理念进行延伸,讨论如何按照动机、布施物的性质、慷慨的情景、人格与文化影响等因素来进行行为评估。我们在此使用埃里希·弗洛姆的"占有模式"和"存在模式",前者由贪婪、权力、占有欲及攻击性等主导,后者则由爱、分享和慷慨把持。在佛教中,弗洛姆的人格类型可以对应这么几类,即贪婪型(*rāga-carita*)、慷慨型(*cāga-carita*)、攻击型(*dosa-carita*)以及痴迷型(*moha-carita*)。之后,我们还会看到西方几种不同的伦理模式,如彼得·辛格的著作《你能拯救的生命》[1],然后我们还会比较功利主义伦理学与佛教伦理学的模式。

布施在全球各地都被视为最基本的人类美德,它是能证明一个人的人性水平及自我超越能力的品质。在佛的教诲中,布施也处于一个非常崇高的地位,它被认为是人灵性发展的基础和种子。在佛教经典中,我们可以一再看到,"慷慨布施"(*dānakathā*)是佛教渐修法门的第一步。[2]

菩提尊者也说道,在佛陀布道时,每当听众中有还未入道之人,他便会在一开始就向他们强调布施的价值。然后,才是关于美德、业果律和"出家"等教义的讲授。其实,布施是自我表现的缩影,它会引导人做出更多具有献身意义的高尚行为。在菩萨的轮回使命中,布施的最高境界被称为"布施波罗蜜"(*dāna-pāramī*,完美的布施)。

布施和慷慨的道德、心理及灵性维度

伦理能使人与先天的利己主义及个人的自私自利进行斗争,这是分析哲学对于伦理学理论的一个核心假设。的确,许多思想家将道德的终点定义为"无私"或"利他"。[3]

> 道德行为从最广义的层面讲属于利他行为,它由追求幸福的欲望所驱使,这里的幸福不仅是自己的,也包括他人的。[4]

在西方,尤其是受马克斯·韦伯的影响,很多学者倾向于用二分法看待佛教,认为佛教就是追求自己的幸福以及他人的幸福:"解脱是一个自食其力者的完全个人化的行为。任何人或社会团体都无法拯救一个人。"[5] 但佛教的立场是:"通过保护自己来保护别人;通过保护别人来保护自己。"对此,向智尊者[6]进行了更为具体的论述。[7] 善恶皆能传染。事实上,弗洛姆将"占有欲"和"慷慨"视为两种不同的文化取向,分别体现在"占有模式"和"存在模式"中。

弗洛姆在他的著作《占有还是存在?》中,对两者的个性特征、生活方式和文化进行了区分:"占有型人格/'占有模式'基于贪婪和攻击性,关注物质财产和权力;而"存在模式"表现为经验分享、爱、生产力、慷慨的喜悦,是创造性及人性化性情的表达。

dāna 指的是布施,cāga 则有下列含义:(1)放弃、舍弃、出家;(2)大方、慷慨。布施基本上是指向僧人施舍,如提供衣物、食物等;作为回报,僧人向大众讲道说法,佛陀认为,这远超其他形式的回报。[8] 一般信徒可能也会参与佛家书籍的制作或抄写,捐助寺庙的建设,寺庙的建设基金也是一种物质捐赠的形式。捐赠也必须遵循一定的法则,即在恰当的时间提供恰当的礼物。人慷慨的性格与他的内在倾向有关,它会促使人做出更多具自我牺牲意义的高尚行为。这也与佛教根除贪念的修行有关。

其实,布施与慷慨的一个重要"功能"就是根除贪念。这也能帮助人弱化对财富、物质以及自私行为的执著。所以当人处于高道德水平时,贪婪和贪欲的污秽无法产生作用,人会构建慷慨与慈悲的积极情绪。在心理层面上,这些动机因素会引导人走向平衡和正直的生活(sama-cariyā,寂静行;dhamma-cariyā,法行)。这种生活方式会使吝啬和浪费的恶念逐渐淡化,并使人发展积极的个性特质,这些特质是灵性修行的基础。佛陀也同样赞赏那些以正道致富后又向有需要的人进行布施的人。[9] 布施不在于你捐赠量的多少,而在于发自内心的慷慨。给恐惧中的人安全和自由是布施的最高境界。[10] 以下这些不正确的布施形式会适得其反,是有害的:布施时辱骂他人,为沽名钓誉而进行布施,为巴结他人而进行布施,本着竞争或嫉妒的意味进行布施。当人试图掩盖这些动机进行布施,会增加人的愚昧程度。精神文明的实践能够帮人发展良好的动机,促使人践行慷慨的艺术。道德美与精神文明能为灵性的提升提供基础。这里还有一种区分布施类型的方法,根据施予的东西将布施分为以下三种形式:财施(āmisa-dāna,施予必需品);无畏施(abhaya-dāna,施予安全);法施(dhamma-dāna,宣讲佛法)。

第二十一章

人本主义文化

到今天,"布施"的内涵已经被扩大了——不仅仅是给予财产类的物质,也包括给予时间、精力、创造性的计划、旅行等,这是因为我们正处在一个复杂多变的时代:海啸、森林大火、洪水、地震、赤贫、饥饿以及疾病。我曾被墨尔本的一群孩子深深感动,在为海啸捐款的音乐晚会上,他们将自己小小储蓄罐中积攒的所有零用钱都捐了出来。他们第一次学到了通过向他人"布施"而使自己"获得":不是某种具体可见的东西,而是他们通过行善获得的精神上的喜悦。布施者的动机因素、受施者的心灵纯洁、布施物的质与量等,是佛教衡量布施行为的一般标准。其中布施者的意愿和动机是最重要的。或许,像那些孩子那样,无垢、无私、无意识的表现也值得赞扬,当然也包括那些经过慎重思考而决定捐助的人。在佛陀的时代,那些卑微的信徒,虽然收入微薄,但与那些富贵而慷慨的资助者一样,同样表现出强烈的慷慨心。

今天,灾难太多了,许多志愿者包括社工、心理咨询师/心理治疗师等都被所谓的"同情疲劳"所压倒。[11] 对于这种情况,佛陀的建议是,同情心必须与"舍"的智慧结合——这是慈、悲、喜之间的平衡原则。

当代的文化充斥着矛盾,处于其中的我们需要以人本主义文化来修复这些裂痕。大学里有伦理学课程,学校的管理者也将伦理规范写入章程,每项正式的研究项目必须要符合伦理委员会的要求。但是,最近的经济危机(2008年)使人们的伦理观及价值观发生了明显的偏离。我们并没有将伦理规范完全融入"生活方式"之中。对此,佛陀的领悟是,伦理规范的实践必须要与关怀、正念以及智慧相结合。

彼得·辛格谈拯救生命

西方的人本主义文化在全球范围有复苏的迹象。彼得·辛格在其最近的著作《你能拯救的生命》里提出了这样的问题:大多数人都认为,即使会受到相当的损失,自己也会毫不犹豫地去救一个溺水的孩子。但是,每天都有数千孩童死去,与此同时我们仍会花很多钱买那些我们认为理所当然但实际上并没有意义的东西。这有错吗?如果有,那我们对那些穷人的义务又在何处?

彼得·辛格认为,比如向非洲那些处在痛苦中的孩子进行的捐助,这样的捐助对捐助者来说最大的收益是能收获生命的意义与满足感:

> 你可能不得不对你的花钱方式进行调整,但很可能你会发现,这种调整对你的幸福毫无影响。与其因为担心别人认为你买不起名牌的衣服、豪车或是别墅而去花钱撑门面,还不如只买最适合自己的东西,因为你现在有了一个很好的理由:我更好地使用了这笔钱。[12]

辛格总结道,通过集体的努力去帮助世界上那些最贫困的人会更令我们觉得生命充满意义和满足。辛格在几十年前构建了"应用伦理学"这门学科,以上的观点正是这门学科的一个重要贡献。

辛格并没有提及佛教伦理中的慷慨,而本章则会阐述佛教关于慷慨的观点。赞赏辛格在拯救生命的领域里所起的带头作用的同时,我们在此也要试图以最近被称为"关怀伦理学"的思想来阐述佛教对此的观点。顺着这个关怀他人的新思路,我们可能会赞同马丁·塞利格曼的观点,我们需要的不是单纯的伦理学,而是我们所"关心"的伦理学。当一个母亲冲进着火的房子去救她的孩子,她并非基于伦理准则,而是因为孩子的生命对她很重要——因为她在乎这个孩子。于是,塞利格曼提到了普林斯顿大学的哲学家哈里·法兰克福(Harry Frankfurt)提出的伦理学新观点——理解我们所关心的到底是什么,这是一个悬而未决的问题。我准备从这个维度来谈佛教关于慷慨的佛教观点。

大悲:佛教的观点

彼得·辛格没有仔细分析佛教的"大悲"观点。他认为"黄金原则"(这个之后我们会涉及)在所有的主要宗教中都有所体现,包括佛教。但是,就如在本章里我们所展示的,佛教对于慷慨、利他以及大悲有其独特的见解。

关怀伦理学

关怀伦理学在西方属于相对较新的道德理论,它有别于康德的伦理学、功利主义及德性论。

弗吉尼亚·赫尔德(Virginia Held)的《关怀伦理学:个人的、政治的以及全球的》阐述了一个有关人际关系、政治以及全球问题的全新见解。[13]它没有如同其他理论那样把伦理学的两种不同的价值观割裂开——一边是正义、公平和个人权利,另一边是关怀、信任、相互体谅和团结。这一点对本章所要谈的从个人、家庭层面扩展到全球层面的伦理非常重要。关怀伦理学很重视情绪,如同情心、同理心、敏感和责任。另外,它也强调相关的以及彼此依赖的人际关系,就像佛教更重视的家庭关系,而不是利己的、独立的理性主体。

关怀伦理学可以用佛陀的名言来总结:"就如一个母亲愿意冒生命危险来保护自己的孩子,同样,面对芸芸众生,你们要培育一颗无量之心。"

事实上,塞利格曼关注着经济危机之下的价值观崩溃现象;他观察到,经济衰退是由于那些数学奇才及贪婪的人们通过贩卖金融衍生品在短期内获得巨大利益所致,而他们明知道从长期看金融衍生品必将崩溃。塞利格曼以一种较为轻松的语调提出了这样一个问题:伦理学的教育对此会有帮助吗?[14] 这是一个悖论,除非人们对他们的道德生活充满热情,否则伦理学理论不会产生任何效果。他们都意识到了诚实和正直所带来的简单教训,这是由现代病态的经济文化所导致的。我建议通过一些诊断工具来揭示、诊断并探索对他们的补救措施。[15]

马丁·塞利格曼通过他"性格优势"的概念,将"关怀"带回到伦理学中,并开创了"积极情绪"项目。本章的重点不是谈论如何管理好那些"负面"情绪,在这里我们要关注那些与慷慨有关的利他情绪。我们还会探讨贪婪的根源,以及如何摆脱贪婪并使我们更具人性化的积极情绪。塞利格曼对性格优势与美德进行了探索,思考如何将这些在中国、印度、古希腊、古罗马等文化中受到推崇的品质运用于现代西方文化。在与其他心理学家的合作下,他们聚焦于六种性格优势:智慧/知识、勇气、仁慈、公正、节制和自我超越。这六种美德,没有哪一个比另外一个更重要,但它们都需要与智慧和仁慈融合在一起。该理论的发展基于马斯洛、罗杰斯和弗洛姆等人本主义心理学家的理论。近来,积极心理学家为人本主义心理学找到了经验实证支持。

作为美国心理学会的主席,塞利格曼宣称,在过去的半个世纪里,心理学被一个单一的主题——心理疾病——所消耗。他敦促心理学家们重拾早期人本主义心理学家们的使命,在日常生活中发展美德与性格优势。佛陀同样关注在日常生活中发展美德与性格优势,也同样将伦理学与心理学结合在一起。"积极心理学"的观点为研究"慷慨"提供了有意义的基础,在佛教中有四无量心:慈心(mettā)、悲心(karuṇā)、喜心(muditā)、舍心(upekkhā),这属于塞利格曼所提出性格优势中的"仁慈"。在讲到悲伤咨询的那一章里我们也谈到了四无量心。在本章里,我们要探讨与慷慨有关的利他情绪以及如何摆脱贪婪。

在实际生活中,人不会用演绎运算出来的伦理逻辑来指导他们的生活。为了得道(佛教所追求的),或按照最有价值的道德规范来生活(像康德与功利主义者们),人需要与阻碍他们的情绪和欲望进行斗争,产生并培养最高贵的情感和态度。用帕菲特(Parfit)的话说,"斗争就是活得有创造性,如同制作一件艺术品那般"[16]。近年来,伦理学导师通过小说或小故事来演绎实际道德生活中的兴奋、冲突和创造性;还有最近对道德现实主义及伦理心理学的重视,都证明了这一点。

事实上,在佛教中,布施、道德美(持戒)和心灵成长(禅修)之间有着密切的关联。若要探讨慷慨的逻辑和伦理,必须要从这三者的相互助益谈起。

> 布施被等同于慷慨这一人格特质。这种角度强调了布施的实践,布施不只是一样东西从自己手中转到他人手中这样一种外在的行为,更是一种内在倾向。这种内在倾向会因外在的布施行为而得以强化,并促使人做出更多的自我牺牲式的高道德行为。慷慨是善人(sappurisa)的基本属性之一。此外,善人还具有信念、道德、

求知欲及智慧等。作为慷慨的特质,布施与佛教修行的整个过程密切相关。修行的目标是消除贪、嗔、痴,对慷慨的培养能直接削弱贪念与嗔念,培养心灵的柔顺,熄灭痴念。[17]

按照佛教求解脱的修行之路,行"福业事"(puñña-kiriya-vatthu)有三个基本的做法,首先就是布施,另外两个是持戒(道德)和禅修(心灵成长)。[18] 这些行为是相互作用的。例如,一个经常进行禅修的人,他对布施的理解会加深。而布施则被视为摆脱贪婪和自私的重要基础。当人的道德和精神得到强化后,将很容易促成布施的行为。[19] 人需要避免吝啬、轻率和浪费,并且要促进布施的文化。这是一种对人格特质的培养,其中融合了慷慨、道德与智慧。

除了布施的作用,布施的动机能揭示积极情绪的人本主义因素。若动机有问题,布施会变得很机械化,甚至变质。比如,一个人给行乞者扔了一个硬币,同时想这人真讨厌。还有,如果人为了让别人知道、为了自己的声誉而进行布施,这种布施的后果可能有好有坏。为使我们形象地理解"赞助"和"布施",佛陀在讲经布道时描述了这样一种形象:"捐助者好比是向贫困的人敞开自己房子大门(anāvaṭa-dvāro)的人;像一个泉源(opāna-bhūto),向隐士、婆罗门(brāhmaṇas)、穷人、旅人、流浪汉和行乞者等开放。这样的人,其行为值得称赞。他非常慷慨(mutta-cāgo),乐于与他人分享喜悦(dāna-saṃvibhāga-rato)。他是一个能理解穷人困境的慈善家。

从人本主义价值观来看佛教的布施教义,评估这些行为最重要的标准就是意愿(cetanā),就如同在佛教伦理学中,以动机/意图来区分行为的好与坏,成熟或不成熟:"佛教的教导特别关注布施者的心理基础,对他们不同的心理状态进行区分。其中一种基本的区分方式是将布施分为缺乏智慧的布施和有智慧的布施,后者优于前者。"[20]

伴随着对因果报应(kammic)的理解,也意识到无论是布施者或被施者皆是无常,为求解脱而进行的布施根植于深度的理解与智慧中。该过程的一个重要特征为,通过持续地进行正确的布施,人能够构建自己的品格,这意味着他整个人都在经历积极的改变。我希望去关注这样一种特殊的转变形式。我的心理咨询就是聚焦于情绪领域,而基于布施的品格培养,则可以与塞利格曼的积极情绪联系在一起。下面我想介绍一下"在情感上慷慨的人"这一概念。也就是说,这样的人会持续地把幸福、爱和其他正能量带给别人。我称之为"布施品质",这种品质与囤积和占有的品质相反。这种布施不仅仅是一种行为,更是一种生存之道,弗洛姆的《占有还是存在?》对此进行了完美的诠释。按照弗洛姆的观点,在当下的经济危机下存在两种生存之道:一个是"占有"模式,这样的人专注物质财富和权利,他们的生活基于贪婪、嫉妒和攻击性;另外一种模式则根植于爱,充满分享的喜悦。占有模式造成了今天困扰整个世界的危机,它是一种赌博和冒险的模式,使许多人和国家处在破产的边缘。

利他的两种含义

托马斯·内格尔(Thomas Nagel)说:"利他是仅基于让他人受益或避免伤害的信念的行为。"[21] 其实,对利他的一种理解是,关心别人超过自己,这种观点比较常用。对利他的第二种理解就是对所有的生物包括对自己都一视同仁。第二种观点在功利主义哲学中比较常见,而佛教对此也有相似的理解。

利他的其他含义

彼得·辛格在《你能拯救的生命》一书中，为利他赋予了其他的内涵。一个是"黄金原则"：对他人做那些你希望他人也对你做的那些事，意思是我们应该像考虑自己的需求那般考虑别人的需求。辛格发现，虽然这一格言是作为耶稣的话而闻名，但其实在佛教、印度教、儒家、伊斯兰教、耆那教和犹太教里，都能找到类似的格言。他还引用了比尔·盖茨的布施哲学——做从整体上来看对世界最有意义的事。

佛教解脱道路上的人性化观点与去人性化观点

对于一个据守日常生活的佛教门外汉来说，会体验到一种有趣的矛盾：一边是普遍仁爱及对他人痛苦感同身受的观念，另一边，是那些你为家人、朋友、村民、僧人、隐士甚至动物所做的善行。如果一个人读完《善生经》，他可以看到这些关系的网络，其中指出了人对于年长者、老人等负有特别的义务。

在给国王的建议中，佛陀展现了一个更大的团体——提高人民的生活水平。为了试图去解决这种矛盾，我们必须要基于现实。"重要的是我们能清楚意识到'特定的爱'和'博爱'之间的区别，后者是利他的表现。"

在很长一段时间里，辛格是赞同功利主义伦理学的。以我个人的观点来看，很有必要将人性化的和去人性化的观点进行整合。对此，有许多不同的观点。库珀曼（Kupperman）说，功利主义的"去人性化的利他"（impersonal altruism）的处理方式太像处理水利学的问题了，觉得问题仿佛就是那些可以计量、可以分开的液体。[22] 然而,在历史上,功利主义更多是作为一种政治哲学,限定在几个特定的国家,并没有在全球范围内得到推广。

> 困难之处在于,在完成某种生活的整合时,既不让这种去人性化过于蔓延而将人性化的核心压倒,又不会以人性的名义排挤掉去人性化的标准……我认为,发现一种替代的模式使得我们可以照此生活,而这将成为伦理学理论的重要任务。[23]

拉福莱特(Lafollette)在他的文章《人际关系》(191)中说道,这种人际关系的伦理能发展去人性化的伦理规范。[24] 他的观点是,如果没有构建过亲密关系,我们既无法发展伦理知识,也难以发展公正的道德所需要的同理心。

其实,对于"去人性化的伦理",佛教和功利主义之间有一个很重要的区别:

1. 一种要脱离任何个人的喜好或欲望,并将它们集聚在一起的伦理学理论。(功利主义)
2. 一种建议个人重新构建他们的动机秩序以使他们能超越自己的欲望和渴望的伦理学理论。(佛教)

弗拉纳根对这种差别进行了延伸,进一步说道:

> 真正按照佛教的教义或任何其他公正、去人性化(第二种)或超脱的形式来生活,需要极其强大和自律的品质,这可能比做一个自由的个人主义者要求更高。[25]

弗拉纳根所强调的是，拥有自己的观点是能迈向最终涅槃目标的必要前提。[26]

必须要提及的是，即使完美的阿罗汉也需要不断充实他们的积极情绪，包括同理心、同情和利他等，以助人脱离苦海。他没有收获任何福业，因为这并不需要。但是，对现在仍生活在世界上并充满利他精神的人来说，他们的心中有着类型各异的偶像。

阅读指引

佛教/巴利语概念：佛教心理学的基本概念框架

本书中的巴利词汇都给出了英语释义,但最好根据其上下文进行理解。在此附录中,我们最关心的问题是佛教概念的逻辑和本书几个章节中涉及的概念框架。向各位读者推荐由向智长老所编的《佛教词典》(*Buddhist Dictionary*, Buddhist Publication Society, Sangaraja Mawath, Kandy, Sri Lanka;电子版可参阅http://www.budsas.org/ebud/bud-dic/dic_idx.htm [accessed 7 October 2013]);首次接触佛教的读者最好可以先阅读佛陀的首次布道《转法轮经》(*Dhamma-cakka-ppavattana-sutta*),而对其最好的解读则是阿姜·苏美多尊者(Ajahn Sumedho)所著的《四圣谛》(*The Four Noble Truths*, Amaravati Publication, Hemel Hempstead)。

这类书籍的长久贡献之一是能给读者提供一些方案,这些方案总结了佛教心理学和心理咨询的精髓,读者可以把它们输入电脑,然后根据自己的想法进行加工,如此,这些方案就在你的手中了。你还可以根据经验添加一些例子。我选了一些基本的案例和巴利语术语。如果能和一些读者深入交流本书对他们生活的影响,我会非常高兴,这种交流对我很重要(pdesilva@alphalink.com.au);哲学辩论照亮了我的职业和学术生涯。下面主要总结了本书第一部分中与佛教心理学相关的概念框架。关于咨询,我会在书后所附的扩展阅读中向读者们推荐几本书。

1. **五蕴**(*khandhas*,知觉集合体)提供了定位心理及其功能的首要基础:行(*nāma*,心理活动)、想(*sañña*,看法)、受(*vedanā*,感觉)、识(*viññāṇa*,意识)、色(*rūpa*,身体)。这五蕴能帮助我们理解在本书第 6 章所探讨的佛教中的心理和"人格"概念,同时它们也是我们理解认知、意动、情感三个维度的关键。其实,一些读者也提出希望能明确澄清它们的意义。我们可以看到,第 2 章到第 6 章探讨的内容都与这三个维度有关。当我们要研究正念在心理学中的运用时,我们还要加上另一个维度——"注意"的维度。

意动(Conation)。这个词来源于拉丁文 *canatus*,意思是指自然倾向、冲动、抗争和朝着某个方向努力。意动、情感和认知一起组成了心理的三部分。简单来说,大脑掌管的认知部分决定智力,情感负责情绪,意动则驱动一个人如何应对这些思维与感受。

为了进一步明确,有必要进行补充说明,这里的"认知"包括了"观念"和一些"概念上的活动"。根据不同的使用背景,"识"这个词有几种含义。在五蕴中,这个词代表"感官意识"。在传统的西方哲学里,认知是与理性能力联系在一起的。但后来出现了一种更复杂的分析,认为心理包括认知、情感、意动维度。"情感"很容易分辨,因为它与人的感觉、情绪有关。第 5 章就情绪、认知、欲望、意志间的关系进行了探讨。

动机循环。有关动机循环的心理动力因素是佛教心理学的核心特征。让我们看看愤怒是如何产生的,它的心理动力是怎样的。当一个未经修炼的普通人遭受痛苦时,他会为此悲伤、哀叹;他可能还会哭泣、捶胸并发狂。他体验到两种感觉——身体上的和心理上的。这种体验就好比是一个人同时被身体、心理两把标枪刺中。当他感受到痛苦时,他会抗拒,这时一种潜在的厌恶倾向(paṭighānusaya)会在其心中兴起。也可以说,这样的人不知道如何摆脱这些痛苦,于是通过感官的快乐来逃避,这又引起另外一种纵欲的潜在倾向(rāgānusaya)(S IV, 208)。

感官的接触(phassa)引起了感觉,感觉(vedanā)引起了渴望(taṇhā),渴望又引起执著(upādāna)。色欲的阈下倾向会产生愉悦的感觉,人厌恶/反动/愤怒的阈下倾向会促进痛苦的感觉。贪欲(lobha)的不善根(akusala-mūla)是执著的基础,嗔念的不善根是厌恶情绪的基础,痴念的不善根是自我中心倾向的基础。

阈下活动是佛教动机理论的核心。随眠(anusaya)这个词,在我早期的著作中,我翻译成"无意识"(受到佛教和弗洛伊德心理学研究的影响),而现在我将其译为"阈下的倾向",这更接近我们的日常生活。通过每天的正念修习,我们能够在意识层面注意到这种潜在的倾向。随眠地(anusaya-bhūmi),代表蛰伏或休眠的情感的所在地;缠地(pariyuṭṭhāna-bhūmi)代表着那些占据我们思想的内容的所在地,如果这些思想不能得到管理与平息,可能会导致有害的行为(vītikkama-bhūmi,违反地、犯戒)。第4章对这些概念进行了更为详细的阐述。

2. **克服情绪**。这是心理咨询的核心主题,在第16章我提供了一些方法,如何抑制、修补、转化负面情绪,如何通过洞察、感恩及健康生活实现解脱。清净修炼的体系与我们灵性成长有直接的关系,可以概括为以下几点:

(i) 以止禅进行镇伏舍断(vikkhambhana-pahāna):将五盖(贪欲盖、嗔恚盖、昏沉睡眠盖、掉举恶作盖和疑盖)暂时放下;(ii) 以观禅进行彼分舍断(tadaṅga-pahāna);(iii) 以八圣道进行正断舍断(samuccheda-pahāna);(iv) 通过消除束缚进行止息舍断

(*paṭippassaddhi-pahāna*);(v)达成涅槃(*nibbāna*)实现出离舍断(*nissaraṇa-pahāna*)。

有意思的是,这些都会出现在人解脱修行的道路上。

3. **佛教伦理学和八圣道**。必须要强调的是,在佛教心理学背景下的八圣道指的是:

(i)正见:*sammā-diṭṭhi*(智慧)

(ii)正思维:*sammā-saṅkappa*

(iii)正语:*sammā-vācā*

(iv)正业:*sammā-kammanta*(道德)

(v)正命:*sammā-ājīva*

(vi)正精进:*sammā-vāyāma*(专注)

(vii)正念:*sammā-sati*

(viii)正定:*sammā-samādhi*

对心理学来说,重要的是伦理、专注和智慧的整合关系。第11章阐述了这种关系。

4. **佛教心理学和有关业的教义**。业的教义有两方面:(1)菩萨对其生命旅程的自述,以及佛教整体论的宇宙观和万物的生与死;(2)心理因素在决定行为的道德品质中的角色。行为的道德品质取决于一个人的"意图",并聚焦于"当下"。佛陀意识到了心理因素决定了行为的伦理性质,这是他第二种洞见的基础。在他分析人如何掌握一门技能的过程中,他发现,技能熟练度与外在行为表现的关系不如内在的观念、注意、意图等心灵品质来得大。后三者构成了一个人行为的本质(坦尼沙罗尊者)。

巴利语中的 *kamma*(业),或斯里兰卡语中的 *karma*,意思是"行动",但在佛教中,它特指"自发的行动"。种善因得善果,种恶因得恶果。学者们曾指出"善业"(kusala)意味着激活了通往涅槃的道路；而 puñña 或 puṇya(功德、福)指的是你为今生和来世所积的功德，与之相反的是 pāpa(恶、孽)。功德(而非善业)指的是你为你漫长的 saṃsāra(轮回)之旅收集的燃料(如果你不介意再次轮回的话)。你是否将两者混淆了？这是一个很适合在课堂上讨论的话题。你所收集的结果/后果不是由任何神明所决定，而是由宇宙的道德秩序的本质所决定。

5. **缘起法**。我在本书中谈及佛教的教义时，并没有对这个概念进行展开讨论。本书再版时会加入这一概念，可能我也会为此专门开一堂课。因为缘起法对轮回的理解非常重要。

在之前讨论第一圣谛苦谛时，我们讲过，生物或个体是由五蕴所组成的。我们已经分析过，在五蕴的背后并没有可称之为"我"、灵魂、自我，或任何恒久不变的存在。这是一种分析法。根据缘起的教义，我们也能够得到相同的结论。缘起是一种综合的方法，它认为，在世上没有任何事物是绝对的。万物都是相互影响、相互关联、普遍联系的。这是佛教的相对论(罗睺罗尊者，1978，52-53)。

另外一个很重要的区别是，五蕴分析法的重点是以构造图的形式理解自我/心—身间的关系，而缘起与之前提及的心理动力观点的重点则是**将心灵的动力特征视为一种过程**，以及如何能够在这过程中的任一节点进行干预。例如，在感觉兴起时，就让自己慢下来，这能让自己在身体/心理痛苦的感觉转换为负面情绪前，中断这些感觉。

该理论体现了条件反射、相对论和普遍联系原理，它可以简

化为以下公式:

> 当这是,那是
> 这个兴起,那个兴起
> 当这不是,那不是
> 这个停止,那个停止。
> 当 A 是,B 是;
> A 兴起,B 兴起;
> 当 A 不是,B 不是;
> A 停下,B 停下。

缘起理论中共有十二缘起:

(i) 无明(无知)为缘引起行(业)
(ii) 行为缘引起识
(iii) 识为缘引起名色(身心现象)
(iv) 名色为缘引起六处
(v) 六处为缘引起触(反应)
(vi) 触为缘引起受(感受)
(vii) 受为缘引起爱(渴求)
(viii) 爱为缘引起取(执著)
(ix) 取为缘引起有(存在)
(x) 有为缘引起生
(xi) 生为缘引起老死
(xii) 老死:腐烂、死亡、哀悼和痛苦。

讨论与反思

1. 学习佛教哲学如何使你对佛教心理学有更深的理解?
2. 对一般意义上的佛教和佛教心理学而言,你自己如何看待佛教与科学的交汇之处?
3. 禅修如何帮助人控制自己的感官?
4. 我们如何结合特定的情景来理解认知的不同水平:(1)桌、椅和树的世界;(2)认识偏差;(3)"在看的时候只是看,在听的时候只是听,在感觉的时候只是感觉,在认知的时候只是认知"(佛陀对峇依耶的劝告)。
5. 佛教对探究人渴望自我毁灭(无有爱)之本质的确切贡献是什么?你如何将这一概念运用到实际生活或心理咨询中?渴望自我毁灭与渴望自我取向(有爱)是对立的吗?(参阅第6章)
6. 你能否以一种"成分理论"的形式来描述佛教的情绪理论?结合第5章中关于佛教和西方情绪理论之间的对话。
7. 对"人"这一概念的哲学分析在多大程度上照亮了人格心理学?
8. 结合第8章,试着自己来进行"情绪平衡"的分析。
9. 对于心—身的关系,你是怎么看的?
10. "有一种优雅是成为自己的治疗师",这个观点对你有吸引力吗?
11. 写下你对正念心理治疗的评价。
12. 把你的学员分成几组,每一组选择一种本书所讨论过的情绪轮廓(悲伤、忧愁、压力、贪婪/瘾症、慈悲、慷慨);分组讨论后反馈结果。
13. 你觉得,理想的咨访关系是怎样的?一个治疗师如何能在心理咨询过程中发展他的自我认识和自我理解?

14.参与心理咨询是否促进了你对"佛陀的基本信息"的理解和实践?

15.用你自己生活中的例子来阐明正念压力管理的概念。

16.当一个人刚开始陷于酒瘾的时候,你将如何对其进行心理咨询?

17.你如何将"利他"哲学整合于你的生活和家庭中?佛教如何将有关"利他"的观点与彼得·辛格的"拯救生命"整合在一起,并给出其对利他、出家和解脱的分析?(参阅第21章)。

注 释

第一章

1. George Miller, 2003, 'The Cognitive Revolution', *Trends in Cognitive Sciences*, 7 (3), 141.
2. Alan B. Wallace, 2007, *Contemplative Science*, Colombia University Press, New York, p. 13.
3. Wallace, 2007, 167.
4. Richard Davidson, 2003, 'Neuroplasticity Thesis', in Goleman, Daniel, ed., *Destructive Emotions*, Bloomsbury, London, pp. 21-3.
5. Daniel Siegel, 2007, *The Mindful Brain*, W. W. Norton and Company, New York.
6. Candace Pert, 1997, *Molecules of Emotion*, Scribner, New York.
7. Evan Thompson, 2011, 'Neurophenomenology and Contemplative Experience', in Philip Clayton ed., *The Oxford Handbook of Science and Religion*, Oxford University Press.
8. Antonio Damasio, 1994, *Descartes' Error: Reason and the Human Brain*, G. P. Putnam, New York, 1994.
9. Siegel, op. cit., 322.
10. John M. Doris, (ed.), 2010, *The Moral Psychology Handbook*, Oxford University Press, pp. 1-2.

第二章

1. Robert H. Thouless, 1940, *Riddell Memorial Lectures*, Oxford, p. 47.
2. Rhys Davids, C. A. F., 1914, *Buddhist Psychology*, London.
3. Rune Johanson, 1965, *The Psychology of Nirvana*, Allen and Unwin, London.
4. Padmasiri de Silva, 2008a, *An Introduction to Mindfulness-based Counselling*, Sarvodaya Vishvalekha, Ratmalana.
5. Max Weber, 1958, *Religions of India: The Sociology of Buddhism and Hinduism*, Free Press, Glencoe, NY.
6. E. F. Schumacher, 1993, *Small is Beautiful: A Study of Economics as if People*

Mattered, Random House, London.
7. O. H. de A. Wijesekera, 1952, *Buddhism and Society*, Baudhya Sahitya Sabha, Colombo, p. 12.
8. D I, 12-39.
9. K. N. Jayatilleke, 1963, *Early Buddhist Theory of Knowledge*, Allen and Unwin, London.
10. Bhikkhu Analayo, 2010, *Satipaṭṭhana: The Direct Path to Realization*, Wind-horse Publications, Cambridge, p. 45.
11. Mark Epstein, 2007, *Psychotherapy Without the Self: A Buddhist Perspective*, Yale University Press, New Haven, CT, p. 2.
12. Walpola Rahula, 1959, *What the Buddha Taught*, Gordon Fraser, London.
13. Padmasiri de Silva, 2008a.
14. Irwin Yalom, 2001, *The Gift of Therapy*, Piatkus, London.
15. Owen Flanagan and Ameli Rorty eds. 1990, *Identity, Character and Morality*, MIT Press, Cambridge, MA, pp. 1-15.
16. *Ibid.*
17. Kwame Anthony Appiah, 2008, *Experiments in Ethics*, Harvard University Press, Cambridge, MA.
18. *Ibid.*, 2.
19. *Ibid.*, 7.
20. Padmasiri de Silva, 2011a, 'The Pathological Features of the Culture of Economics: Does Ethics Offer a Path to Recovery'? Paper presented at the Philosophy East and West Conference, Honolulu (unpublished).
21. Siegel, 2007, 322.

第三章

1. S II, 140.
2. Dhammajiva, 2008, 76.
3. SIV, 9.
4. Rune Johanson, 1965, 1967, *The Psychology of Nirvana*, Allen and Unwin, London, p. 125.
5. Ud 8.
6. Analayo, 2010, *Satipaṭṭhāna: The Direct Path to Realization*, Windhorse Publications, Cambridge, p. 222.
7. Analayo, 2010, 229.
8. M I, Sutta 15.
9. Sayadaw U. Panditha, 1993, *In this Very Life*, Wisdom Publications, Boston.

10. Venerable Nanananda, *Concept and Reality* (1971).
11. MI, 111.
12. P. D. Premasiri, 2006, *Studies in Buddhist Philosophy and Religion*, Buddha Dhamma Mangala Society, Singapore, p. 170.
13. Premasiri, 2006, 175.
14. In his *Early Buddhist Theory of Knowledge* Jayatilleke, 1963, pp. 422-3.
15. D I, 77.
16. D I, 79.
17. D I, 79.
18. D I, 81.
19. D I, 82.
20. D I, 83.
21. Thanissaro Bhikkhu, 1996, *The Wings to Awakening*, Dhammadāna Publications, Barre, MA, 6.
22. S XII, 70.
23. Thanissaro, 1996, 6.
24. Hick and Bien, 2010, *Mindfulness and the Therapeutic Relationship*.
25. C. R. Rogers, 1961, *On Becoming a Person*, Houghton Mifflin, Boston; A. H. Maslow, 1970, *Towards a Psychology of Being*, Van Nostrand, New York; Erich Fromm, *The Art of Listening*, 1994, Constable, London.
26. Epstein, 1995, 114; de Silva, 2010, xxiv-xxxv.

第四章

1. Daniel Nettle, 2005, *Happiness: The Science Behind Your Smile*, Oxford University Press, Oxford, 158.
2. D II, 305.
3. Siegel, 2007, 44.
4. Padmasiri de Silva, 2010a, *Buddhist and Freudian Psychology*, Shogam Publishers, 4th edition, North Carlton.
5. Joseph Ledoux, 1998, *The Emotional Brain: The Mysterious Underpinnings of Emotional Life*, Simon and Schuster, New York.
6. Keith Oatley, 2004, *Emotions: A Brief History*, Blackwell, Oxford, p. 53.
7. Epstein, 2007.
8. M I, Sutta 2.
9. D III, 105.
10. A II, 158; S II, 36-41.
11. Johanson, 1965, 1967, *The Psychology of Nirvana*, Allen and Unwin, London.

12. A I, 111.
13. Analayo, 2010, *Satipaṭṭhāna: The Direct Path to Realization*, Windhorse Publications, Cambridge, p. 159.
14. Analayo, 2010, 248.
15. The eightfold path: 1. Right Understanding 2. Right Thought; 3. Right Speech; 4. Right Bodily Action; 5. Right Livelihood; 6. Right Effort; 7. Right Mindfulness; 8. Right Concentration.
16. D II, 308.
17. De Silva, Padmasiri, 2007, *Explorers of Inner Space*, Sarvodaya Vishvalekha Ratmalana, Sri Lanka, 84-109.
18. Five aggregates: form or matter, sensation or feeling, perception or conception, mental formations, and consciousness.
19. S III, 1-5.
20. See de Silva, 2010a, 127-32.
21. de Silva, 2010a.
22. SE XIV, 252.
23. M III, Sutta 102.
24. Bhikkhu Nanananda, 1971, *Concept and Reality*, Buddhist Publication Society, Kandy, p. 57.
25. M I, 140.
26. M I, Sutta 75.
27. *Milinda Pañha*, Part I, 44, SBE XXXV, 1890.
28. Quoted in De La Vallee Poussin, 1910-27, 'Suicide Buddhist', in Hastings, James, ed., *Encyclopedia of Religion*, Edinburgh, p. 25.
29. Padmasiri de Silva, 1996, 'Suicide and Emotional Ambivalence', in Hoffman, Frank J. and Mahinda, Degale, eds., *Pali Buddhism*, Curzon Press, Richmond, VA.
30. Emile Durkheim, 1951, *Suicide*, The Free Press, Glencoe, NY.
31. Edwin Shneidman, 1985, *Definition of Suicide*, John Wiley, New York, p. 135

第五章

1. A. Damasio, 1994, *Descartes' Error: Reason and the Human Brain*, G. P. Putnam New York.
2. Joseph Ledoux, 1988, *The Emotional Brain*, Weidenfeld and Nicolson, London.
3. Paul Ekman, 2003, *Emotions Revealed*, Weidenfeld and Nicolson, London.
4. Daniel Goleman, ed., 1997, *Healing Emotions*, Shambala, Boston and London.
5. Daniel Goleman, 1996, *Emotional Intelligence: Why It Can Matter More Than IQ*,

Bloomsbury, London.
6. Candace Pert, 1997, *Molecules of Emotion*, Scribner, New York.
7. Solomon, R. C., 2004a, *In Defence of Sentimentality (The Passionate Life)*, Oxford University Press, Oxford; Solomon, R. C., ed., 2004b, *Thinking About Feeling: Contemporary Philosophers on Emotions*, Oxford University Press, Oxford.
8. Davidson, R. J., 2004, 'Well-being and Affective Style: Neural Substrates and Behavioural Correlates', *Philosophical Transactions Royal Society*, London, B, 359, 1395-1411.
9. Dalai Lama and Paul Ekman, 2008, *Emotional Awareness: Overcoming Obstacles to Psychological Balance and Compassion*, Times Books, Henry Holt and Company, New York.
10. Daniel, J. Siegel, 2007, *The Mindful Brain*, W. W. Norton and Company, New York.
11. Rick Hanson and Richard Mendius, 2009, *Buddha's Brain*, New Harbinger Publications, Oakland, CA.
12. C. A. F. Rhys Davids, 1914, *Buddhist Psychology*, London.
13. Averill, J. R., 1980, 'Emotion and Anxiety: Sociocultural, Biological and Psychological Determinants', in Rorty, A. O., ed., *Explaining Emotions*, University of California Press, Berkley, p. 38.
14. Averill, 1980, 68.
15. Alston, W. P., 1967, 'Emotion and Feeling', in Edwards, Paul, ed., *The Encyclopedia of Philosophy*, Vol. 2, Collier Macmillan, New York, p. 480.
16. Lyons, W., 1980, *Emotion*, Oxford University Press, Oxford, ch. 8.
17. Lyons, 1980, 117.
18. Ekman, 2003.
19. William James, 1984, 'What is An Emotion?' in Calhoun, Cheshire and Solomon, Robert, eds., *What Is an Emotion? Classic Readings In Philosophical Psychology*, Oxford University Press, Oxford, 128.
20. *Ibid.*
21. Damasio 1994.
22. Jesse Prinz, 2004, *Gut Reactions: A Perceptual Theory of Emotions*, Oxford University Press, Oxford.
23. James, 1984, 131.
24. Lyons, 1980.
25. G. E. Myers, 1987, *William James, His Life and Thought*, Yale University Press, New Haven, CT, p. 240.
26. M. R. Benett, and P. M. S. Hacker, 2003, *Philosophical Foundations of Neuro-*

science, Blackwell, Oxford.
27. Solomon, 2004a, 198-200.
28. James, William, 1890, 1918, 1950, *The Principles of Psychology*, Dover Publications, New York, p. 424.
29. Jon Kabbat-Zinn, 2005, *Coming To Our Senses*, Piatkus, New York, p. 115.
30. Aristotle (384-322 B.C.), in Calhoun, Cheshire and Solomon, Robert C, eds., *What is An Emotion? Classic Readings in Philosophical Psychology*, 1984, Oxford University Press, Oxford, pp. 42-52.
31. Spinoza (1632—1677), *ibid.*, 71-92.
32. Anthony Kenny, 1963, *Action, Emotion and Will*, Routledge Kegan Paul, London, p. 11.
33. Lyons, 1980, p. 209.
34. Lyons, 1980, p. 33.
35. Calhoun, 'Cognitive Emotions', in Calhoun and Solomon, 1984, p. 338.
36. Joel Marks (1986), p. 133.
37. Lyons, 1980.
38. Kraut, 1986.
39. Robert C. Solomon, 2004, *Thinking About Feeling: Contemporary Philosophers on Emotions*, Oxford University Press, Oxford.
40. Padmasiri de Silva, 2011, 'Thinking and Feeling: A Buddhist Perspective', *Sophia*, Vol. 50, Number 2, pp. 253-263. A special issue on Robert C. Solomon and the Spiritual Passions.
41. Padmasiri de Silva, 2012, 'The Lost Art of Sadness', in Kathleen Higgins and David Sherman eds. *Passion, Death and Spirituality: The Philosophy of Robert C. Solomon*, Springer, New York.
42. Solomon, 2004, 85.
43. Solomon and Calhoun, 1984, 333.
44. 1992.
45. de Silva, 2010a, xxxi-xxxv.
46. Oatley 2004, 53.
47. Epstein, 2007, 5.
48. *Ibid.*, 6.
49. Goleman, 2003, 75.
50. Danial Goleman, 1997, *Vital Lies, Simple Truths: The Psychology of Self-deception*, Bloomsbury, London, p. 237.
51. Nyanaponika, 1983, 7.
52. The concept of dependent originations needs detailed explanation, which is presented

in the 'Guide for Readers' after Chapter 21.
53. Nyanaponika, 1975, 69.
54. M I, 293.
55. M I, 111.
56. S II, 232-3.
57. Nyanavira Thero, 1987, *Clearing the Path*, Path Press, Colombo, p 9.
58. A III, 377.
59. S IV, 208.
60. Joel Marks, ed., 1986, *The Ways of Desire*, Precedent, Chicago.
61. C. C. W. Taylor, 1986, 'Emotions and Wants', in Marks, ed., *Ways of Desire*.
62. A III, 441; S I 202.
63. D III, 182.
64. A II, 144.
65. The other unwholesome roots are non-greed (*alobha*), non-hatred (*adosa* and non-delusion (*amoha*). (generosity, compassion and wisdom).
66. 'Discourse on Forms of Thought', M I, Sutta 20.
67. Calhoun 1984, 338.
68. de Silva, 2010a, 34-75.
69. S IV, 218.
70. Leslie Greenberg, 2008, *Emotion-focused Therapy*, American Psychological Association, Washington D. C., p. 206.
71. Damasio, 1994, and Prinz, 2004.

第六章

1. C. T. Morgan and R. A. King, 1966, *Introduction to Psychology*, McGraw-Hill, London, p. 460.
2. II, 186.
3. Ill, sermon 33.
4. Bhadantariya Buddhaghosa, 1956, *The Path of Purification*, Trans to English by Bhikkhu Nanamoli, Singapore Buddhist Meditation Centre, Singapore, 1956.
5. *Gradual Sayings* II, 186.
6. *Gradual Sayings*, pp. 215-18.
7. Stephen Collins, 1982, *Selfless Persons: Imagery and Thought in Theravada Buddhism*, Cambridge University Press, Cambridge, p. 160.
8. *Ibid.*
9. II, 186.
10. Discourse 33.

11. *Puggala-Paññatti.*
12. Jack Engler, 2006, 'Promises and Perils of the Spiritual Path', in Unno, Mark, ed. , *Buddhism and Psychotherapy Across Cultures*, Wisdom Publishers, Boston.
13. J. Rubin, 1996, *Psychoanalytical and Buddhist Concepts of Self*, Plenum Press, New York, p. 66.
14. Y. Karunadasa (1994) , *Middle Way*, Volume 69:2, p. 107.
15. K. N. Jayatilleke, 1967, *The Principles of International Law in Buddhist Doctrine*, Hague Lectures, Leiden, pp. 49-91.
16. M I, 323-324.
17. Rune Johanson, 1965, 1967, *The Psychology of Nirvana*, Allen and Unwin, London, p. 67.
18. *Gradual Sayings*, III, 32.
19. M III, Sutta 139.
20. Dili, 289.
21. Rollo May, 1950, *The Meaning of Anxiety*, Ronald Press, New York 1950, pp. 52-5.
22. M I, 137.
23. M III, 217-21.
24. A VII, 130.
25. Deborah Bowman, 2010, 'Dispelling the Enemy Image with Clear and Compassionate Speech', in *Proceedings, 7th International UNDV Buddhist Conference*, Thailand.
26. John A. McConnell, 1995, *Mindful Mediation*, Buddhist Research Institute, Bangkok.
27. de Silva, Padmasiri, 2011b, 'Ethics for the Rough Road: Exploring New Dimensions for Inter-faith Ethics', in Cisneros, Ariane and Premawardahana, eds. , *Sharing Values: A Hermeneutics of Global Ethics*, Globe Ethics Series, Geneva, pp. 101-12.
28. Glen E. Good and Bernard D. Beitman, 2006, *Counselling and Psychotherapy Essentials*, W. W. Norton, New York, p. 21.

第七章

1. *Gradual Sayings* II, 143.
2. *Kindred Sayings* II, 2.
3. Sigmund Freud, 1953, *Beyond the Pleasure Principle*, Volume 18, Standard Edition of the Complete Psychological Works of Sigmund Freud, Hogarth Press, London, 305.

4. Anthony Storr, 1966, 'The Concept of Cure', in C. Rycroft, ed., *Psychoanalysis*, Constable, London, p. 53.
5. Marie Jahoda, 1950, *Current Concepts of Mental Health*, Basic Books, New York, p. 13.
6. *Ibid.*
7. Erich Fromm, D. D. Suzuki and R. Martino, *Zen Buddhism and Psychoanalysis*, Harper, New York, 1960, p. 91.

第八章

1. Alan B. Wallace, and Shauna, L. Shapiro, 2006, 'Mental Balance and Well-Being', *American Psychologist* October, 690.
2. Padmasiri de Silva, 1998, *Environmental Philosophy and Ethics in Buddhism*, Macmillan, London, pp. 168-171.
3. Wallace and Shapiro, 2006, 694.
4. de Silva, Padmasiri, 2008a, *An Introduction to Mindfulness-based Counselling*, Sarvodaya-Vishvalekha, Ratmalana, pp. 60-61.
5. *Ibid.*, 60-81.
6. Daniel Nettle, 2005, *Happiness: The Science Behind Your Smile*, Oxford University Press, Oxford.
7. D II, 305.
8. Padmasiri de Silva, 2007, *Explorers of Inner Space: The Buddha, Krishnamurti and Kierkegaard*, Sarvodaya Vishvalekha, Ratmalana, pp. 84-110.
9. Wallace and Shapiro. 2006, 693.
10. James, quoted in Nettle, 2005.
11. Bill Devall, 1990, *Simple in Means and Rich in Ends*, Merlin Press, London.
12. Daniel Goleman, 1996, *Emotional Intelligence: Why It Can Matter More Than IQ*, Bloomsbury, London.
13. E. M. Adams, 1998, 'Emotional Intelligence and Wisdom', *Southern Journal of Philosophy*, 36.
14. Padmasiri de Silva, 2002a, *Buddhism, Ethics and Society: The Conflicts and Dilemmas of Our Times*, Monash Asia Institute, Clayton, pp. 177-200.
15. Goleman, 1996, *Emotional Intelligence*, Footnote 1, p. 315.
16. Antonio Damasio, 1994, *Descartes' Error: Emotion, Reason and the Human Brain*, Grosser/Putnam, New York.
17. Elster, Jon, 1999, *Strong Feelings: Emotion, Addiction and Human Behavior*, MIT Press, Cambridge, MA, 287-8.
18. I am also grateful to Alan Wallace for his appreciative comments on a earlier version

of this present chapter.
19. Padmasiri de Silva, 2010b, 'Mental Balance and Four Dimensions of Well-being: A Buddhist Perspective', Proceedings of the UNDV Conference, Thailand, Bangkok.
20. Nussbaum, Martha, 1991, *The Therapy of Desire*, Princeton University Press, Princeton, NJ, p. 3.
21. Wallace and Shapiro, 2006, 698.
22. A viii, 153.
23. M I, 422.
24. A 10, 196.
25. Gunapala Dharmasiri, 1997, *The Nature of Medicine*, Lalith Graphics, Kandy.
26. Goleman, 1996.
27. Siegel, Daniel, J., 2007, *The Mindful Brain*, W. W. Norton and Company, New York, p. 212.
28. *Ibid.*

第九章

1. D II 337-339.
2. S II, 114.
3. M III 89-103.
4. Herbert Guenther, 1973, 'Body and Mind', *Mipham*, 15-16.
5. Eugene Herrigel, 1985, *Zen and the Art of Archery*, Penguin Books, Atkana, pp. 85-6.
6. John Searle, 1994, *The Rediscovery of the Mind*, MIT Press, Cambridge, MA, p. xiii.

第十章

1. Robert C. Solomon, ed., 2004b, *Thinking About Feeling*, Oxford University Press, Oxford.
2. John Deigh, 2004, 'Primitive Emotions', in Robert C. Solomon, ed., *Thinking About Feeling*, Oxford University Press, Oxford, p. 25.
3. Solomon, 2004b, 25.
4. Robert C. Solomon, 2001, *True to Our Feelings*, Oxford University Press, Oxford, p. 85.
5. Candace Pert, 1997, *Molecules of Emotion*, Scribner, New York.
6. Daniel Goleman, ed., 2003, *Destructive Emotions*, Bloomsbury, London.
7. Solomon, 2004b, 93.

8. J. Kabat-Zinn, 1990, *Full Catastrophe Living*, Delta, New York, 48-9.
9. Nyanaponika, Mahathero, 1983, *Contemplation of Feelings*, Buddhist Publication Society, Kandy, p. 7.
10. Padmasiri de Silva 1995, 'Theoretical Perspectives on Emotions in Buddhism', in Joel Marks and Roger Ames, eds. , *Emotions in Asian Thought*, State University of New York Press, Albany, PP. 109-20.
11. Solomon, 2004b, 3.
12. *Ibid.* , 3.
13. J. R. Averill, 1980, 'Emotion and Anxiety: Sociocultural, Biological and Psychological Determinants', in Rorty, A. O. , ed. , *Explaining Emotions*, University of California Press, Berkley, p. 38.
14. Robert C. Solomon, 1973, 'Emotions and Choice', *Review of Metaphysics*, 27, 20-41.
15. William James, James, William, 1890,1918, 1950, *The Principles of Psychology*, Dover Publications, New York, vol. 1, p. 424.
16. J Kabat-Zinn, 2005, *Coming to Our Senses: Healing Ourselves and the World Through Mindfulness Practice*, Piatkus, New York, p. 118.
17. S II, 114.
18. Sutta *Nipata*, 862-77.
19. Nyanaponika Mahathero, 1973, *The Heart of Buddhist Meditation*, Samuel Wiser, New York.
20. M. R. Bennett and P. M. S. Hacker, 2003, *Philosophical Foundations of Neuroscience*, Blackwell, Oxford, p. 203.
21. G. E. Myers, 1987, *William James, His life and Thought*, Yale University Press, New Haven, CT.
22. R. M. Gordon, 1982, *The Structure of Emotions: Investigations in Cognitive Philosophy*, Cambridge University Press, Cambridge, p. 92.
23. P. E. Griffith, 1997, *What Emotions Really Are: The Problem of Psychological Categories*, Chicago University Press, Chicago, p. 100.
24. S IV, 385.
25. Pert, 1997, 187.
26. *Ibid.* , 71.
27. *Ibid.*
28. Kabat-Zinn, 1990.
29. Solomon, 2001.
30. Jerome Neu, 1977, *Emotion, Thought and Therapy*, Routledge Kegan Paul, London.

31. Jerome Neu, 2000, *An Emotion Is An Intellectual Thing*, Oxford University Press, Oxford.
32. Padmasiri de Silva, 2005a, *An Introduction to Buddhist Psychology*, 4th edition, PalgraveMacmillan, Basingstoke.
33. Sumedha, Ahahn, 1992, *The Four Noble Truths*, Amaravati Publications, Hemel, Hempstead, p. 64.
34. Paul Ekman, 2003, *Emotions Revealed*, Weidenfeld and Nicolson, London, p. 73.
35. Padmal de Silva, 1986, 'Buddhism and Behaviour Change: Implications for Therapy', in Guy Claxton, ed., *Beyond Therapy: The Impact of Eastern Religion on Psychological Theory and Practice*, Unity Press, NSW, pp. 217-31.

第十一章

1. James, William, 1890, 1918, 1950, *The Principles of Psychology*, Dover Publications, New York.
2. J. Kabat-Zinn, 2005, *Coming to Our Senses*, Piatkus, New York, p. 117.
3. J. Kabat-Zinn, 1990, *Full Catastrophe Living*, Delta, New York, p. 269.
4. M II, 197.
5. A II, 46.
6. Toby Hart, 2004, 'Opening the Contemplative Mind in the Classroom', *Journal of Transformative Education*, 2, 1, 28-46.
7. See Padmasiri de Silva, 2007, *Explorers of Inner Space: The Buddha, Krishnamurti and Kierkegaard*, Sarvodaya-Vishvalekha, Ratmalana.
8. Maria Rainer Rilke, 2001, *Letters to a Young Poet*, Trans. Stephen Michael, Modern Library, New York.
9. Jiddu Krishnamurti, 1995, *The Book of Life*, Harper Collins, New York. See, De Silva, 2007, p. 13.
10. Dalai Lama and Paul Ekman, 2008, *Emotional Awareness*, Henry Holt and Company, New York, p. ix.
11. Padmasiri De Silva, 1993, 'Buddhist Ethics', in Peter Singer, ed., *Companion to Ethics*, Basil Blackwell, Oxford; Padmasiri De Silva, 2002, *Buddhism, Ethics and Society: The Conflicts and Dilemmas of Our Times*, Monash Asia Institute, Clayton; Padmasiri de Silva, 2005b, 'Exploring Buddhist Ethics', in Daniel Kollak and Raymond Martin, eds., *Experience of Philosophy*, Oxford University Press, Oxford.
12. Padmasiri de Silva, 2011b, 'Ethics for the Rough Road: Exploring New Dimensions for Inter-faith Ethics', in Ariane Hentsch Cisneros and Shanta Premawardhana, eds., *Sharing Values*, Global Ethics Series, Geneva.

13. Ludwig Wittgenstein, 1953, *Philosophical Investigations*, Basil Blackwell, Oxford, p. 127.
14. Iris Murdoch, 1956, 'Vision and Choice in Morality', *Proceedings of the Aristotelian Society*, 30, 30-58.
15. Joseph Goldstein, 1994, *Transforming the Mind and Healing the World*, Harvard University, Wit Lectures, Paulist Press, New York, p. 32.

第十二章

1. John McLeod, 2003, *An Introduction to Counselling*, Open University Press, Maidenhead, pp. 293-4.
2. Carl Rogers, 1980, *A Way of Being*, Houghton Mifflin, Boston.
3. Padmasiri De Silva, 2010a, *Buddhist and Freudian Psychology*, 4th edition, Shogam Publishers, Carlton North.
4. Carl Jung, 1964, *Man and His Symbols*, Doubleday, New York.
5. B. F. Skinner, 1971, *Beyond Human Dignity*, Knopf, New York.
6. Gerald Corey, 2005, *Theory and Practice of Counselling and Psychotherapy*, Thomson Learning, Southbank, Victoria.
7. Soren Kierkegaard, 1959, *Either/Or*, Vols I and II, trans. D. F. Swenson and L. M. Swenson, Anchor Books, New York.
8. Martin Heidegger, 1962, *Being and Time*, Harper and Row, New York.
9. Jean Paul Sartre, 1956, *Being and Nothingness*, Washington Square Press, New York.
10. Victor Frankel, 1963, *Man's Search for Meaning*, Beacon, Boston.
11. Rollo May, 1950, *The Meaning of Anxiety*, Ronald Press, New York.

第十三章

1. Chris Kang and Koa Whittingham, 2010, 'Mindfulness: A Dialogue Between Buddhism and Clinical Psychology', *Mindfulness*, 1, 161-73.
2. Kang and Whittingham, 2010, 161.
3. C. K. Germer, 2005, 'Mindfulness: What is It? Does it matter?', in Germer, C. K., Siegel R. D. and Fulton, P. R., eds., *Mindfulness and Psychotherapy*, Guilford Press, New York, p. 9.
4. Daniel Siegel, 2007, *The Mindful Brain*, W. W. Norton and Co, New York, pp. 12-13.
5. Jon Kabat-Zinn, 1990, *Full Catastrophe Living*, Delta Publishing, New York.
6. J. Kabat-Zinn *et al*, 2007, *The Mindful Way Through Depression*, Guilford Press, New York, 47.

7. Zindel V. Segal, Mark Williams and John Teasdale, 2002, *Mindfulness-based Cognitive Therapy for Depression: A New Approach to Preventing Relapse*, Guilford Press, New York.
8. Jon Kabat-Zinn, Mark Williams, John Teasdale, Zindel Segal, 2007, *The Mindful Way Through Depression*, Guilford Press, New York.
9. Mark Epstein, 1995, *Thoughts Without A Thinker*, Basic Books, New York, p. 114.
10. Padmal de Silva, 1986, 'Buddhism and Behaviour Change', in Guy Claxton, ed., *Beyond Therapy*, Unity Press, NSW, pp. 217-31.
11. *Ibid.*
12. Malcolm Huxter, 2012, 'Buddhist Mindfulness Practice in Contemporary Psychology: A Paradox of Incompatibility and Harmony', *Psychotherapy in Australia*, 18, 26-39.
13. Stephen Hayes *et al.*, 1999, *Acceptance and Commitment Therapy*, Guilford Press, New York, p. 7.
14. Ivan Milton, 2011, 'Mindful Paths to Well-being and Happiness', *Psychotherapy in Australia*, 17, 66.
15. Germer, 2005, 21.
16. Epstein, 1995, 114.
17. *Ibid.*, 126.
18. *Ibid.*
19. Sigmund Freud, 1953, 'Remembering, Repeating and Working-Through (Further Recommendations on the Technique of Psycho-Analysis II)', The Standard Edition of the Complete Psychological Works of Sigmund Freud Volume 12, p. 148.
20. Padmasiri de Silva, 2010a, *Buddhist and Freudian Psychology*, 4th edition, Shogam Publishers, Carlton North.
21. Mark Epstein, 2007, *Psychotherapy Without a Self: A Buddhist Perspective*, Yale University Press, New Haven, CT, pp. 192-3.
22. Padmasiri de Silva, 2008a, *An Introduction to Mindfulness-based Counselling*, Sarvodaya-Vishvalekha, Ratmalana.
23. Leslie Greenberg, 2008, *Emotion-Focused Therapy*, American Psychological Association, Washington, DC, pp. 206-7.
24. Joseph Ledoux, 1996, *The Emotional Brain*, Weidenfeld and Nicolson, London.
25. Daniel Goleman, ed., 1997, *Healing Emotions*, Shambhala, Boston.
26. Richard Davidson, 2003, 'Neuroplasticity Thesis', in Daniel Goleman, ed., *Destructive Emotions*, Bloomsbury, London, pp. 21-3.
27. Candace Pert, 1997, *Molecules of Emotions*, Scribner, New York.
28. Leslie Greenberg, 2008, *Emotion Focused Therapy*, Workshop Handbook, IEFT

Sydney, 22.
29. Leslie Greenberg, 2008, *Emotion-Focused Therapy*, American Psychological Association, Washington DC, 206.
30. Benedict Spinoza, 1949, *Ethics*, ed. James Gulman, Haffner, New York, iv, 195.
31. Greenberg, 2008, 206.
32. S IV, 218.
33. Jesse Prinz, 2004, *Gut Reactions*, Oxford University Press, Oxford.
34. Milton, 2011.

第十四章

1. Nyanaponika Thera, 1986a, *The Power of Mindfulness*, Buddhist Publication Society, Kandy, p. 1.
2. Sayadaw Panditha, 1993, *In this Very Life*, Wisdom Publications, Boston.
3. J. Kabat-Zinn, 2005, *Coming To Our Senses*, Piatkus, New York, p. 118.
4. Candace Pert, 1997, *Molecules of Emotion*, Scribner, New York, p. 71.
5. Kabat-Zinn, 2005, 145.

第十五章

1. Irwin Yalom, 1980, *Existential Psychotherapy*, Basic Books, New York, p. 13.
2. Glen E. Good and Bernard Beitman, 2006, *Counselling and Psychotherapy Essentials*, Norton, New York, p. 229.
3. J. Kabat-Zinn, 1990, *Full Catastrophe Living*, Delta, New York, p. 239.
4. Philippa Perry, 2012, *How to Stay Sane*, Macmillan, Basingstoke, p. 57.
5. Craig Hassad, 2006, *Know Thy Self: The Stress Release Program*, Michelle Anderson Publishers, Melbourne.
6. Guy Claxton, 1997, *Hare Brain, Tortoise Mind*, Eco Press, New York.

第十六章

1. Liz Sheean, 2012, 'Turning SorrowInto Sickness: An Interview with Jon Jureidini', in, *Psychotherapy Australia*, 18, 2, 40-45.
2. Allan V. Horowitz and Jerome C. Wakefield, 2007, *The Loss of Sadness*, Oxford, Oxford University Press, p. 225.
3. Paul Biegler, 2011, *The Ethical Treatment of Depression*, MIT Press, Cambridge, MA, p. 66.
4. Sigmund Freud, 1956 (1917), 'Mourning and Melancholia', in *Collected Papers*, Volume 4, ed., Jones, E., authorised translation under the supervision of John

Rivere, Hogarth Press, London, pp. 152-70.
5. Janet McCracken, 2005, 'Falsely, Sanely, Shallowly: Reflections on the Special Character of Grief, *International Journal of Applied Philosophy*, 19, 145. Also see Robert C. Solomon, 2001, 'Grief, in *True to Our Feelings*, Oxford University Press, Oxford, pp. 73-8.
6. Padmal de Silva, 2006, 'The Tsunami and its Aftermath in Sri Lanka and its Aftermath: Explorations of a Buddhist Perspective', *International Review of Psychiatry*, 18, 3, 281-7.
7. Robert Burton, 1927 (1621), *Anatomy of Melancholy*, Dell, Floyd and Jordon-Smith, Paul, eds., Farrar and Reinhart, New York.
8. Michael Ignatieff, 1987, 'Paradigm Lost', *Times Literary Supplement*, September 4.
9. Padmasiri de Silva, 2007, *Explorers of Inner Space: The Buddha, Krishnamurti and Kierkegaard*, Sarvodaya Vishvalekha, Ratmalana.
10. Lewis Wolpert, 1999, *Malignant Sadness: The Anatomy of Depression*, Faber and Faber, London.
11. Sumedho Thero, 1992, *The Four Noble Truths*, Amaravati Publications, Hemel Hempstead, 41.
12. M. O. C. Drury, 1973, *The Danger of Words*, Routledge and Kegan Paul, London, p. 22.
13. Steven C. Hayes *et al.*, 1999, *Acceptance and Commitment Therapy*, Guilford Press, New York, p. 6.
14. Padmasiri de Silva, 2008a, *An Introduction to Mindfulness-based Counselling*, Sarvodaya-Vishvalekha, Ratmalana.
15. Jennifer Radden, 2000, 'Love and Loss in Freud's "Mourning and Melancholia": A Rereading', in Michael P. Levine, ed., *The Analytic Freud: Philosophy and Psychoanalysis*, Guilford Press, New York.
16. Burton, 1927 (1621).
17. Freud, 1956 (1917), 161.
18. Hayes *et al.*, 1999, 74.
19. Erich Fromm, 1994, *The Art of Listening*, Constable, London, p. 67.
20. Cheshire Calhoun, 2011, 'Living With Boredom', *Sophia*, 50, 269-79.
21. Joseph Goldstein, 1993, *Insight Meditation: The Practice of Freedom*, Shambhala, Boston, MA, p. 80.
22. Alan B. Wallace, 2007, *Contemplative Science*, Columbia University Press, Columbia, 8.
23. Solomon, 2001, 'Grief', 74-8.

24. Leslie Greenberg and Sandra Paivio, 2003, *Working With Emotions in Psychotherapy*, Guilford Press, New York, p. 1.
25. M I, Sutta 10.
26. M I, Sutta 118.
27. Greenberg and Paivio, 2003, 163.
28. Thomas Bien, 2006, *Mindful Therapy*, Wisdom Publishers, Boston, MA, p. 69.
29. Leslie Greenberg, 2010, *Emotion-Focused Therapy*, Workshop Handbook, IEFT, Sydney, 22.
30. Leslie Greenberg, 2008, *Emotion-Focused Therapy*, American Psychological Association, Washington, DC, p. 206.
31. Benedict Spinoza, 1963 (1677), *Ethics*, ed. James Gutmann, Faffner, New York, pp. iv, 195.
32. Nyanaponika Maha Thera, 1986a, *The Power of Mindfulness*, Buddhist Publication Society Kandy, p. 55.
33. Gananath Obeyesekere, 1985, 'Depression, Buddhism, and the Work of Culture in Sri Lanka', in Kleiman, Arthur and Good, Byron, eds., *Culture and Depression, Studies in the Anthropology and Cross-cultural Psychiatry of Affect and Disorder*, University of California Press, Berkeley, p. 13.
34. Horowitz and Wakefield, 2007, 197.
35. Catherine Lutz, 1995, 'Need, Nurturance and Emotions in a Pacific Atoll', in Joel Marks and Roger T. Ames, eds., *Emotions in Asian Thought*, State University of New York Press, Albany, 235.
36. Horowitz and Wakefield, 2007, 198.
37. J. Williams, Zindel Segal and John Teasdale, 2002, *Mindfulness-based Cognitive Tlierapy for Depression*, Guilford Press, New York.
38. J. Williams, John Teasdale, Zindel Segal and J. Kabat-Zinn, 2007, *The Mindful Way Through Depression*, Guilford Press, New York.
39. Stephanie Morgan, 2005, 'Depression: Turning Towards Life', in Germer *et al.*, eds., *Mindfulness and Psychotherapy*, Guilford Press, New York, p. 133.
40. Jeffrey Zeig, 2008, 'Depression: A Phenomenological Approach to Assessment and Treatment', *Psychotherapy Australia*, 14, 31.
41. Wolpert, 1999.
42. Paul Ekman, 2003, *Emotions Revealed*, Weidenfeld and Nicolson, London, p. 93.
43. Cheshire Calhoun, 2011, Living With Boredom, *Sophia*, 50, 269-279.
44. Martin Seligman, 2011, 2012, *Flourish*, Random House, NSW, p. 54.
45. Mihalyi Csikszentmihalyi, 1990, *Flow: The Psychology of Optimal Experience*, Harper-Perennial, New York.

46. Katherine Higgins and David Sherman, 2012, *Passion, Death and Spirituality*, Springer, New York.
47. Elisabeth Kübler-Ross, 1975, *Death and Dying*, Harper and Row, New York.
48. Robert C. Solomon, 2001, *True to Our Feelings*, Oxford University Press, Oxford, p. 268.
49. Padmasiri de Silva, 2008a, *Introduction to Mindfulness-based Cowiselling*, Sarvodaya-Vishvalekha, Ratmalana.
50. Padmasiri de Silva, 2008b, 'Theories of Humour: A Buddhist Perspective', *Conference on Asian and Comparative Philosophy, A Symposium on Emotions*, University of Melbourne, Melbourne.

第十七章

1. Sameet Kumar, 2005, *Grieving Mindfully*, New Harbinger, Oakland, CA, p. 9.
2. Lome Ladner, 2004, *The Lost Art of Compassion*, HarperCollins, New York.
3. *Ibid.*, xv.
4. Martha Nussbaum, 2001, *Upheavals of Thought: The Intelligence of Emotions*, Cambridge University Press, Cambridge.
5. Sumedho Thero, 1992, *The Four Noble Truths*, Amaravati Publications, Hemel Hempstead, p. 41.
6. Acharya Buddharakkhita, 1989, *The Philosophy and Practice of Universal Love*, Buddhist Publication Society, Kandy.
7. Nyanaponika Thera, 1958, *The Four Sublime States*, Buddhist Publication Society, p. 10.

第十八章

1. Rainer Maria Rilke, 1984, *Letters to a Young Poet*, trans. Stephen Mitchell, Modern Library, New York.
2. William James, quoted in Daniel Nettle, 2005, *Happiness*, Oxford University Press, Oxford, p. 159.
3. See Chapter 5 on emotions.
4. Padmasiri de Silva, 1984, *Tlie Ethics of Moral indignation and the Logic of Violence: A Buddhist Perspective*', V. F. Gunaratne, Memorial Trust Lecture, Public Trustee, Colombo.
5. Alain De Botton, 2004, *Status Anxiety*, Penguin Books, London, pp. 52–3.
6. Padmasiri de Silva, 2002, *Buddhism, Ethics and Society*, Monash University, Asia Institute, Clayton, 64.
7. William Neblett, 1979, 'Indignation: A Case Study in the Role of Feelings in

Morals', *Metaphilosophy*, April.
8. Padmasiri de Silva, 2002a, *Buddhism, Ethics and Society*, Monash University, Asia Institute, Clayton, p. 77.
9. S IV, 208.
10. *Kindred Sayings*.
11. Joseph Goldstein, 1993, *Insight Meditation: The Practice of Freedom*, Shambhala Publishers, Boston.
12. Nyanaponika Thera, 1973, *The Heart of Buddhist Meditation*, Samuel Wiser, New York, p. 39.
13. Paul Ekman, 2003, *Emotions Revealed*, Weidenfeld and Nicolson, p. 73.
14. M I, Sutta 44, 59.137.
15. A IV, 190-94.

第十九章

1. Gene Heyman, 2009, *Addiction: A Disorder of Choice*, Harvard University Press, Cambridge, MA.
2. Liz Sheean, 2011, 'Addiction: A Disorder of Choice, an Interview with Gi Heyman', *Psychotherapy in Australia*, vol. 17, no. 4, 26-31.
3. Padmasiri de Silva, 2008a, *An Introduction to Mindfulness-based Counselling*, Sarvodaya-Vishvalekha, Ratmalana.
4. *Ibid.*
5. M. W. Martin, 2007, *Everyday Morality*, Thompson Wadsworth, Belmont, p. 190.
6. M. Stocker, 1979, 'Desiring the Bad: An Essay in Moral Psychology', *Journal of Philosophy*, 76, 744.
7. G. A. Marlatt, 2002, 'Buddhist Philosophy and the Treatment of Addictive Behaviour', *Cognitive and Behavioural Practice*, 9, 44-50.
8. Bien and B. Bien, 2002, *Mindful Recovery: A Spiritual Path to Healing from Addictions*, Wiley, New York.
9. A. R. Mele, 1996, 'Addiction and Self-control', *Behaviour and Philosophy*, 24, 100.
10. James Averill, 1980, 'Emotion and Anxiety: Sociocultural, Biological and Psychological Determinants', in Rorty, Amelie, ed., *Explaining Emotions*, California University Press, Berkeley, p. 38.
11. G. Ainslie, 2001, *Breakdown of Will*, Cambridge University Press, Cambridge, p. 5.
12. B. Dendo Kyokai, 1996, *The Teaching of Buddha*, Kosaido, Tokyo, pp. 228-42.
13. Bien and Bien, 2002.

14. de Silva, 2008a.
15. S. Peele, in Bien and Bien, p. ii.
16. Marlatt, 2002.
17. J. Atkinson, 1957, 'Motivational Dimension of Risk Taking Behaviour', *Psychological Review*, 64, 361, cited in Mele, 1996.
18. R. Ruden, 2000, *The Craving Brain*, HarperCollins, New York, p. 87.
19. Jon Elster, 1999, *Strong Feelings: Emotion, Addiction and Human Behaviour*, MIT Press, Cambridge, MA, p. 194.
20. Padmasiri de Silva, 2010a, *Buddhist and Freudian Psychology*, Shogum, Carlton North.
21. Sigmund Freud, 1953a, *Beyond the Pleasure Principle*, The Standard Edition of the Complete Psychological works of Sigmund Freud, Volume 18, Hogarth Press, London.
22. G. C. Flugel, 1955, *Studies in Feeling and Desire*, Duckworth, London.
23. Freud, 1953a.
24. Jon Elster, 1999, 196.
25. Stanton Peele, 1998, *The Meaning of Addiction*, Jossey Bass, San Francisco.
26. C. Caldwell, 1996, *Getting Our Bodies Back*, Shambhala, Boston, MA, p. 51.
27. Bien and Bien, 2002, 37.
28. Guy Claxton, 1997, *Hare Brain, Tortoise Mind*, Eco Press, New York.
29. Mihalyi Csikszentmihalyi, 1990, *Flow: The Psychology of Optimal Experience*, Harper and Row, New York.
30. de Silva, 2008a.

第二十章

1. Robert C. Solomon, 1977, *The Passions*, Doubleday, Anchor, New York.
2. *Ibid.*, 188.
3. *Ibid.*, Chapter 4.
4. Leila Tov-Ruach, 1987, 'Jealousy, Attention and Loss', in Rorty, Amelie, ed., *Explaining Emotions*, University of California Press, Berkeley, p. 477.
5. *Ibid.*, 480.
6. Gabrieli Taylor, 1985, *Pride, Shame and Guilt: Emotions of Self-Assessment*, Clarendon Press, Oxford.
7. *Ibid.*, 108.
8. Terence Penelhum, 1969, 'Self-Identity and Self-Regard', in Amelie Rorty, ed., *Identities of Persons*, University of California Press, Berkeley, pp. 253–80.
9. *Ibid.*, 253.

10. *Ibid.*, 277.
11. *Ibid.*, 275.
12. David Hume, 1989, *A Treatise of Human Nature*, ed. L. A. Selby-Bigge, Oxford University Press, London, p. 253.
13. *Ibid.*, 275-454.
14. *Ibid.*, 253.
15. Amelie Rorty, 1990, 'Pride Produces the Idea of Self: Hume on Moral Agency', *The Australasian Journal of Philosophy*, 68, 257.
16. Hume, 1989, 277.
17. Rorty, 1990, 264.
18. Penelhum, 1969.
19. Rorty, 1990, 264, nil.
20. Steven Collins, 1982, *Selfless Persons: Imagery and Thought in Theravada Buddhism*, Cambridge University Press, Cambridge.
21. Rorty, 1990, 257.
22. Penelhum, 1969.
23. Penelhum, 1969.
24. Padmasiri de Silva, 1988, 'The Logic of Identity Profiles and the Ethic of Communal Violence', in de Silva, K. M. *et al*, eds., *Ethnic Conflicts in Buddhist Societies*, Westview Press, Boulder, CO.
25. Collins, 1982, 19.
26. Padmasiri de Silva, 1981, *Emotion and Therapy: Three Paradigmatic Zones*, Lake House Investments, Colombo; also in Katz, Nathan ed., 1983, *Buddhist and Western Psychology*, Shambhala, Boulder, CO.
27. A I, 340.
28. Bhikkhu Nanananda, 1971, *Concept and Reality in Early Buddhist Thought*, Buddhist Publication Society, Kandy, 10.
29. Hume, 1989, 289.
30. S. Tachibana, 1943, *The Ethics of Buddhism*, Bauddha Sahitya Sabha, Colombo, p. 124.
31. Norvin Richards, 1992, *Humility*, Temple University Press, Philadelphia, p. 2.
32. Taylor, 1985, 17.
33. Richards, 1992, 3.
34. Stuart Hampshire, 1983, *Morality and Conflict*, Harvard University Press, Cambridge, MA, p. 50.
35. Iris Murdoch, 1970, *The Sovereignty of Good*, Routledge Kegan Paul, London, pp. 45, 46 and 106.

36. John Kekes, 1988, 'Purity and Judgment in Morality', *Philosophy*, 63, 460.
37. Jack Engler, 2006, 'Promises and Perils of the Spiritual Path', in Mark Unno, ed., *Buddhism and Psychotherapy Across Cultures*, Wisdom Publishers, Boston, MA.
38. Mark Epstein, 2007, *Psychotherapy Without the Self: A Buddhist Perspective*, Yale University Press, New Haven, CT, p. 15.
39. J. Rubin, 1996, *Psychoanalytic and Buddhist Conceptions of the Self*, Plenum Press, New York, p. 66.
40. Padmasiri de Silva, 2010c, 'The Current DialogueBetween Buddhism and Psychotherapy', in de Silva, 2010a, xxv-xxxi. Also see Epstein, 2007.

第二十一章

1. Peter Singer, 2009, *The Life You Can Save*, Text Publishing, Melbourne.
2. Bhikkhu Bodhi, ed., 1995, *Dana: The Practice of Giving*, Buddhist Publication Society, Kandy, p. 1.
3. W. Schroeder, 2000, 'Continental Ethics', in LaFollette, H., ed., *Blackwell Guide to Ethical Theory*, Blackwell, Oxford, p. 396.
4. J. Rachels, 2000, 'Naturalism', in LaFollette, ed., 81.
5. Max Weber, 1958, *The Religion of India*, Free Press, Glencoe, p. 213.
6. Nyanaponika Thera, 1967, *Protection Through Satipatthana*, Buddhist Publication Society, Kandy.
7. Padmasiri de Silva, 2002, *Buddhism, Ethics and Society*, Monash Asia Institute, Clayton, pp. 25-26.
8. Dhammapada 354.
9. *Sutta Nipata* 87.
10. Lily de Silva, 1995, 'Giving in the Pali Cannon', in Bodhi, ed., 13.
11. Elsa Gingold, 2005, 'Compassion Fatigue and How to Avoid It', in Marion Kostanski, ed., *The Power of Compassion*, Victoria University, Victoria, pp. 43-7.
12. Singer, 2009, 184.
13. Virginia Held, 2012, *The Ethics of Care, Personal, Political and Global*, Oxford University Press, Oxford.
14. Martin Seligman, 2011, 2012, *Flourish*, William Heinemann, North Sydney, p. 229.
15. Padmasiri de Silva, 2011a, 'The Pathological Facets of the Culture of Economies', Paper presented at the Philosophy East and West Conference, 2011, Honolulu (unpublished).

16. Padmasiri de Silva, 1998, *Environmental Philosophy and Ethics in Buddhism*, Macmillan, London, p. 89.
17. Bodhi, 1995, 1.
18. A IV, 241.
19. M I, 449.
20. Bodhi, ed., 1995, 4.
21. Thomas Nagel, 1970, *The Possibility of Altruism*, Clarendon Press, Oxford, p. 16, n. 1; see also discussion of 'Altruism', in J. M. Doris, ed., 2010, *The Moral Psychology Handbook*, Oxford University Press, Oxford, pp. 147-205.
22. Joel Kupperman, 1995, 'The Emotions of Altruism, East and West', in Marks, Joel and Ames, Roger T., eds., *Emotions in Asian Thought*, State University of New York Press, Albany, p. 125.
23. Thomas Nagel, 1995, *Other Minds*, Oxford University Press, New York, p. 171.
24. Hugh LaFollete, 1991, 'Personal Relationships', in Singer, Peter, ed. *A Companion to Ethics*, Blackwell, Oxford, pp. 327-32.
25. Owen Flanagan, 1991, *Varieties of Moral Personality*, Harvard University Press, Cambridge, MA, p. 78.
26. *Ibid.*

延伸阅读

导读性作品

Buddhist Dictionary by Venerable Nyanatiloka
What the Buddha Taught by Venerable Walpola Rahula
Meditation in Plain English by Venerable Henepola Gunaratana Thero
Buddha's Brain by Rick Hanson and Richard Mendius
The Wings of Awakening by Venerable Thanissaro Bhikkhu
Wheel Publication Series of the Buddhist Publication Society, Kandy, Sri Lanka
Heart of Buddhist Meditation by Venerable Nyanaponika Mahathero.
Satipatthana: The Direct Path to Realisation by Venerable Bhikkhu Analayo.
The Basic Method of Meditation by Venerable Ajahn Brahmavamso
In This Life Itself: Practical Teachings on Insight Meditation, Mitirigala Nissarana Vanaya by Venerable Uda Eriyagama Dhammajiva (Consult website for regular sermons on a wide collection of the Buddhist suttas).
In This Very Life: The Liberation Teachings of the Buddha, Venerable Sayadaw U Pandita, Wisdom Publications.

佛教原典

Bodhi Bhikkhu (2000), *The Connected Discourses of the Buddha*, Vol. I and II, Translation of the *Samyutta Nikāya*, Buddhist Publication Society, Kandy.
Nanamoli Bhikkhu and Bodhi Bhikkhu (1995), *Middle Length Discourses of the Buddha*, Translation of the *Majjhima Nikāya*, Buddhist Publication Society, Kandy.
Nyanaponika Mahathera and Bodhi Bhikkhu (1999), *Numerical Discourses of the Buddha*, Translation of the *Aṅguttara Nikāya* (a selection), Rowman and Littlefield, New York.
Maurice Walsh (1987), *The Long Discourses of the Buddha: A Translation of the Dīgha Nikāya*, Wisdom Publications, Boston.

巴利语文献原本及译本

Aṅguttara Nikāya, H. Morris and H. Hardy (eds.), vol. I-V.

Gradual Sayings, vol. I, II, V trans, by F. l. Woodward, vol. III, IV trans, by E. M. Hare.

Dīgha Nikāya, T. W. Rhys Davids and J. E. Carpenter (eds.), vol. I, II and III.

Dialogues of the Buddha, Part I, II and III trans. by T. W. and C. A. F. Rhys Davis.

Kindred Sayings, Part I and II trans. by C. A. F. Rhys Davids, Parts III, IV and V trans. by F. L. Woodward.

Majjhima Nikāya, vol. I-V, V. Trenkner, R. Chalmers, C. A. F. Rhys Davids (eds).

Middle Length Sayings, vol. 1, II and III trans, by I. B. Horner.

Saṃytta Nikāya, vol. I-V I, L. Freer (ed.).

心理咨询与治疗基本指南

Colledge, Ray, 2002, *Mastering Counselling Theory*, PalgraveMacmillan, Basingstoke.

Corey, Gerald, 2005, *Theory and Practice of Counselling and Psychotherapy*, Thomson Learning, Southbank, Victoria.

de Silva, Padmasiri, *Buddhist and Freudian Psychology*, 2010, 4th edition, Shogam Publishers, Carlton North.

Eagan, Gerard, 2002, *The Skilled Helper*, 7th Edition, Thomson Learning, Wadsworth Group, Pacific Grove, CA.

Frankel, Victor, 1963, *Man's Search for Meaning*, Beacon, Boston.

Good, Glen, E. and Beitman, Bernard, D., 2006, *Counselling and Psychotherapy Essentials*, W. W. Norton and Company, New York.

Heidegger, Martin, 1962, *Being and Time*, Harper and Row, New York.

Jung, Carl, 1964, *Man and His Symbols*, Doubleday, New York.

Kieregaard, Soren, *Either/Or* Vol I & II, Anchor Books, New York.

May, Rollo, 1950, *The Meaning of Anxiety*, Ronald Press, New York.

McLeod, John, 2003, *An Introduction to Counselling*, Open University Press, Maidenhead.

Moursund, Janet and Kenny, Maureen C., 2002, *The Process and Counselling and Theory*, Prentice Hall, New Jersey.

Nelson-Jones, Richard, 2000, *Six Approaches to Counsellmg and Therapy*, Continuum, London, New York.

Rogers, Carl, 1980, *A Way of Being*, Boston, Houghton Mifflin.

Skinner, B. F., 1971, *Beyond Human Dignity*, Knopf, New York.

Sartre, Jean Paul, 1956, *Being and Nothingness*, Washington Square Press, New York.

情绪聚焦疗法

Greenberg, Leslie, 2010, *Emotion-Focused Therapy*, Workshop Handbook, IEFT,

Sydney.

Greenberg, Leslie, and Pavio, C., 2003, *Working with Emotions in Psychotherapy*;

Greenberg, Leslie, 2008, *Emotion-Focused Therapy*, American Psychological Association, Washington, DC.

Hayes, C. Stephen, Krik, D. Stroshal and Kelly, Wilson, 1999, *Acceptance and Commitment Therapy*, Guilford Press, New York.

Hick, Steven, F. And Bien, Thomas, eds., 2010, *Mindfulness and the Therapeutic Relationship*, Guilford Press, New York, London.

Huxter, Malcolm, 2012, 'Buddhist Mindfulness Practice in Contemporary Psychology: a paradox of incompatibility and Harmony', *Psychotherapy in Australia*, 18, 2, February, 26-39.

Kbat-Zinn, John, 1990, *Full Catastrophe Living*, Dell Publishing, New York.

Kabat-Zinn, John, Segel, Zindel V., Williams, Mark and Teasdale, John, 2012 *Mindfulness-Based Cognitive Therapy for Depression*, Guilford Press, New York.

Kabat-Zinn, Jon, Williams, Mark, Teasdale, John, and Segel, Zindel, 2007, *The Mindful Way Through Depression*, Guilford Press, New York.

Kang and Whittingham, 2010, 'Mindfulness: A Dialogue Between Buddhism and Clinical Psychology', *Mindfulness*, 2010, 1, 161-173.

Kwee, Maurits, 2013, *Psychotherapy by Karma Transformation: Relational Buddhism and Rational Practice*, http://www.undv.org/vesak2012/book/buddhist_psychotherapy.pdf

Ledoux, Joseph, 1996, *The Emotional Brain*, Simon and Schuster, New York.

Milton, Ivan, 2011, 'Mindful paths to well-being and happiness', *Psychotherapy in Australia*, 17, 2, 64-69.

Prinz, Jesse, J., 2004, *Gut Reactions*, Oxford University Press, Oxford.

Pert, Candace, 1997, *The Molecules of Emotions*, Scribner, New York.

Siegel, Daniel, 2007, *The Mindful Brain*, W. W. Norton and Company, New York.

Spinoza, Benedict, 1963, *Ethics*, ed. Gutman, James, Hafner Publishing, New York.

参考文献

经书缩略表

A：*Aṅguttara Nikāya*（Gradual Sayings）
D：*Dīgha Nikāya*（Further Dialogues）
M：*Majjhima Nikāya*（Middle Length Sayings）
S：*Saṃyutta Nikāya*（Kindred Sayings）

Aaronson, Harvey B., 1980, *Love and Sympathy in Theravada Buddhism*, Motilal Banarsidas, Delhi.

Adams, E. M., 1998, 'Emotional Intelligence and Wisdom', *Southern Journal of Philosophy*, 36.

Ainslie, G., 2001, *Breakdown of Will*, Cambridge University Press, Cambridge.

Alston, W. P., 1967, 'Emotion and Feeling', in Edwards, Paul, ed., *The Encyclopedia of Philosophy*, Vol. 2, Collier Macmillan, New York.

Analayo, 2010, *Satipaṭṭhāna: The Direct Path to Realization*, Windhorse Publications, Cambridge.

Appiah, Kwame Anthony, 2008, *Experiments in Ethics*, Harvard University Press, Cambridge, MA.

Atkinson, J, 1957, 'Motivational Dimensions of Risk-taking Behaviour', *Psychological Review*, 64, 359–372.

Averill, J. R., 1980, 'Emotion and Anxiety: Sociocultural, Biological and Psychological Determinants', in Rorty, A. O., ed., *Explaining Emotions*, University of California Press, Berkley.

Bennett, M. R. and Hacker, P. M. S., 2003, *Philosophical Foundations of Neuroscience*, Blackwell, Oxford.

Biegler, Paul, 2011, *The Ethical Treatment of Depression*, MIT Press, Cambridge, MA.

Bien, T. and Bien B., 2002, *Mindful Recovery: A Spiritual Path to Healing from Addictions*, Wiley, New York.

Bien, Thomas, 2006, *Mindful Therapy*, Wisdom Publishers, Boston.

Blum, Lawrence A., 1986, 'Iris Murdoch and the Domain of the Moral', *Philosophical Studies*, 50, 3.

Blum, Lawrence A., 1994, *Moral Perception and Particularity*, Cambridge University Press, Cambridge.

Bodhi Bhikkhu, ed., 1995, *Dana: The Practice of Giving*, Buddhist Publication Society, Kandy.

Bowman, Deborah, 2010, 'Dispelling the Enemy Image with Clear and Compassionate Speech', in *Proceedings, 7th International UNDV Buddhist Conference*, Thailand.

Brodsky, Joseph, 1995, *Listening to Boredom*: Extracts from, 'In Praise of boredom') Dartmouth College, Commencement Address, *Harper's*, March, 1995.

Buddhaghosa, Bhadantariya, 1956, *The Path of Purification*, Trans. by Bhikkhu Nanamoli, Singapore Buddhist Meditation Centre, Singapore.

BuddhaRakkhita, Acharya, 1989, *The Philosophy and Practice of Universal Love*. Buddhist Publication Society, Kandy.

Burton, Robert, 1927 (1671), *Anatomy of Melancholy*, ed. Floyd Dell and Paul Joirdon, Farrar and Reinhart, New York.

Caldwell, C, 1996, *Getting Our Bodies Back*, Shambala, Boston.

Calhoun, Cheshire, 1984, 'Cognitive Emotions', in Solomon, Robert C, ed., *What Is An Emotion? Classic and Contemporary Readings*, Oxford University Press, Oxford.

Calhoun, Cheshire, 2011, 'Living with Boredom', *Sophia*, 50, 269-279.

Claxton, Guy, 1977, *Hare Brain, Tortoise Mind*, Eco Press, New York.

Colledge, Ray, 2002, *Mastering Counselling Theory*, PalgraveMacmillan, Basingstoke.

Collins, Stephen, 1982, *Selfless Persons: Imagery and Thought in Theravada Buddhism*, Cambridge University Press, Cambridge.

Corey, Gerald, 2005, *Theory and Practice of Counselling and Psychotherapy*, Thomson Learning, Southbank, Victoria.

Csikszentmihalyi, Mihalyi, 1990, *Flow: The Psychology of Optimal Experience*, Harper Perennial, New York.

Damasio, A., 1994, *Descartes' Error: Reason and the Human Brain*, G. P. Putnam, New York.

Darwin, Charles, 1998, *The Expression of Emotions in Man and Animals*, Harper Collins, London.

Davidson, Richard, 2003, 'Neuroplasticity Thesis', in Goleman, Daniel, ed., *Destructive Emotions*, Bloomsbury, London, pp. 21-3.

de Botton, Alan, 2004, *Status Anxiety*, Penguin Books, London.

de Silva, Lily, 1995, 'Giving in the Pali Canon', in Bodhi Bhikkhu, ed., *The

Practice of Giving, 11-24.

de Silva, Padmal, 1986, 'Buddhism and Behaviour Change: Implications for Therapy', in Claxton, G., ed., *Beyond Therapy: The Impact of Eastern Religions On Psychological Theory and Practice*, Unity Press, N. S. W.

de Silva, Padmal, 1984, 'The Buddhist Attitude to Alcoholism', in Edwards, G., Ariff, A. and Jafee, J., eds., *Drug Use and Misuse, Cultural Perspectives*, pp. 33-41, Croom Helm, London.

de Silva, Padmal, 2006, 'The Tsunami and its Aftermath in Sri Lanka and its Aftermath: Explorations of a Buddhist Perspective', *International Review of Psychiatry*, 18, 3, 281-7.

de Silva, Padmasiri, 1981, *Emotion and Therapy: Three Paradigmatic Zones*, Lake House Investments, Colombo; also, in Katz, 1983, *Ethnic Conflicts.*

de Silva, Padmasiri, 1984, *The Ethics of Moral indignation and the Logic of Violence: A Buddhist Perspective*, V. F. Gunaratne, Memorial Trust Lecture, Public Trustee, Colombo.

de Silva, Padmasiri, 1988, 'The Logic of Identity Profiles and the Ethic of Communal Violence', in de Silva, K. M., Duke, Pensri, Goldberg, Ellen and Katz, Nathan, eds., *Ethnic Conflicts in Buddhist Societies*, Westview Press, Boulder, CO.

de Silva, Padmasiri, 1992a, *Twin Peaks: Compassion and Insight*, Buddhist Research Society, Singapore.

de Silva, Padmasiri, 1992b, *Buddhist and Freudian Psychology*, 4th Edition, Shogarrt Publishers, Melbourne.

de Silva, Padmasiri, 1993, 'Buddhist Ethics', in Singer, Peter, ed., *A Companion to Ethics*, Basil Blackwell, Oxford.

de Silva, Padmasiri, 1994, 'Emotion Profiles: The Self and the Emotion of Pride', in Ames, R. T., Dissanayake, Wimal and Kasulis, TP., eds., *Self as Person in Asian Theory and Practice*, SUNY Press, Albany.

de Silva, Padmasiri, 1995, 'Theoretical Perspectives on Emotions in Buddhism', in Marks, J. and Ames, R. T., eds., *Emotions in Asian Thought: A Dialogue in Comparative Thought*, State University of New York Press, Albany.

de Silva, Padmasiri, 1996, 'Suicide and Emotional Ambivalence: An Early Buddhist Perspective', in Hoffman, Frank. J. and Mahinda, Deegale, eds., *Pali Buddhism*, Curzon Press, Richmond, VA.

de Silva, Padmasiri, 1998, *Environmental Philosophy and Ethics in Buddhism*, Macmillan, London.

de Silva, Padmasiri, 2002a, *Buddhism, Ethics and Society: The Conflicts and Dilemmas of Our Times*, Monash Asia Institute, Clayton.

de Silva, Padmasiri, 2002b, 'Moral Indignation and the Logic of Violence', in de Silva, Padmasiri, 2002a, *Buddhism, Ethics and Society*, Monash University, Clayton.

de Silva, Padmasiri, 2005a, *An Introduction to Buddhist Psychology*, Fourth Edition, PalgraveMacmillan, Basingstoke.

de Silva, Padmasiri, 2005b, 'Exploring Buddhist Ethics', in Kollak, Daniel and Martin, Raymond, eds. ,*Experience of Philosophy*, Oxford University Press,Oxford.

de Silva, Padmasiri, 2007, *Explorers of Inner Space: The Buddha, Krishnamurti and Kierkegaard*,Sarvodaya Vishvalekha, Ratmalana.

de Silva, Padmasiri, 2008a, *An Introduction to Mindfuldness-based Counselling*, Sarvodaya-Vishvalekha, Ratmalana.

de Silva, Padmasiri, 2008b, 'Theories of Humour: A Buddhist Perspective', *Conference On Asian and Comparative Philosophy*, *A Symposium on Emotions*: Tribute to Robert Solomons, University of Melbourne, Melbourne.

de Silva, Padmasiri, 2010a,*Buddhist and Freudian Psychology*, 4th edition (with new chapter), Shogam Publishers, North Carlton.

de Silva, Padmasiri, 2010b, 'Mental Balance and Four Dimensions of Well-being: A Buddhist Perspective', Proceedings of the UNDV Conference, Thailand,Bangkok.

de Silva, Padmasiri, 2010c, 'The Current Dialogue Between Buddhism and Psychotherapy', in de Silva, *Buddhist and Freudian Psychology*, 4th edition, Shogum Publishers, North Carlton.

de Silva, Padmasiri, 2010d, 'Mental Balance and Dimensions of Well-being: A Buddhist Perspective', in *Global Recovery: A Buddhist Perspective*, UNDV Conference Proceedings, Published by Mahachulalongkorn Rajamahavidyalaya, Bangkok.

de Silva, Padmasiri, 2011a, 'The Pathological Features of the Culture of Economics: Does Ethics Offer a Path to Recovery?' Paper presented at the Philosophy East and West Conference, 2011, Honolulu (unpublished).

de Silva, Padmasiri, 2011b, 'Ethics for the Rough Road: Exploring New Dimensions for Inter-faith Ethics', in Cisneros, Ariane and Premawardahana, eds. , *Sharing Values: A Hermeneutics of Global Ethics*, Globe Ethics Series, Geneva.

de Silva, Padmasiri, 2011c, 'Mindfulness-based Emotion-focused Therapy', Mahidol University Conference on The Interface Between Buddhism and Science, Nakhom Pathom, Mahidol (Unpublished paper).

de Silva, Padmasiri, 2011d, 'Tolerance and Empathy: Exploring Contemplative Methods in the Classroom', in Coleman, Elizabeth Burns and White, Kevin, eds. , *Religious Tolerance Education and the Curriculum*, Sense Publishers, Rotterdam.

de Silva, Padmasiri, 2012, 'The Lost Art of Sadness and the Meaning of Love and Grief, *Buddhist Psychotherapy*, IABU, Bangkok.

Deigh, J., 2004, 'Primitive Emotions', in Solomon, R. C., ed., *Thinking About Feeling*, Oxford University Press, Oxford.

Dhammajiva Mahathero, Uda Eriyagama, 2008a, *In This Life Itself: Practical Teachings On Insight Meditation*, Nissarana Vanaya, Meethirigala.

Dhammajiva Mahathero, Uda Eriyagama, 2008b, *Talks on the Bojjhanga Surra*, Nissarana Forest Hermitage, Meethirigala, MP3 Audio CD.

Dhammajiva, Uda Eriyagama, 2008c, *Towards Inner Peace*, Lithira Publishers, Meethirigala.

Dharmasiri, Gunapala, 1997, *The Nature of Medicine*, Lalith Graphics, Kandy. Doris, John. M., ed., 2010, *The Moral Psychology Handbook*, Oxford University Press, Oxford.

Drury, M. O. C., 1973, *The Danger of Words*, Routledge and Kegan Paul, London.

Eagan, Gerard, 2002, *The Skilled Helper*, 7th Edition, Thomson Learning, Wadsworth Group, Pacific Grove, CA.

Ekman, Paul and Davidson, Richard, eds., 1994, *The Nature of Emotion: Fundamental Questions*, Oxford University Press, Oxford.

Ekman, Paul, 2003, *Emotions Revealed*, Weidenfeld and Nicolson, New York.

Ekman, Paul, ed., 2008, *A Conversation Between The Dalai Lama and Paul Ekman: Emotional Awareness*, Henry Holt and Company, New York.

Ekman, Paul, Davidson Richard, Ricardo Matthieu, Wallace, Allan B., 2005, 'Buddhist and Psychological Perspectives on Emotion and Well-Being', *American Psychological Society*, 14, Vol. Number 2.

Elster, Jon, 1990, *Alchemies of the Mind*, Cambridge University Press, Cambridge.

Elster, Jon, 1999, *Strong Feelings: Emotion, Addiction and Human Behavior*, MIT Press, Cambridge, MA.

Engler, Jack, 2006, 'Promises and Perils of the Spiritual Path', in Unno, Mark, ed., *Buddhism and Psychotherapy Across Cultures*, Wisdom Publishers, Boston.

Epstein, Mark, 1995, *Thoughts Without A Thinker*, Basic Books, New York.

Epstein, Mark, 2007, *Psychotherapy Without the Self: A Buddhist Perspective*, Yale University Press, New Haven, CT.

Fenichel, Otto, 1951, On the Psychology of Boredom, *In Organization and Pathology of Thought*, ed., Rapaport, D., 349-361, Columbia University Press, New York.

Flanagan, Owen and Rorty, Amelie Oksenberg, eds., 1990, *Identity, Character and Morality: Essays in Moral Psychology*, MIT Press, Cambridge, MA.

Flanagan, Owen, 1991, *Varieties of Moral Personality: Ethics and Psychological*

Realism, Harvard University Press, Cambridge, MA.

Flugel, G. C., 1955, *Studies in Feeling and Desire*, Duckworth, London.

France, Peter, 1996, *Hermits: The Insights of Hermits*, Pimlico, London.

Frankel, Victor, 1963, *Man's Search for Meaning*, Beacon, Boston.

Freud, Sigmund, 1953a, *Beyond the Pleasure Principle*, The Standard Edition of the Complete Psychological works of Sigmund Freud, Volume 18, Hogarth Press, London.

Freud, Sigmund, 1953b, 'Remembering, Repeating and Working-Through (Further Recommendations on the Technique of Psycho-Analysis II)', in *The Standard Edition of the Complete Psychological Works of Sigmund Freud*, Volume 12, Hogarth Press, London.

Freud, Sigmund, 1957 (1917), 'Mourning and Melancholia', in *Collected Papers*, ed., Jones, E. Vol 4, authorised translation under the supervision of John Rivere, Hogarth Press, London, pp. 152-70.

Freud, Sigmund, and Breuer, Joseph, 1895, *Studies in Hysteria*, in *The Standard Edition of the Complete Psychological Works of Sigmund Freud*, Volume 2, Hogarth Press, London.

Fromm, Erich, 1964, *The Heart of Man*, New York.

Fromm, Erich, 1976, 2001, *To Have or To Be*, Abacus, London.

Fromm, Erich, 1994, *The Art of Listening*, Constable, London.

Fromm, Erich, Suzuki, D. D. and Martino, R., 1960, *Zen Buddhism and Psychoanalysis*, Harper, New York.

Garner, Howard, 1993, *Frames of Mind*, Basic Books, New York.

Germer, C. K., 2005, 'Mindfulness: What is It? Does it matter?' in Germer, C. K., Siegel R. D. and Fulton, P. R., eds., *Mindfulness and Psychotherapy*, Guilford Press, New York.

Goldstein, Joseph, 1993, *Insight Meditation: The Practice of Freedom*, Shambala, Boston.

Goldstein, Joseph, 1994, *Transforming the Mind, Healing the World*, The Wit Lectures, Paulist Press, New York.

Goleman, Daniel, 1996, *Emotional Intelligence: Why It Can Matter More Than IQ*, Bloomsbury, London.

Goleman, Daniel, ed., 1997, *Healing Emotions*, Shambala, Boston and London.

Goleman, Daniel, ed., 2003, *Destructive Emotions*, Bloomsbury, London.

Goleman, Daniel, 2006, *Social Intelligence*, Hutchinson, London.

Good, Glen E. and Beitman, Bernard D., 2006, *Counselling and Psychotherapy Essentials*, WW. Norton, New York.

Gordon, R. M., 1987, *The Structure of Emotions: Investigations in Cognitive Philosophy*, Cambridge University Press, Cambridge.

Greenberg, Leslie, 2008, *Emotion-Focused Therapy*, American Psychological Association, Washington, DC.

Greenberg, Leslie, 2010, *Emotion Focused Therapy*, Workshop Handbook, IEFT, Sydney.

Greenberg, Leslie, and Paivio, Sandra, 2003, *Working With Emotions in Psychotherapy*, Guilford Press, New York.

Griffith, P. E., 1997, *What Emotions Really Are: The Problem of Psychological Categories*, Chicago University Press, Chicago.

Gringold, Elsa, 2005, 'Compassion Fatigue and How to Avoid It', in Kostan-ski, Marion, ed., 2005, *The Power of Compassion*, Victoria University, Melbourne.

Guenther, Herbert, 1973, 'Body and Mind', *Mipham*, pp. 15–16.

Hampshire, Stuart, 1983, *Morality and Conflict*, Harvard University Press, Cambridge, MA.

Hanson, Rick and Mendius, Richard, 2009, *Buddha's Brain*, New Harbinger Publications, Oakland, CA.

Harris, Russel, 2006, 'Embracing Your Demons: An Overview of Acceptance and Commitment Theory', *Psychotherapy in Australia*, 12, 2–8.

Hart, Toby, 2004, 'Opening the Contemplative Mind in the Classroom', *Journal of Transformative Education*, 2, 28–46.

Harvey, Peter, 2000, *An Introduction to Buddhist Ethics*, Cambridge University Press, Cambridge.

Hassed, Craig, 2006, *Know Thy Self: The Stress Release Programme*, Michelle Anderson Publishers, Melbourne.

Hayes, T. Stephen, Strosahl, Kirk D. and Wilson, Kelly, G., *Acceptance and Commitment Therapy*, Guilford Press, New York.

Heidegger, Martin, 1962, *Being and Time*, Harper and Row, New York.

Held, Virginia, 2012, *The Ethics of Care*, *Personal*, *Political and Global*, Oxford University Press, Oxford.

Herrigel, Eugene, 1985, *Zen and the Art of Archery*, Penguin Books, Atkana.

Heyman, Gene, 2010, *Addiction: A Disorder of Choice*, Harvard University Press, Cambridge, MA.

Hick, Steven, F. and Bien, Thomas, eds., 2010, *Mindfulness and the Therapeutic Relationship*, Guilford Press, New York, London.

Higgins, Katherine and Sherman, David, 2012, *Passion, Death and Spirituality*, Springer, London.

Horowitz, Allan, V. and Wakefield, Jerome, 2007, *Loss of Sadness*, Oxford University Press, Oxford.

Hume, David, 1989, *A Treatise of Human Nature*, ed. L. A. Selby-Bigge, Oxford University Press, Oxford.

Huxley, Aldous, 1998, 'Doors in the Wall', in Palmer, Hellen, ed. , *Inner Knowing*, Putnam, New York.

Huxter, Malcolm, 2012, 'Buddhist Mindfulness Practice in Contemporary Psychology: a paradox of incompatibility and Harmony' , *Psychotherapy in Australia*, 18, 26-39.

Ignatief, Michael, 1987, 'Paradigm Lost', *Times Literary Supplement*, 4 September 1987, 939-940.

Jahoda, Marie, 1950, *Current Concepts of Mental Health*, Basic Books, New York.

James, William, 1890, 1918, 1950, *The Principles of Psychology*, Dover Publications, New York.

James, William, 1984, 'What is An Emotion?', in Calhoun, Cheshire and Solomon, Robert, eds. , *What Is an Emotion? Classic Readings in Philosophical Psychology*, Oxford University Press, Oxford.

Jayatilleke, K. N, 1963, *Early Buddhist Tlieory of Knowledge*, Allen and Unwin, London.

Jayatilleke, K. N. , 1967, *The Principles of International Law in Buddhist Doctrine*, Hague Lectures, Leiden.

Johanson, Rune, 1965, 1967, *The Psychology of Nirvana*, Allen and Unwin, London.

Jung, Carl, 1964, *Man and His Symbols*, Doubleday, New York.

Kabat-Zinn, Jon, 1990, *Full Catastrophe Living*, Delta Publishing, New York.

Kabat-Zinn, Jon, 2005, *Coming To Our Senses: Healing Ourselves and the World Through Mindfulness*, Piatkus, New York.

Kabat-Zinn, Jon, Segel, Zindel V. , Williams, Mark and Teasdale, John, 2012, *Mindfulness-Based Cognitive Therapy for Depression*, Guilford Press, New York.

Kalupahana, David, 1995, *Ethics in Early Buddhism*, University of Hawaii Press, Honolulu.

Kang, Chris and Whittingham, Koa, 2010, 'Mindfulness: A Dialogue Between Buddhism and Clinical Psychology' , *Mindfulness*, 2010, 1:161-173.

Karunadasa, Y. , 1994, *Middleway*, 69:2, 107.

Katz, Nathan ed. , 1983, *Buddhist and Western Psychology*, Shambhala, Boulder, CO.

Kekes, John, 1988, 'Purity and Judgment in Morality' , *Philosphy*, 63, 1988, 460.

Kennet, J. , 2001, *Agency and Responsibility*, Oxford University Press, Oxford.

Kenny, Anthony, 1963, *Action, Emotion and Will*, Routledge and Kegan Paul, London.

Keown, Damien, 1995, *Buddhism and Bioethics*, Macmillan Press, Houndmills, Basingstoke.

Kieregaard, Soren, *Either/Or* Vol I & II, Anchor Books, New York.

Kraut, Robert, 1986, 'Feelings in Context', *Journal of Philosophy*, 83, 642-652.

Krishnamurti, J., 1995, *The Book of Life*, Harper Collins, New York. Kubler-Ross, E., 1970, *On Death and Dying*, Tavistock, London.

Kumar, Samit, 2005, *Grieving Mindfully*, New Harbinger Publications, Oakland, CA.

Kupperman, Joel, 1995, The Emotions of Altruism, East and West', in Marks, Joel and Nagel, Thomas, 1995, *Other Minds*, Oxford University Press, Oxford.

Kwee, Maurits, 2013, *Psychotherapy by Karma Transformation: Relational Buddhism and Rational Practice*, http://www. undv. org/vesak2012/book/buddhist _ psychotherapy. pdf.

Kyokai, B. Dendo, 1996, *The Teaching of Buddha*, Kosaido, Tokyo, pp. 228-42.

Ladner, Lome, *The Lost Art of Compassion*, Harper Collins, New York.

Ledoux, Joseph, 1988, *The Emotional Brain*, Weidenfeld and Nicolson, London.

LaFollette, H., ed., *Blackwell Guide to Ethical Theory*, Blackwell, Oxford.

Lutz, Catherine, 1995, 'Need, Nurturance and Emotions in a Pacific Atoll', in Marks, Joel and Ames, Roger T., eds., *Emotions in Asian Thought: A Dialogue in Comparative Philosophy*, State University of New York Press, Albany.

Lyons, W., 1980, *Emotion*, Oxford University Press, Oxford.

Marks, Joel, ed., 1986, *The Ways of Desire: New Essays in Philosophical Psychology on the Concept of Wanting*, Precedent, Chicago.

Marks, Joel and Ames, Roger T, eds., 1994, *Emotions in Asian Thought: A Dialogue in Comparative Philosophy*, State University of New York Press, Albany.

Marlatt, G. A, 2002, 'Buddhist Philosophy and the Treatment of Addictive Behaviour', *Cognitive and Behavioural Practice*, 9, 44-50.

Marlatt, G. A, and Chawla N, 2007, 'Meditation and Alcohol Use', *Southern Medical Journal*, 100, 451-453.

Martin, M. W., 2007, *Everyday Morality*, Thompson Wadswort, Belmont.

May, Rollo, 1950, *The Meaning of Anxiety*, Ronald Press, New York.

McConnell, John A., 1995, *Mindful Mediation*, Buddhist Research Institute, Bangkok.

McCracken, Janet, 2005, 'Falsely, Sanely, Shallowly: Reflections on Special Character of Grief, *International Journal of Applied Philosophy*, 19, 139-56.

McLeod, John, 2003, *An Introduction to Counselling*, Open University Press, Maidenhead.

Mele, A. R., 1996, 'Addiction and Self-control', *Behaviour and Philosophy*, 2,

99-117.

Miller, George, 2003, 'The Cognitive Revolution: A Historical Perspective', in *Trends in Cognitive Sciences*, 7,3.

Milton, Ivan, 2011, 'Mindful Paths to Well-being and Happiness', *Psychotherapy in Australia*, 17, 64-69.

Morgan, C. T. and King, R. A. , 1966, R. A, *Introduction to Psychology*, McGraw-Hill, London.

Morgan, Stephanie. P. , 2005, 'Depression: Turning Towards Life', in Germer, C. K. , Siegel R. D. and Fulton, P. R. , eds. ,*Mindfulness and Psychotherapy*, Guilford Press, New York.

Moursund, Janet and Kenny, Maureen C, 2002, *The Process of Counselling and Therapy*, Prentice Hall, New Jersey.

Murdoch, Iris, 1956, 'Vision and Choice in Morality', *Proceedings of the Aristotelian Society*,30, 30-58.

Murdoch, Iris, 1970,*The Sovereignty of Good*, Routledge and Kegan Paul, London.

Murdoch, Iris, 1992, *Metaphysics as a Guide to Morals*, Penguin Books, London.

Myers, G. E. , 1987, *William James, His Life and Thought*, Yale University Press, New Haven, CT.

Nanananda, Bhikkhu, 1971, *Concept and Reality*, Buddhist Publication Society, Kandy.

Nanananda, Bhikkhu, ed. , 1972,*Samyutta Nikāya Part II*, *An Anthology*, Buddhist Publication Society, Kandy.

Neblett, William, 1979, 'Indignation: A Case Study in the role of Feelings in Morals' ,*Metaphilosophy*, April, 1979.

Nelson-Jones, Richard, 2000,*Six Approaches to Counselling and Therapy*, Continuum, London, New York.

Nettle, Daniel, 2005 ,*Happiness: Tl\e Science Behind Your Smile*, Oxford University Press, Oxford.

Neu, Jerome, 1977,*Emotion, Thought and Therapy*, Rouledge Kegan Paul, London.

Neu, Jerome, 2000, *An Emotion Is An Intellectual Thing: The Meaning of Emotion*, Oxford University Press, Oxford.

Nussbaum, Martha, 1991, *The Therapy of Desire*, Princeton University Press, Princeton, NJ.

Nussbaum, Martha, 2001, *Upheavals of Thought: The Intelligence of Emotions*, Cambridge University Press, Cambridge.

Nussbaum, Martha, 2003, 'Compassion and Terror' ,*Daedalus*, 132, 10-26.

Nyanaponika, Mahathero, 1963, *The Four Sublime States*, Buddhist Publication

Society, Kandy.

Nyanaponika, Mahathero, 1973, *The Heart of Buddhist Meditation*, Samuel Wiser, New York.

Nyanaponika, Mahathero, 1983, *Contemplation of Feelings*, Buddhist Publication Society, Kandy.

Nyanaponika, Thera, 1975, *The Heart of Buddhist Meditation*, Rider and Company, London.

Nyanaponika, Thera, 1986a, *The Power of Mindfulness*, Buddhist Publication Society, Kandy.

Nyanaponika Thera, 1986b, *The Contemplation of Feelings*, Buddhist Publication Society, Kandy.

Nyanavira Thera, 1987, *Clearing the Path*, Path Press, Colombo.

Oatley, Keith, 2004, *Emotions: A Brief History*, Blackwell, Oxford.

Obeyesekera, Gananath, 1985, 'Depression, Buddhism and the Work of Culture in Sri Lanka', in Kleiman, Arthur and Good, Byron, eds., *Culture and Depression, Studies in the Anthropology and Cross-cultural Psychiatry of Affect and Disorder*, University of California Press, Berkeley.

Panditha, Sayadaw. U., 1993, *In This Very Life: The Liberation Teachings of Buddhism*, Wisdom Publishers, Boston.

Peele, Stanton, 1998, *The Meaning of Addiction*, Jossey Bass, San Francisco.

Penulhum, Terence, 1969, 'Self-identity and Self-regard', in Rorty, Amelie, ed., *Identities of Persons*, University of California Press, Berkley, pp. 253–80.

Perry, Philippa, 2012, *How to Stay Sane*, Macmillan, Basingstoke.

Pert, Candace, 1997, *Molecules of Emotion*, Scribner, New York.

Poussin, De La Vallee, 1910–27, 'Suicide Buddhist', in Hastings, James, ed., *Encyclopedia of Religion*, Edinburgh, p. 25.

Premasiri, P. D, 2006, *Studies in Buddhist Philosophy and Religion*, Buddha Dhamma Mangala Society, Singapore.

Prinz, Jesse, J., 2004, *Gut Reactions*, Oxford University Press, Oxford.

Rachels, J., 2000, Naturalism, in La Folette, ed., *Blackwell Guide to Ethical Theory*, Blackwell, Oxford.

Radden, Jennifer, 2000, 'Love and Loss in Freud's ' Mourning and Melancholia: A Reading", in Levine, Michael P., ed., *The Analytic Freud: Philosophy and Psychoanalysis*, Routledge, New York.

Rahula, Walpola, 1959, *What the Buddha Taught*, Gordon Fraser, London.

Rhys Davids, C. A. F., 1914, *Buddhist Psychology*, London.

Richards, Norwin, 1992, *Humility*, Temple University Press.

Rilke, Maria Rainer, 1984, *Letters to a Young Poet*, trans. Stephen Mitchell, Modern Library, New York.

Rogers, Carl, 1980, *A Way of Being*, Houghton Miffln, Boston.

Rorty, A. O., 1998, 'Political Sources of Emotion: Greed and Anger', *Midwest Studies in Philosophy*, 22, 21-33.

Rorty, Amelie, 1990, 'Pride Produces the Idea of Self: Hume on Moral Agency', *The Australian Journal of Philosophy*, 68, 3, 255-69.

Rubin, J., 1996, *Psychoanalytical and Buddhist Concepts of Self*, Plenum Press, New York.

Ruden, R., 2000, *The Craving Brain, A Bold New Approach to Breaking Free from * Drug Addiction * Overeating * Alcoholism * Gambling*, Harper Collins, New York.

Rumi, 2005, 'The Guest House', Quoted in Kabat-Zinn, Jon, 2005, *Coming to Our Senses*, p. 263, Piatkus, New York.

Salzberg, Sharon, 1995, *Loving Kindness*, Shambala Publishers, Boston.

Sartre, Jean Paul, 1956, *Being and Nothingness*, Washington Square Press, New York.

Sartre, Jean-Paul, 1962, *Sketch for a Theory of Emotions*, Methuen, London.

Sarvodaya Vishvalekha, Ratmalana, 2011, 'The Pathological Culture of Economies', East-West Philosophy Conference, Honolulu, unpublished paper.

Schroeder, W, 2000, 'Continental Ethics', in La Folette, H., ed., *Blackwell Guide to Ethical Theory*.

Schumacher, E. F, 1993, *Small is Beautiful: A Study of Economics as if People Matter*, Random House, London.

Searle, John, 1994, *The Rediscovery of the Mind*, London.

Segel, Zindel, Williams, Mark, Teasdale John, and Kabat-Zinn, Jon, 2007, *The Mindful Way Through Depression*, Guilford Press, London, New York.

Seligman, M., 2004, *Authentic Happiness: Using the New Positive Psychology to Realise Your Potential for Lasting Fulfilment*, Free Press, New York.

Seligman, Martin, 2011, 2012, *Flourish: A Visionary New Understanding of Happiness and Well-being*, Random House, NSW.

Sheean, Liz, 2011, 'Addiction: A Disorder of Choice: An Interview with Gene Hayman', *Psychotherapy in Australia*, 17, 4, 26-31.

Sheean, Liz, 2012, 'Turning SorrowInto Sickness: An Interview with Jon Jureidini', *Psychotherapy in Australia*, 18, 2, 40-45.

Sherwood, Patricia, 2005, 'Grief and Loss Work in Buddhist Psychotherapy', *PACAWA News*, no. 33, May 2005, p. 4.

Shneidman, Edwin, 1985, *Definition of Suicide*, John Wiley, New York.

Siegel, Daniel, J., 2007, *The Mindful Brain*, W. W. Norton and Company, New

York.

Singer, Peter, ed., 1991, *A Companion to Ethics*, Blackwell, Oxford.

Singer, Peter, ed., 1994 *Ethics*, Oxford University Press, Oxford.

Singer, Peter, 2009, *The Life You Can Save*, Text Publishing, Melbourne.

Skinner, B. F., 1971, *Beyond Human Dignity*, Knopf, New York.

Solomon, R. C., 1973, 'Emotions and Choice', *Review of Metaphysics*, 27, 20-41.

Solomon, R. C., 1977, *The Passions*, Doubleday, Anchor, New York.

Solomon, R. C., 2001, *True To Our Feelings: What Our Emotions are Really Telling Us*, Oxford University Press, Oxford.

Solomon, R. C., 2003, *Not Passion's Slave: Emotions and Choice*, Oxford University Press, Oxford.

Solomon, R. C., 2004a, *In Defence of Sentimentality (The Passionate Life)*, Oxford University Press, Oxford.

Solomon, R. C., ed., 2004b, *Thinking About Feeling: Contemporary Philosophers on Emotions*, Oxford University Press, Oxford.

Spinoza, Benedict, 1963 (1677), *Ethics*, ed. James Gutman, Hafner, New York.

Stocker, M., 1979, 'Desiring the Bad: An Essay in Moral Psychology', *Journal of Philosophy*, 76, 738-753

Storr, Anthony, 1966, 'The Concept of Cure', in C. Rycroft, ed., *Psychoanalysis*, Constable, London.

Sucitto, Ajahn, 1990, 'Making Peace with Despair', in Ajahn Anando, Ajahn Santacitto, Ajahn Sucitto & Ajahn Sumedho, *Peace and Kindness*, Amaravati Publications, Hemel Hempstead.

Sumedho, Ahahn, Thero, 1992, *The Four Noble Truths*, Amaravati Publications, Hemel, Hempstead.

Tachibana, S., 1943, *The Ethics of Buddhism*, Baudha Sahitya Sabha, Colombo.

Tanner, Deborah, 1998, *Tlie Argument Culture*, Virago Press, London.

Taylor, C. C. W., 1986, 'Emotion and Wants', in Marks, Joed, ed., *Ways of Desire*, Precedent, Chicago.

Taylor, Gabrieli, 1985, *Pride, Shame and Guilt: Emotions of Self-assessment*, Clarendon Press, Oxford.

Thanissaro Bhikkhu, 1996, *The Wings to Awakening*, Dhammadana Publications, Barre, MA.

Thanissaro Bhikkhu, 1999, *Noble Strategy*, Wisdom Audio Visual Exchange, Selangor.

Thompson, Evan, 2011, 'Neurophenomenology and Contemplative Experience', in Philip Clayton, ed., *The Oxford Handbook of Science and Religion*, Oxford University Press, Oxford.

Thouless, Robert H., 1940, *Riddell Memorial Lectures*, Oxford.

Tichtcencho, P., 1998, 'The Goals of Moral Reflection', in Evans, Martyn, ed., *Critical Reflections on Medical Ethics*, Advances in Bioethics Series, Volume 14, Jay Press, London.

Tov-Ruach, Leila, 1987, 'Jealousy, Attention and Loss', in Rorty, Amelie, ed., *Explaining Emotions*, University of California Press, Berkley and Los Angeles.

Wallace, Alan B., 2007, *Contemplative Science*, Columbia University Press, New York.

Wallace, Alan B. and Shapiro, Shauna, L., 2006, 'Mental Balance and Well-Being', *American Psychologist* October, 2006.

Watts, Jonathan, 2009, 'Exploring the Method of Socially Engaged Buddhism', INEB, The Buddhist Channe.

Weber, Max, 1958, *Religions of India: The Sociology of Buddhism and Hinduism*, Free Press, Glencoe.

Wettimuny, R. G. de S, 1978, *The Buddha's Teaching and the Ambiguity of Existence*, M. D. Gunasena, Colombo.

Wijesekera, O. H. de A., 1952, *Buddhism and Society*, Baudhya Sahitya Sabha, Colombo.

Williams, J., Teasdale, John, Segel, Zindel and Kabat-Zinn, Jon, 2007, *The Mindful WayThrough Depression*, Guilford Press, New York.

Wittgenstein, Ludwig, 1953, *Philosophical Investigations*, ed., G. E. M. Anscombe and R. Rhees, Blackwell, Oxford.

Wolpert, Lewis, 1999, *Malignant Sadness: The Anatomy of Depression*, Faber and Faber, London.

Yalom, Irwin, 1980, *Existential Psychotherapy*, Basic Books, New York. Yalom, Irwin, 2001, *The Gift of Therapy*, Piatkus, London.

Zeig, Jeffrey, K., 2008, 'Depression: A Phenomenological Approach to Assessment and Treatment', *Psychotherapy in Australia*, 14: 28-35.